T/NK

细胞淋巴瘤

主　编　苏丽萍　马　军　朱　军

副主编　王列样

人民卫生出版社

·北　京·

图书在版编目（CIP）数据

T/NK 细胞淋巴瘤 / 苏丽萍，马军，朱军主编. 一北京：人民卫生出版社，2023.12
ISBN 978-7-117-35960-3

Ⅰ.①T… Ⅱ.①苏… ②马… ③朱… Ⅲ.①淋巴瘤 – 诊疗 Ⅳ.①R733.4

中国国家版本馆 CIP 数据核字（2024）第 025047 号

T/NK 细胞淋巴瘤
T/NK Xibao Linbaliu

主　　编　　苏丽萍　马　军　朱　军
出版发行　　人民卫生出版社（中继线 010-59780011）
地　　址　　北京市朝阳区潘家园南里 19 号
邮　　编　　100021
E - mail　　pmph @ pmph.com
购书热线　　010-59787592　010-59787584　010-65264830
印　　刷　　北京瑞禾彩色印刷有限公司
经　　销　　新华书店
开　　本　　787×1092　1/16　印张：21.5
字　　数　　458 千字
版　　次　　2023 年 12 月第 1 版
印　　次　　2024 年 6 月第 1 次印刷
标准书号　　ISBN 978-7-117-35960-3
定　　价　　118.00 元

打击盗版举报电话　　010-59787491　　E - mail　WQ @ pmph.com
质量问题联系电话　　010-59787234　　E - mail　zhiliang @ pmph.com
数字融合服务电话　　4001118166　　　E - mail　zengzhi @ pmph.com

编委

（按姓氏笔画排序）

于甬华　　（山东省肿瘤医院）
马　军　　（哈尔滨血液病肿瘤研究所）
王　艳　　（河北医科大学第二医院）
王　椿　　（上海市第一人民医院）
王列样　　（山西省肿瘤医院）
王景文　　（首都医科大学附属北京同仁医院）
朱　军　　（北京大学肿瘤医院）
刘海义　　（山西省肿瘤医院）
汝　昆　　（中国医学科学院血液病医院）
苏丽萍　　（山西省肿瘤医院）
李兰芳　　（天津市肿瘤医院）
邱立华　　（天津市肿瘤医院）
张会来　　（天津市肿瘤医院）
张翼鷟　　（中山大学附属肿瘤医院）
陈志哲　　（福建医科大学附属协和医院）
周剑峰　　（华中科技大学同济医学院附属同济医院）
赵东陆　　（哈尔滨血液病肿瘤研究所）
赵晋华　　（上海市第一人民医院）
黄慧强　　（中山大学附属肿瘤医院）
韩为东　　（中国人民解放军总医院）
韩冰虹　　（哈尔滨市第一医院血液病肿瘤研究所）
魏旭东　　（河南省肿瘤医院）

编者

（按姓氏笔画排序）

马　莉　（山西省肿瘤医院）

王艳丽　（山西省肿瘤医院）

田　欣　（中国医学科学院血液病医院）

田　晨　（天津市肿瘤医院）

白　敏　（山西省肿瘤医院）

曲　伟　（山东省肿瘤医院）

刘　洋　（中国人民解放军总医院）

刘恩彬　（中国医学科学院血液病医院）

孙　娜　（上海市第一人民医院）

孙　琦　（中国医学科学院血液病医院）

杜建伟　（河南省肿瘤医院）

李　芊　（福建医科大学附属协和医院）

李承文　（中国医学科学院血液病医院）

李春蕊　（华中科技大学同济医学院附属同济医院）

李振华　（山西省肿瘤医院）

杨　隽　（上海市第一人民医院）

杨　婷　（福建医科大学附属协和医院）

陈雪晶　（中国医学科学院血液病医院）

郑美婧　（山西省肿瘤医院）

赵　瑾　（山西省肿瘤医院）

贾鹤晋　（中国人民解放军总医院）

郭　博　（中国人民解放军总医院）

崔尧丽　（天津市肿瘤医院）

喻经纬　（天津市肿瘤医院）

温晓莲　（山西省肿瘤医院）

蔺亚妮　（中国医学科学院血液病医院）

魏立强　（首都医科大学附属北京同仁医院）

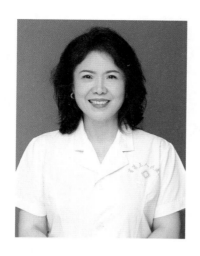

主编简介

苏丽萍

———————————

医学博士,教授/主任医师(二级),博士生导师,博士后指导教师。山西省肿瘤医院血液科主任、内科教研室主任,山西省肿瘤医院白血病·淋巴瘤首席专家,省委联系高级专家、享受国务院政府特殊津贴专家,美国哈佛大学高级访问学者。

中华医学会血液学专业委员会实验诊断学组及抗感染学组委员;中华医学会肿瘤学分会淋巴瘤学组委员;中国抗癌协会淋巴瘤专业委员会以及化疗专业委员会常委;中国老年学会血液专业委员会常委及淋巴瘤学组副组长;中国研究型医院学会生物治疗学专业委员会常委及淋巴瘤学组组长;山西省医学会血液学专业委员会主任委员;山西省老年学会血液学分会会长;山西省女医师协会血液学专业委员会、山西省医师协会细胞免疫专业委员会主任委员。《白血病·淋巴瘤杂志》副主编;《临床肿瘤学杂志》及《肿瘤研究与临床杂志》的编委。

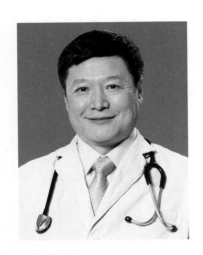

主编简介

马 军

主任医师,研究员,博士研究生导师。曾任中国临床肿瘤学会(CSCO)主任委员、中华医学会血液学分会副主任委员、CSCO抗淋巴瘤联盟主席。现任哈尔滨血液病肿瘤研究所所长,亚洲临床肿瘤学会副主任委员,CSCO监事长、CSCO抗白血病联盟主席,中国医师协会血液科医师分会副会长、中国医师协会肿瘤分会副会长等职。先后被《中华血液学杂志》《白血病·淋巴瘤杂志》《临床肿瘤学杂志》《中华医学杂志》《中国实验血液学杂志》《Blood中文版》等多家杂志社聘为编委、主编或副主编。

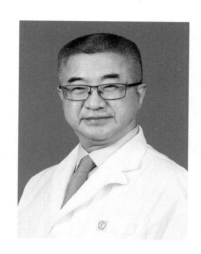

主编简介

朱　军

北京大学肿瘤医院党委书记,大内科主任,淋巴瘤科主任,博士生导师。兼任中国临床肿瘤学会(CSCO)理事会常务理事、CSCO 中国抗淋巴瘤联盟主任委员,中国抗癌协会(CACA)肿瘤靶向治疗专业委员会副主任委员,北京抗癌协会副理事长,中国人体健康科技促进会会长。

序

  非霍奇金淋巴瘤是起源于淋巴结及结外淋巴组织的恶性肿瘤,近年来发病率呈逐年增高的趋势。按细胞来源可分为 B 细胞淋巴瘤、T/NK 细胞淋巴瘤两大类。前者发病率高,新药及新的治疗手段较多,疗效好,因而受关注度高,临床医生也较为熟悉。后者占非霍奇金淋巴瘤的 10%~15%,我国比西方国家要高一些,也仅占 25% 左右,但亚型繁多。根据 2016 年淋巴造血系统肿瘤 WHO 分型,T/NK 细胞淋巴瘤包含 31 种亚型,每种亚型之间生物学行为和临床表现呈现高度异质性,因而具有不同的临床特征、遗传学改变及治疗反应,致使临床医师在 T/NK 细胞淋巴瘤的诊断和治疗方面面临较大困难。近年来随着医学科学的进步及相关学科的发展,针对 T/NK 细胞淋巴瘤的药物及治疗手段也日新月异,目前国内虽有数部介绍淋巴瘤的专著,但尚无一本专门介绍 T/NK 细胞淋巴瘤的书。

  我们将近年来在 T 细胞和 NK 细胞淋巴瘤领域从基础到临床的新进展、新成果综合起来,编写了一本可读性强、有实用价值的专著供血液肿瘤医生们参考。本书将 T/NK 细胞淋巴瘤细化,将每个病理亚型作为单一疾病进行了详细描述,填补了国内系统介绍 T/NK 细胞淋巴瘤诊断及治疗的空白,也必将在提高临床医生对 T/NK 细胞淋巴瘤的认识及临床诊治水平方面发挥重要的作用。

  大多数国内知名的淋巴瘤专家参与了编写。本书内容丰富翔实,每一章节从流行病学、病因、发病机制、病理形态学、免疫组化、分子生物学、细胞遗传学、临床特征、实验室及影像学特征、治疗及预后等方面进行了详细的介绍,并且体现出目前该领域的前沿进展。本书将成为供血液肿瘤专业医务工作者参阅的一本实用工具书。

沈志祥

2023 年 6 月

前　言

淋巴瘤是起源于淋巴结和淋巴组织的恶性肿瘤,是我国发病率排在前十位的恶性肿瘤。近 30 年来,淋巴瘤的发病率有持续增高的趋势,但随着新时代医药技术的不断创新和发展,淋巴瘤已成为有希望治愈的一种疾病。

淋巴瘤的生物学行为具有极强的异质性,由于其细胞形态学、免疫表型、细胞遗传学和分子生物学的不同,造成其分类极其复杂。2016 版WHO 淋巴肿瘤分为:B 细胞肿瘤、T/NK 细胞肿瘤及霍奇金淋巴瘤三大类,这三类淋巴瘤的亚型多达 120 余种。新版的分类反映了人们对淋巴瘤临床、病理和基础研究的最新认识和实践,但同时也给病理和临床工作者带来了巨大的挑战,并从深度和广度推动了对淋巴瘤的各项研究。由此,人们对淋巴瘤本质的了解,进入了新的里程碑。如今,随着新技术、新药物和新的治疗方案的应用,淋巴瘤临床诊断和治疗都取得了长足的进步,使得淋巴瘤的治愈率得以逐年增高。

在 WHO 淋巴肿瘤分类中,临床医生对占 65%~70% 的成熟 B 细胞淋巴瘤较为熟悉,而对仅占 10%~15% 的成熟 T 和 NK 细胞淋巴瘤了解的相对少一些。后者多呈高度侵袭性,难治病例多,完全缓解率低,且容易复发,预后差。面对这些特殊性,我们觉得把 T 和 NK 细胞淋巴瘤领域相关研究的新进展、新成果综合起来写一本可读性强,有实用价值的专著供临床医生参考是有意义的。为此,我们组织编写了这本《T/NK 细胞淋巴瘤》。

《T/NK 细胞淋巴瘤》共有 28 章,内容丰富,书中既有基础理论知识,又有临床实践,但更偏重临床应用。本书不仅展现了淋巴瘤的最新研究进展,也把专家们的临床实践经验融入书中,供临床医生参考。

本书在编写过程中得到郝玉书教授和王毓銮教授的大力支持和诚挚指导,同时承蒙田丁教授、张伯龙教授、林凤茹教授和叶宝国等教授的鼎力相助,特致以衷心的感谢!同时要感谢血液科部分医师在编辑审稿过程中付出的辛勤劳动!我们的水平有限,书中不妥之处,期望读者指正!

苏丽萍　马　军　朱　军

2023 年 2 月 27 日

目　录

第一章

概　述

　　淋巴瘤是原发于淋巴结及其他淋巴组织、具有高度异质性的恶性肿瘤。淋巴瘤的种类繁多,其分类依赖于对形态学、免疫表型、细胞遗传学、分子生物学及临床特点的综合分析。随着新技术的涌现,尤其是测序技术的广泛应用,淋巴瘤的发生发展机制逐渐被揭示,分类标准不断更新,逐步进入"精准诊疗"时代。2017 年世界卫生组织(WHO)造血与淋巴组织肿瘤分类按照组织学、免疫学和分子遗传学特征,将淋巴瘤分为霍奇金淋巴瘤(Hodgkin's lymphoma,HL)和非霍奇金淋巴瘤(non-Hodgkin's lymphoma,NHL),NHL 依据细胞来源又分为 B 细胞、T 细胞和 NK 细胞淋巴瘤。T 和 NK 细胞淋巴瘤可进一步分为以下亚型(表 1-1)。

表 1-1　2017 版 WHO 成熟 T 和 NK 细胞淋巴瘤分类

中文名称	英文名称	英文缩写
T 细胞幼淋巴细胞白血病	T-cell prolymphocytic leukemia	T-PLL
T 细胞大颗粒淋巴细胞白血病	T-cell large granular lymphocytic leukemia	T-LGLL
NK 细胞慢性淋巴增殖性疾病	chronic lymphoproliferative disorder of NK cells	CLPD-NK
侵袭性 NK 细胞白血病	aggressive NK-cell leukemia	ANKL
儿童 EBV$^+$T 和 NK 细胞淋巴增生性疾病	EBV-positive T-cell and NK-cell lymphoproliferative diseases of childhood	
儿童系统性 EBV$^+$T 细胞淋巴瘤	systemic EBV$^+$ T-cell lymphoma of childhood	
慢性活动性 EBV 感染（T 和 NK 细胞型），系统性	chronic active Epstein-Barr virus infection of T-and NK-cell type，systemic form	CAEBV-T/NK
种痘水疱病样淋巴增生性疾病	hydroa vacciniforme-like lymphoproliferative disorder	HV-LPD
严重蚊虫叮咬过敏症	severe mosquito bite allergy	SMBA
成人 T 细胞白血病/淋巴瘤	adult T-cell leukemia/lymphoma	ATLL
结外 NK/T 细胞淋巴瘤，鼻型	extranodal NK-/T-cell lymphoma，nasal type	ENKL
肠道 T 细胞淋巴瘤	intestinal T-cell lymphoma	
肠病相关 T 细胞淋巴瘤	enteropathy-associated T-cell lymphoma	EATL
单形性嗜上皮性肠道 T 细胞淋巴瘤	monomorphic epitheliotropic intestinal T-cell lymphoma	MEITL
肠道 T 细胞淋巴瘤，非特指型	intestinal T-cell lymphoma，NOS	
胃肠道惰性 T 细胞淋巴增生性疾病	indolent T-cell lymphoproliferative disorder of the gastrointestinal tract	
肝脾 T 细胞淋巴瘤	hepatosplenic T-cell lymphoma	HSTL
皮下脂膜炎样 T 细胞淋巴瘤	subcutaneous panniculitis-like T-cell lymphoma	SPTCL
蕈样肉芽肿	mycosis fungoides	MF
Sézary 综合征	Sézary syndrome	SS
原发性皮肤 CD30$^+$T 细胞淋巴增生性疾病	Primary cutaneous CD30$^+$ T-cell lymphoproliferative disorders	
淋巴瘤样丘疹病	lymphomatoid papulosis	LyP
原发性皮肤间变性大细胞淋巴瘤	primary cutaneous anaplastic large cell lymphoma	pcALCL

中文名称	英文名称	英文缩写
原发性外周 T 细胞淋巴瘤,罕见亚型	primary cutaneous peripheral T-cell lymphomas,rare subtypes	
原发性皮肤 γδT 细胞淋巴瘤	primary cutaneous γδ T-cell lymphoma	PCGD-TCL
原发性皮肤 CD8⁺ 侵袭性嗜表皮性细胞毒性 T 细胞淋巴瘤	primary cutaneous CD8⁺ aggressive epidermotropic cytotoxic T-cell lymphoma	
原发性皮肤肢端 CD8⁺T 细胞淋巴瘤	primary cutaneous acral CD8⁺ T-cell lymphoma	
原发性皮肤 CD4⁺ 小/中等大小 T 细胞淋巴组织增生性疾病	primary cutaneous CD4⁺ small/medium T-cell lymphoproliferative disorder	
外周 T 细胞淋巴瘤-非特指型	peripheral T-cell lymphoma,NOS	PTCL-NOS
血管免疫母细胞 T 细胞淋巴瘤和其他滤泡辅助 T 细胞(T_{FH})来源的淋巴结淋巴瘤	angioimmunoblastic T-cell lymphoma and other nodal lymphomas of T follicular helper(T_{FH})cell orgin	
血管免疫母细胞 T 细胞淋巴瘤	angioimmunoblastic T-cell lymphoma	AITL
滤泡 T 细胞淋巴瘤	follicular T-cell lymphoma	FTCL
结内外周 T 细胞淋巴瘤伴 T_{FH} 表型	nodal peripheral T-cell lymphoma with T_{FH} phenotype	
间变性大细胞淋巴瘤,ALK⁺	anaplastic large-cell lymphoma,ALK⁺	ALK⁺ ALCL
间变性大细胞淋巴瘤,ALK⁻	anaplastic large-cell lymphoma,ALK⁻	ALK⁻ ALCL
乳房植入物相关间变性大细胞淋巴瘤	breast implant-associated anaplastic large-cell lymphoma	BIA-ALCL

第一节　流行病学

　　全球范围内淋巴瘤的发病呈逐年增长的趋势,西方国家发病率比亚洲国家高,各淋巴瘤亚型的发病率存在地理差异,男性的总体发病率高于女性。淋巴瘤更常见于老年群体,约一半以上的患者在 65 岁以上,具体的年龄分布因亚型而异。同时,淋巴瘤也是常见的儿童肿瘤,仅次于急性白血病和神经肿瘤,发病率位列儿童恶性肿瘤的第三位。

　　HL 和 NHL 的发病情况差别显著。HL 在欧美国家多发,亚洲较欧美国家发病率低。HL 有两个发病高峰年龄,分别为 15~34 岁和 50 岁左右。NHL 见于各年龄组,随年龄增长发病增多,大部分发病年龄为 60~70 岁。NHL 患者男性多于女性,女性预后较男性好。全球发病率男性约为 6/10 万,女性约为 4.1/10 万;死亡率男性为 3.2/10 万,女性为 2.0/10 万。世界范围内,NHL 的亚型分布不一致,在欧美地区,滤泡性淋巴瘤(FL)的发病率高于亚洲地区;而亚洲地区外周 T 细胞淋巴瘤的发病率高于欧美国家。

近几年我国淋巴瘤的发病率和死亡率一直位列恶性肿瘤的前十位。2012 年肿瘤统计数据显示,我国每年淋巴瘤新发病例约 8.1 万,死亡人数约 4.7 万,呈上升趋势。其中原始细胞淋巴瘤约占淋巴瘤总数的 5%,HL 占 8%~13%,成熟 B 细胞淋巴瘤约占 60%,成熟 T/NK 细胞淋巴瘤约占 25%。NHL 中最常见的淋巴瘤亚型为弥漫大 B 细胞淋巴瘤(DLBCL),依次为滤泡性淋巴瘤、鼻型的结外 NK/T 细胞淋巴瘤(ENKL)、黏膜相关淋巴组织淋巴瘤(MALT)淋巴瘤等。与西方人群相比,中国人群中成熟 T/NK 细胞淋巴瘤比例相对较高,如鼻型的结外 NK/T 细胞淋巴瘤占 NHL 的 11%~15%,远高于北美和欧洲地区。

成熟 T/NK 细胞淋巴瘤发病率具有明显的地域和种族差异性,东亚地区的发病率比西方国家高,其发病呈现双相型,常发生于儿童(<15 岁)和老年人(>65 岁)两个年龄段。我国成熟 T/NK 细胞淋巴瘤约占全部 NHL 的 25%,高于西方国家,略低于日本,其中 PTCL-NOS、ENKL、ALCL、AITL 等比较常见。与欧美数据相比,我国肠病相关 T 细胞淋巴瘤(EATL)相对少见,ATLL 更为少见。在世界其他地区的成熟 T/NK 细胞淋巴瘤中,中东地区最常见的亚型是蕈样肉芽肿(MF),其次是 PTCL-NOS 和 AITL;西欧国家最常见的亚型是 PTCL-NOS,其次是 AITL 和 ALCL;北美国家最常见的亚型是 PTCL-NOS,其次是 ALCL 和 AITL。

第二节　病因

淋巴瘤的确切病因尚不明确,目前认为主要和感染、免疫缺陷、遗传等因素相关。此外,淋巴瘤与职业暴露(紫外线、辐射等)、生活方式(吸烟、酗酒)、饮食习惯(肉类和饱和脂肪酸的摄入量)以及化学试剂等的相关性也不断被报道。

一、感染因素

(一) EB 病毒(Epstein-Barr virus,EBV)

EBV 是人类普遍感染的一种线状 DNA 的疱疹病毒,具有很强的促 B 淋巴细胞生长及转化能力,而且 T 淋巴细胞介导的免疫反应可参与并调节这种生长转化能力,因此 EBV 感染与淋巴细胞增殖性疾病的发生密切相关。EBV 通过 CD21 感染 B 细胞;EBV 也可以感染 T 和 NK 细胞,但是具体的感染机制目前并不清楚。EBV 最早发现于 Burkitt 淋巴瘤,除此之外,EBV 还与其他 B 淋巴细胞增殖性疾病如经典型霍奇金淋巴瘤(CHL)和 DLBCL,以及 T 淋巴细胞增殖性疾病如 AILT、NKTCL、淋巴瘤样肉芽肿及肠道 T 细胞淋巴瘤等的发病相关。

（二）人类 T 淋巴细胞病毒 1 型（human T-cell lymphotropic virus type 1, HTLV-1）

HTLV-1 于 1980 年分离自成人 T 细胞白血病细胞株，是 ATLL 的致病原。HTLV-1 以细胞接触依赖性方式传播，通过促进细胞增殖和抑制细胞凋亡，从而在宿主体内产生大量感染的细胞，促进 ATLL 的转化。5%~10% 的 HTLV-1 感染患者可发展成 ATLL 或炎症性疾病。

（三）人类免疫缺陷病毒（human immunodeficiency virus, HIV）

研究证实，HIV 携带者患淋巴瘤的相对风险增加，淋巴瘤也是 HIV 感染者最为常见的恶性肿瘤之一，包括常见的 DLBCL 和 Burkitt 淋巴瘤。HIV 通过损害机体免疫监视功能、提高病毒共同感染机率，以及促进 B 细胞克隆性增殖和慢性活化，来导致淋巴瘤的发生。此外，HIV 可诱导辅助性 T 细胞功能失活，增加淋巴瘤的患病风险。

（四）丙型肝炎病毒感染（HCV）

HCV 感染与 B 细胞淋巴瘤，如脾边缘区淋巴瘤（splenic marginal zone lymphoma, SMZL）和 DLBCL 的发生密切相关。HCV 慢性感染的人群中，NHL 的患病率是正常群体的 35 倍。HCV 是单链 RNA 病毒，缺乏逆转录酶，核酸序列不能整合到宿主基因组，主要通过干扰免疫系统，间接发挥其致癌作用。HCV 可以通过抑制 B 细胞凋亡、影响 B 细胞内免疫球蛋白基因的表达，引起 B 细胞持续性活化，增加 B 细胞淋巴瘤的患病风险。

（五）人疱疹病毒 8 型（human herpesvirus-8, HHV-8）

HHV-8 也称为卡波西肉瘤相关疱疹病毒（Kaposi's sarcoma associated herpesvirus, KSHV），是一类 γ 疱疹病毒。此病毒携带大量的基因编码癌蛋白或细胞信号蛋白，除了是卡波西肉瘤的病原体外，这种 DNA 肿瘤病毒还与其他疾病发病机制相关，如浆细胞淋巴瘤、多发性骨髓瘤、多中心 Castleman 病（multicentric Castleman's disease, MCD）、华氏巨球蛋白血症、原发性积液淋巴瘤（primary exudative lymphoma, PEL）、体腔性淋巴瘤等。研究表明患有淋巴增殖性疾病或慢性血液疾病患者，感染 HHV-8 病毒后会增加其他恶性肿瘤的风险；在 6.5% 的血液肿瘤患者中可检测到 HHV-8 病毒；也有学者提出人骨髓间质树突状细胞感染 HHV-8，可能是单克隆球蛋白血症发病机制的关键因素。

（六）幽门螺杆菌（Helicobacter pylori, Hp）

Hp 是革兰氏阴性杆菌，与胃黏膜相关淋巴组织（MALT）结外边缘区淋巴瘤的发生关系密切。大约 90% 的胃 MALT 淋巴瘤患者存在 Hp 感染，其中 60%~90% 的低级别 MALT 淋巴瘤，可以通过使用抗生素治疗 Hp 后达到缓解。虽然大部分 Hp 感染患者没有症状，但是慢性感染可以引起胃炎导致 B 细胞克隆性增殖和转化，从而促进胃 MALT 淋巴瘤的发生。

二、遗传因素

个体遗传背景在淋巴瘤发病中发挥着重要作用，有淋巴瘤家族史的个体，其患病的风险明显增加。研究显示，HLA Ⅱ 抗原与 ATLL 之间存在一定的相关性，其中三个等位基因频率较高：*DRB1*1101*、*DRB1*1501* 和 *DQB1*0602*。携带 *HLA-DPB1* 位点 *DPB1*0301* 等位基因，会增加 HL 的患病风险；携带 *DPB1*0201* 等位基因则风险性下降。Mack 等发现在 432 例同卵或异卵双胞胎 HL 患者中有 10 对双胞胎同时患有 HL，并且这 10 对双胞胎都是同卵双胞胎。因此遗传因素是淋巴瘤发病的危险因素。

三、免疫缺陷

原发性和获得性免疫缺陷是 NHL 主要危险因素之一，流行病学调查显示约 1/4 的原发性免疫缺陷患者发展为 B 细胞淋巴瘤。获得性免疫缺陷如 HIV 感染可以增加 NHL 的患病风险；长期应用免疫抑制剂治疗的免疫炎症性疾病，如乳糜泻、银屑病、类风湿关节炎、系统性红斑狼疮、干燥综合征患者的 NHL 发病率也升高数倍；此外，肾移植、心脏移植及骨髓移植患者所致免疫抑制也增加 NHL 的危险。这些患者常存在 T 细胞功能受损，影响了机体针对病毒感染的细胞免疫应答，导致机体免疫调节功能缺陷或缺失，从而使淋巴瘤易于发生。

四、环境和职业因素

环境暴露亦与淋巴瘤的发生密切相关，免疫系统长期的抗原刺激可能导致淋巴瘤的发生。流行病调查研究显示，农业、畜牧、印刷、染发、香蕉、炼油、皮革、染料等行业的工人，由于接触到溶剂、除草剂、杀虫剂、动物病毒、细菌、真菌、染发剂、汽油、粉尘以及皮革和染料，比其他职业患淋巴瘤的危险性更高。在 NHL 的研究中，有机试剂，尤其是 2,4 —二氯苯氧基乙酸（除草剂的主要成分）、四氯乙烯、三氯乙烯、苯、四氯双苯环二噁英、多氯联苯的使用，使 NHL 的发病危险性增加。

五、其他因素

吸烟、饮酒是许多疾病和癌症的主要危险因素，比如吸烟可增加女性患滤泡型淋巴瘤的风险；此外，肥胖也可增加女性患 NHL 的风险。

第三节　分子遗传学发病机制

一、染色体异常

绝大多数淋巴瘤存在染色体异常，其中的很多改变，涉及细胞发育和分化过程中的关键蛋白或信号通路的异常,与淋巴瘤的发生发展密切相关。

（一）t（14;18）（q32;q21）

大约90%的滤泡性淋巴瘤（FL）患者可发生该染色体的特征性易位,另外在部分弥漫大B细胞淋巴瘤（DLBCL）和少数套细胞淋巴瘤（MCL）中也可见到该异常。该染色体易位导致18q21上的 *BCL2* 基因与位于14q32的 *IgH* 基因融合,启动 *BCL2* 基因的转录,引起 *BCL2* 基因的持续激活及BCL2蛋白的过度表达,从而导致细胞增殖失控。

（二）t（2;5）（p23;q35）

近84%的间变性大细胞淋巴瘤（ALCL）患者存在t（2;5）（p23;q35）染色体易位,其中定位于2p23上的 *ALK1* 基因与5q35上的 *NPM1* 基因融合,产生 *NPM1-ALK1* 融合基因,其编码的NPM1-ALK1蛋白具有持续性酪氨酸激酶活性,可活化多条下游信号通路如JAK/STAT3、PI3K/AKT、MAPK、RAS/ERK 等,干扰细胞的增殖和凋亡,促进肿瘤的发生。

（三）inv（14）（q11;q32）/t（14;14）（q11;q32）

inv（14）（q11;q32）或t（14;14）（q11;q32）是T-细胞幼淋巴细胞白血病（T-PLL）中最常见的细胞遗传学异常,该染色体异常导致 *TCL1* 原癌基因过表达。与 *MTCP1* 致癌基因相关的t（X;14）（q28;q11）易位和8号染色体异常也可发生在T-PLL患者中。转基因动物模型证实TCL1和MTCP1具有致癌作用,是Akt激酶的共激活分子,可促进细胞增殖。

其他类型淋巴瘤,如淋巴浆细胞淋巴瘤（LPL）多发生t（9;14）染色体易位;近90%的血管免疫母细胞T细胞淋巴瘤（AITL）存在克隆性异常,主要包括3,5,21三体,6q的缺失等;NK/T细胞淋巴瘤同样存在多个染色体的异常,最常见的是6q缺失,以del（6）（q21;q25）间断缺失最为常见,其次为del（11q）、del（13q）、del（17p）等。这些染色体累及的靶基因或者过度活化或者失活,抑制细胞凋亡,从而促进淋巴瘤的发生。

二、基因异常

近年来,随着高通量测序技术的快速发展,越来越多的基因突变被证实参与淋巴瘤的发生发展,为淋巴瘤的诊断、预后、靶向治疗等提供了重要依据。其中 *MYD88* L265P 和 *BRAF* V600E 基因突变,是淋巴浆细胞淋巴瘤/华氏巨球蛋白血症（LPL/WM）和毛细胞白血病（HCL）特异性的诊断分子;其余大部分基因的改变虽然还不具有疾病特异性,但是它们与疾病的预后相关性正被逐渐所发现,包括通过激活或抑制某些信号通路,或者调控细胞周期和分化及表观遗传学的调控来发挥作用,因此也成为更多潜在的靶向治疗的目标。

淋巴瘤中常见的基因突变如下。

（一）信号通路相关基因的改变

1. RAS-MAPK/PI3K-AKT 信号通路通过调控下游分子 mTOR 参与调控细胞增殖,与其相关的基因突变如 *NRAS*、*KRAS*、*BRAF*、*NF1*、*FLT3*、*PTEN*、*MYC* 等与淋巴瘤的发生发展、诊断、预后等密切相关。

2. JAK-STAT 信号通路主要介导细胞因子信号和生长因子信号,在细胞因子受体-细胞因子结合后依次激活 JAK 和 STAT 进而导致靶基因转录激活,在肿瘤细胞的增殖、分化、血管生成、凋亡及机体免疫调节等过程中发挥重要作用。JAK/STAT 通路可能参与 EATL、ALCL、HSTL、T-LGLL、ATLL 等淋巴瘤的发生,其中 ALK 诱导 STAT3 活化是 ALK 阳性 ALCL 的主要分子生物学事件。与 JAK-STAT 信号途径相关的基因突变如 *JAK1/2/3*、*STAT3*、*STAT5B* 等与淋巴瘤的发生发展、诊断、预后等密切相关。

3. NF-κB 在 DLBCL、MALT、ATLL 和 ENKL 淋巴瘤均有异常表达。NF-κB 信号通路与淋巴瘤的免疫逃逸有关,抑制 NF-κB 信号通路是抗 CD20 单克隆抗体抗肿瘤的机制之一。研究发现由 NF-κB 调控的 B 细胞活化因子 BAFF、B 细胞活化因子受体 BAFF-R 和 Bcl-xL,在 B 细胞淋巴瘤耐药患者中比非耐药患者及正常人转录水平都高,而且与病情的进展性、严重程度存在相关性,说明 NF-κB 信号通路的活化与药物治疗的敏感性和耐药性有关。此外与 NF-κB 信号途径相关的基因异常,如 *CD79A/B*、*CARD11*、*TNFAIP3*、*MYD88*、*TRAF* 等,也与淋巴瘤的发生发展、诊断、预后等密切相关。

除 JAK/STAT 及 NF-κB 信号通路外,其他如 PI3K-AKT-mTOR 信号通路、PD-1/PD-L1 信号通路、经典 Wnt/βcatenin 信号通路等也在淋巴瘤的发生发展过程发挥重要作用。

(二) 细胞周期和分化相关基因

包括:①细胞周期相关基因,如 *CDKN2A/B/C*、*RB1*、*CCND1*、*BIRC*、*TP53* 等;②淋系分化相关基因,如 *IKZF1/2/3*、*PAX5*、*ETV6*、*BCL6*、*PRDM1*、*IRF4*、*NOTCH1* 等。

(三) 表观遗传学调控相关基因

包括:①DNA 甲基化相关基因,如 *TET2*,*DNMT3A* 等;②染色质修饰相关基因,如 *KMT2D*、*EZH2*、*CREBBP* 等;③RNA 剪接修饰相关基因,如 *SF3B1*、*DIS3*、*FAM46C* 等;④DNA 修复相关基因,如 *TP53*、*ATM* 等。

三、miRNA

miRNA 的表达与多种肿瘤发病相关,具有肿瘤抑制因子及癌基因双重作用。研究发现,HL 表达 27 种不同于 NHL 的 miRNA,其中 miR-150 是唯一低表达的 miRNA,在鉴别 HL 与 NHL 中具有一定意义。另有研究表明,miR181、miR-223 和 miR-142s 在小鼠造血细胞中高表达,其中 miR-223 和 miR-142s 高表达可诱导 T 淋巴造血干细胞成熟,而 miR-150 在成熟 T 细胞中低表达,且多种 miRNAs 与 T 细胞发育和成熟过程中重要的信号通路的控制密切相关。在原发皮肤 T 细胞淋巴瘤中,肿瘤细胞通过 IL-2/IL-10 家族/JAK/STAT 信号通路,调控 miR-150 的低表达以及 miR-155 和 miR-21 的高表达;而 ATLL 则通过 PRC2/NF-kB 负反馈系统,使 miR-101、miR-128a、miR-31 表达下调;ALK 阳性的 ALCL 通过 STAT3 介导,导致 miR-219、miR-21、miR-26a 低表达,并通过 miR-135b 的高表达引起 p53 表达下调,促进淋巴肿瘤的发生。在其他类型的 T 细胞淋巴瘤中,同样存在多种 miRNA

的异常表达,但其确切机制及在淋巴瘤发生的作用仍需更多研究进一步证实。

(蔺亚妮　汝 昆)

参考文献

1. SWERDLOW S H,CAMPO E,HARRIS N L. WHO Classification of Tumours of Haematopoietic and Lymphoid Tissues. Revised 4th ed［M］. Saint-Ismier:International Agency for Research on Cancer,2017.

2. LIM R B,LOY E Y,LIM G H. Gender and ethnic differences in incidence and survival of lymphoid neoplasm subtypes in an Asian population:Secular trends of a population-based cancer registry from 1998 to 2012［J］. Int J Cancer,2015,137(11):2674-2687.

3. LAURENT C,BARON M,AMARA N. Impact of expert pathologic review of lymphoma diagnosis:Study of patients from the French Lymphopath Network［J］. J Clin Oncol,2017,35(18):2008-2017.

4. WARD E,DESANTIS C,ROBBINS A. Childhood and adolescent cancer statistics,2014［J］. CA Cancer J Clin,2014,64(2):83-103.

5. MINARD-COLIN V,BRUGIERES L,REITER A. Non-Hodgkin lymphoma in children and adolescents:Progress through effective collaboration,current knowledge,and challenges ahead ［J］. J Clin Oncol,2015,33(27):2963-2974.

6. TOWNSEND W,LINCH D. Hodgkin's lymphoma in adults［J］. Lancet,2012,380(9844):836-847.

7. SUZUMIYA J. Current status and progress of lymphoma research in East Asian countries:Introduction and planning［J］. Int J Hematol,2018,107(4):392-394.

8. CAO C,FENG J,GU H. Distribution of lymphoid neoplasms in Northwest China:Analysis of 3244 cases according to WHO classification in a single institution［J］. Ann Diagn Pathol,2018,34:60-65.

9. CHEN W,ZHENG R,ZHANG S,et al. Report of incidence and mortality in China cancer registries,2009［J］. Chin J Cancer Res,2013,25(1):10-21.

10. CHEN W,ZHENG R,ZENG H. Annual report on status of cancer in China,2011［J］. Chin J Cancer Res,2015,27(1):2-12.

11. CHEN W,SUN K,ZHENG R. Cancer incidence and mortality in China,2014［J］. Chin J Cancer Res,2018,30(1):1-12.

12. SUN J,YANG Q,LU Z. Distribution of lymphoid neoplasms in China:analysis of 4 638 cases according to the World Health Organization classification［J］. Am J Clin Pathol,2012,138(3):429-434.

13. SHI Y. Current status and progress of lymphoma management in China［J］. Int J Hematol,2018,107(4):405-412.

14. 李小秋,李甘地,高子芬,等. 中国淋巴瘤亚型分布:国内多中心性病例 10 002 例分析

［J］. 诊断学理论与实践,2012,11（2）:111-115.

15. MONABATI A,SAFAEI A,NOORI S,et al. Subtype distribution of lymphomas in South of Iran,analysis of 1085 cases based on World Health Organization classification［J］. Ann Hematol,2016,95（4）:613-618.

16. Smith A,Crouch S,Lax S. Lymphoma incidence,survival and prevalence 2004-2014:subtype analyses from the UK's Haematological Malignancy Research Network［J］. Brit J Cancer,2015,112（9）:1575-1584.

17. Cohen JI. Epstein-Barr virus infection［J］. N Engl J Med,2000,343（7）:481-492.

18. Pittaluga S,Said J. Virally associated B cell lymphoproliferative disease. Hematopathology. 2nd ed［M］. Philadelphia:Elsevier Health Science,2016.

19. Dolcetti R,Gloghini A,Caruso A,et al. A lymphomagenic role for HIV beyond immune suppression［J］. Blood,2016,127（11）:1403-1409.

20. Keyvani H,Karbalaie Niya M H,Esghaei M,et al. Presence of human herpesvirus 8（HHV-8） DNA sequences in patients with lymphoproliferative diseases and chronic blood disorders［J］. Microb Pathog,2017,111:431-434.

21. Witkowska M,Smolewski P. Helicobacter pylori Infection,Chronic Inflammation,and Genomic Transformations in Gastric MALT Lymphoma［J］. Mediators Inflamm,2013,2013: 523170.

22. Vermeer M H,van Doorn R,Dijkman R,et al. Novel and highly recurrent chromosomal alterations in Sézary syndrome［J］. Cancer Res,2008,68（8）:2689-2698.

23. Tien H F,Su I J,Tang J L,et al. Clonal chromosomal abnormalities as direct evidence for clonality in nasal T/natural killer cell lymphomas［J］. Br J Haematol,1997,97（3）:621-625.

第二章

T/NK 细胞的发育与分化

淋巴细胞起源于造血干细胞（hematopoietic stem cell，HSC）。人类 HSC 在胚胎 2 周时产生于卵黄囊；第 4 周开始向胚肝迁移；妊娠 5 个月时，骨髓开始代替胚肝造血，并成为出生后 HSC 的主要来源。HSC 经历多能前体细胞（multipotent progenitor cell，MPP）、早期淋巴前体细胞（early lymphoid progenitor cell，ELP）之后，进一步分化为共同淋巴前体细胞（common lymphoid progenitor cell，CLP）。CLP 在骨髓中分化为前 B 细胞（pre-B）和前 NK 细胞（pre-NK），继而分化为 B 细胞和 NK 细胞，成熟后迁入外周组织中发挥免疫功能；CLP 分化的祖 T 细胞则迁移至胸腺，并在胸腺中逐步发育为成熟 T 细胞。成熟 T 细胞由胸腺迁出，进入外周血及外周淋巴组织，当受到相应抗原刺激时发生活化、增殖并分化为效应 T 细胞和记忆 T 细胞，发挥免疫功能。因此 T 细胞的发育主要在胸腺中完成，成熟和分化主要在淋巴结和脾脏等外周淋巴器官中完成。

第一节 T细胞的发育与分化

一、T细胞的发育

T细胞源于骨髓中HSC分化的淋巴前体细胞,但是在胸腺中发育成熟,故称为胸腺来源的淋巴细胞(thymus derived lymphocyte)。淋巴前体细胞在骨髓中分化发育成祖T细胞,经血流输送到达胸腺皮质阶段称为前T细胞(pre-T),pre-T从胸腺的浅皮质区向深皮质区、髓质区移行发展,并在胸腺内环境中多种因素的共同作用下分化、成熟形成T细胞库,成熟的T细胞由胸腺迁出,通过血流转移到淋巴结、脾脏等外周淋巴器官,接受各种刺激因子激活以后,参与适应性免疫应答。

(一)胸腺前阶段

胎儿期的祖T细胞源自于卵黄囊和肝脏,在妊娠6~22周时开始移行到胸腺;出生后的祖T细胞源自于骨髓的CD34$^+$细胞,在移行到胸腺前表达CD7、CD2,甚至CD5等标志,已经初步获得了T细胞特征。

(二)胸腺内阶段

胸腺基质细胞、主要组织相容性复合物(major histocompatibility complex,MHC)I/II类分子、胸腺激素、细胞因子构成了T细胞发育特定的胸腺微环境,而胸腺微环境中的细胞间相互作用促成了T细胞发育过程。

1. T细胞受体(T cell receptor,TCR)是T细胞表面的特征标志 T细胞发育过程中,围绕TCR的发育和成熟,在重排激活基因(recombination activation gene,*RAG*)及末端脱氧核苷酸转移酶(terminal deoxynucleotidyl transferase,TdT)的作用下,发生一系列基因的有序表达和关闭。首先是TCRδ链基因重排,随后TCRγ链基因重排,顺利表达TCRγ和TCRδ的γδT细胞离开胸腺;绝大多数细胞不能顺利完成TCRγ和TCRδ基因重排,而是接着发生TCRβ链基因重排,新合成的TCRβ链、TCR的α链前体(pTα)及CD3共同表达于细胞表面;随后TCRα基因开始重排,表达的TCRα链取代pTα与TCRβ链组成功能性的TCRαβ,然后进行后续的分化发育过程。

2. αβT细胞分化发育过程 根据是否表达CD4和CD8分子可大致将αβT细胞分化发育过程分为双阴性、双阳性和单阳性三个时期。

(1)双阴性时期:进入胸腺的pre-T位于胸腺包膜下,表达高水平的靶向胸腺的归巢受体CD44,同时表达c-kit、IL-7R、CD25,以促进细胞存活和生长;随后CD44和c-kit表达下调,CD25则继续表达直到TCRβ开始重排。此时的胸腺细胞发生增殖,但尚不表达CD4和CD8分子,为双阴性细胞。CD3和TCR也都是阴性,因此这时的T细胞既不能识别抗原也不具有任何免疫功能,但在双阴性后期,CD2分子开始表达,直到T细胞的生命全过程。

（2）双阳性时期：在胸腺内发育过程中，双阴性的 T 细胞向胸腺皮质移动，此时成功表达 TCRβ 和 pTα 异二聚体的细胞可进一步分化，并诱导 CD4 和 CD8 分子的表达；TCRα 链基因重排后形成功能性的 TCRαβ，此时细胞分化为同时表达 CD4 和 CD8 分子的双阳性 T 细胞。此转变过程中，超过 95% 的双阳性 T 细胞发生凋亡，不到 5% 的双阳性 T 细胞继续向下分化。

（3）单阳性时期：功能性表达 TCRαβ 的 CD4$^+$CD8$^+$ 双阳性细胞仍然处于未成熟阶段，需要经过阳性选择和阴性选择的过程，分化成为具有免疫功能的成熟 T 细胞。

阳性选择：双阳性 T 细胞的 TCRαβ 与胸腺基质细胞表面的 MHC I 类分子以适度亲和力结合，其 CD4 分子表达下调直至丢失，而 CD8 分子表达上调，最终分化为 CD4$^-$CD8$^+$T 细胞；若双阳性细胞的 TCRαβ 与 MHC II 类分子以适度亲和力结合，则 CD8 分子表达下调直至丢失，而 CD4 分子表达上调，最终分化为 CD4$^+$CD8$^-$T 细胞；与 MHC 结合亲和力过高或过低的双阳性细胞发生凋亡而被清除。阳性选择过程赋予 CD4$^-$CD8$^+$T 细胞和 CD4$^+$CD8$^-$T 细胞分别具有 MHC I 类和 MHC II 类限制性识别能力。

阴性选择：经历阳性选择的 T 细胞若与 MHC-自身抗原肽复合物高亲和力结合，则发生细胞凋亡而被清除。不能结合 MHC-自身抗原肽复合物的 T 细胞进一步分化为成熟细胞。阴性选择确保成熟 T 细胞获得对自身组织和抗原的耐受性。

（三）胸腺后发育

T 细胞在胸腺发育阶段获得了归巢能力，此阶段尚未接触抗原的成熟 T 细胞称为初始 T 细胞（naive T cell），主要定位到外周淋巴器官的胸腺依赖区。在外周淋巴器官中，初始 T 细胞接受抗原提呈细胞（antigen presenting cell，APC）提呈的抗原后，迅速被激活、增殖并分化为效应性 T 细胞（effector T cell），多数效应性 T 细胞参加初次免疫应答清除外来抗原后发生凋亡，少部分效应性 T 细胞存活并分化为长寿稳定的记忆性 T 细胞（memory T cell）。

二、T 细胞亚群

（一）按照抗原应答分类

按照对抗原应答的不同，T 细胞可分为初始 T 细胞、效应性 T 细胞、记忆性 T 细胞。

1. 初始 T 细胞表达 CD45RA，在胸腺中发育成熟后，迁移到外周淋巴组织，在没有受到抗原刺激前处于相对静止状态，参与淋巴细胞再循环。接受特异性抗原刺激后初始 T 细胞活化并增殖分化成效应性 T 细胞，发挥特定的细胞免疫功能。

2. 效应性 T 细胞表达 CD45RO 及 CD25，是机体免疫功能的执行细胞，不参加淋巴细胞再循环，而是向外周组织迁移。不同的效应性 T 细胞具有不同的细胞表型并分泌不同的细胞因子，从而发挥各自的功能。在抗原被清除后，绝大部分效应 T 细胞发生凋亡，少量存活下来的细胞分化成记忆性 T 细胞，参与增强性的再次免疫应答。

3. 记忆性 T 细胞也表达 CD45RO 分子,维持机体免疫记忆功能,介导再次免疫应答,在接受抗原刺激后迅速活化,分化成效应 T 细胞和新生的记忆性 T 细胞。记忆性 T 细胞在体内存活期很长,可达数年,甚至数十年。与初始 T 细胞相比,记忆性 T 细胞无论在数量上还是功能方面均发生了变化,如数量增加、反应速度加快、反应功能增强等。

（二）按照 TCR 组成链分类

根据 TCR 组成链的不同,可将 T 细胞分为 αβ T 细胞和 γδ T 细胞。

αβ T 细胞即通常所指的 T 细胞,约占成熟 T 细胞的 95%,而 γδ T 细胞仅占约 5%。这两类细胞均表达 CD2 和 CD3,αβ T 细胞表达 CD4 或者 CD8,而 γδ T 细胞是 CD4 和 CD8 双阴的细胞。αβ T 细胞可识别 MHC 提呈的抗原肽,具有 MHC 限制性,γδ T 细胞对抗原识别的特异性较低,识别多肽抗原时无 MHC 限制性。αβ T 细胞的主要功能是介导细胞免疫和辅助体液免疫。γδ T 细胞主要分布在黏膜表面,是固有（innate）免疫防御的重要组成部分。

（三）按照 αβT 细胞表面标志分类

根据 αβT 细胞表面标志的不同,又可分为 CD4$^+$T 细胞和 CD8$^+$T 细胞。在胸腺内的早期胸腺细胞表面,CD4 和 CD8 分子可同时表达;而在成熟 T 细胞表面,这两种分子是互相排斥的,只能表达一种分子。

1. CD4$^+$T 细胞约占外周淋巴组织中淋巴细胞总数的 60%,该细胞识别 MHC II 类分子呈递的抗原肽,活化后分化为辅助性 T 细胞（Th 细胞）和调节性 T 细胞（T_{reg} 细胞）,从而促进 B 细胞、T 细胞和其他免疫细胞的增殖与分化,协调免疫细胞间的相互作用。CD4$^+$T 细胞是免疫系统中主要的辅助细胞,它们的辅助功能依赖于活化时诱导表达的细胞表面分子及分泌的细胞因子。根据细胞分泌的细胞因子谱的不同,可将 CD4$^+$Th 细胞进一步分成 Th_1、Th_2、Th_9、Th_{17}、Th_{22}、T_{FH} 等细胞。不同的细胞亚群在抗细胞内病原体感染、抗寄生虫感染、参与体液免疫、辅助 B 细胞分化成熟、参与黏膜免疫反应等方面发挥各自的作用。T_{reg} 细胞主要通过抑制性调控,在机体免疫稳态维持、移植耐受、肿瘤免疫、过敏反应及微生物感染等方面发挥调节作用。

2. CD8$^+$T 细胞占外周淋巴组织中总淋巴细胞的 15%~40%,能够识别由 MHC I 类分子呈递的抗原肽。CD8$^+$T 细胞也是一个不均一的群体,依据其表面标志及细胞功能的不同,分为杀伤性 T 细胞（Tc 细胞）和抑制性 T 细胞（Ts 细胞）。Tc 细胞也称细胞毒性 T 细胞（cytotoxic T cell,CTL）,细胞表型为 CD3$^+$CD4$^-$CD8$^+$CD28$^+$,通过分泌细胞毒分子,如颗粒酶（granzyme）、穿孔素（perforin）等直接杀伤靶细胞;或者通过 Fas/FasL 途径介导靶细胞凋亡。Ts 细胞的细胞表型为 CD3$^+$CD4$^-$CD8$^+$CD28$^-$,对免疫应答有重要的负调节功能。

第二节　NK 细胞的发育与分化

一、NK 细胞的发育

NK 细胞主要在骨髓中发育分化,该过程依赖于骨髓基质微环境,并受到多种细胞因子(如 SCF、Fh3⁻L、IL-7、IL-2 和 IL-15 等)和转录因子的调控(如 Id2 和 Id3)。NK 细胞的发育分为三个阶段,包括 NK 前体细胞(NK precursor,NKP)、未成熟 NK 细胞(immature NK cell,iNK)、成熟的 NK 细胞(mature NK cell,mNK)。

(一)NKP 阶段

NK 细胞来源于 HSC 分化的 CLP,此时细胞表面表达 CD127、CD117、CD135 和 Sca-1;随着 CLP 进一步分化,细胞表面 CD117 和 CD135 表达降低,CD244 开始出现,此时称为 pre-NK 细胞;pre-NK 细胞表面出现 CD122 分子时,标志着分化成为 NKP。

(二)iNK 阶段

NKP 通过 CD122 分子获得了对 IL-15 的应答能力;IL-15 的信号刺激使 NKP 发育成为 iNK,并使 iNK 获得了细胞毒功能和分泌 IFN-γ 的能力,进而迁移出骨髓。iNK 阶段细胞表面开始表达 NKG2D/DNAX、NKG2A、DNAM-1、NK1.1、NCR1 等多种活化性受体。

(三)mNK 阶段

IL-15 进一步介导 NK 细胞的发育成熟,促进 CD56 的表达,最终形成 CD3⁻CD56⁺ 的 mNK 细胞,迁入外周组织中发挥免疫功能。

成熟的 NK 细胞在完成发育分化、履行自身功能前,还需要经历受驯化(educated)和被致敏(primed)的过程,这些过程使得 NK 细胞获得成熟功能和自身细胞的免疫耐受。NK 细胞的驯化是由 NK 细胞的抑制性受体与正常细胞表面的经典 MHC I 类分子相互识别引起的,而最近的研究表明 NK 细胞的驯化还有非经典 MHC I 类依赖性途径和非 MHC I 依赖性途径。NK 细胞的抑制性受体(人杀伤性细胞免疫球蛋白样受体 KIRs 和人鼠皆有的 CD94/NKG2A 异二聚体等)与正常细胞表面的 MHC I 类分子相互识别,通过抑制性受体胞内段的免疫受体酪氨酸抑制基序(ITIMs)阻断活化信号,从而使 NK 细胞获得对自身的免疫耐受。随后 NK 细胞表达多种细胞因子(如 IL-2、IL-15、IL-18、IL-21、I 型干扰素等)受体,并在相应细胞因子的刺激下,成为功能性的致敏 NK 细胞。以上过程确保了 NK 细胞能够正确识别正常细胞和异常的靶细胞,并对靶细胞产生杀伤效应。

除了携带识别 MHC I 类分子的抑制性受体外,NK 细胞表面还携带了 TIGIT、NKR-P1B、CEACAM1 等多种抑制性受体,它们也能够介导对成熟 NK 细胞功能的抑制作用。NK 细胞表面还携带了多种激活受体(如 NKp46、NKp30、NKp44、NKG2D 和 CD226 等),当 NK 细胞表面的激活受体结合了靶细胞表面相对应的配体后,能够被迅速激活从而发挥强大的杀伤功能来清除靶细胞。因此除了外部刺激外,通过调节 NK 细胞表面抑制性受体和活化性受体之间的平衡,也可以控制 NK 细胞的活化状态。

二、NK 细胞亚群

成熟的 NK 细胞具有特征性的表面标志 CD56 和 CD16,根据 CD56 和 CD16 表达水平的不同,可将 NK 细胞分为 $CD56^{bright}CD16^-$ 和 $CD56^{dim}CD16^+$ 两个亚群。这两个细胞群的分布、表型与功能都有明显的不同。$CD56^{dim}CD16^+$NK 细胞占外周血中 NK 细胞的 90%~95%,该细胞群高表达 CD16、KIR 和 LFA-1 等,低表达 CD94/NKG2A,为终末分化的细胞,胞内有丰富的穿孔素,杀伤功能较强,但产生细胞因子能力较低。$CD56^{bright}CD16^-$NK 细胞占外周血 NK 细胞的 5%~10%,主要存在于淋巴结、扁桃体等次级淋巴组织以及蜕膜组织中,高表达 CD94/NKG2A、CD62L 和高亲和力 IL-2 受体,低表达 CD16 和 KIR,为中间期过渡分化的细胞,细胞活化后主要分泌细胞因子如 IFN-γ、TNF-β、IL-10、IL-13 和 GM-CSF 等,但细胞毒活性较低。

CD56 是人类 NK 细胞的特征性标志,但是小鼠的 NK 细胞没有 CD56 的同源表达物,因此对人类和小鼠 NK 细胞的生物功能进行比较时,经常选择两者都携带的分子标记物 CD27 和 CD11b。根据 CD27 和 CD11b 的表达情况,可以将 NK 细胞分为 $CD27^+CD11b^+$、$CD27^+CD11b^-$、$CD27^-CD11b^+$ 和 $CD27^-CD11b^-$ 四个细胞亚群。这些细胞亚群处于不同的分化阶段,且其组织分布、功能等也各不相同。$CD27^-CD11b^-$NK 细胞类似于初始 NK 细胞,具有较高的分化潜能,但是缺乏分泌细胞因子及杀伤功能,主要分布在蜕膜组织中;$CD27^+CD11b^+$ 和 $CD27^+CD11b^-$NK 细胞具有较强的分泌细胞因子的能力,多分布于脐带血中;$CD27^-CD11b^+$NK 细胞具有较强的杀伤功能,多分布于外周血中。

(蔺亚妮　汝昆)

参考文献

1. SCHWARZ B A, BHANDOOLA A. Trafficking from the bone marrow to the thymus: a prerequisite for thymopoiesis [J]. Immunol Rev, 2006, 209 (1): 47-57.

2. BLOM B, VERSCHUREN M C, HEEMSKERK M H, et al. TCR gene rearrangements and expression of the pre-T cell receptor complex during human T-cell differentiation [J]. Blood, 1999, 93 (9): 3033-3043.

3. CALL M E, PYRDOL J, WIEDMANN M, et al. The organizing principle in the formation of the T cell receptor-CD3 complex [J]. Cell, 2002, 111 (7): 967-979.

4. STARR T K, JAMESON S C, HOGQUIST K A. Positive and negative selection of T cells [J]. Ann Rev Immunol, 2003, 21 (1): 139-176.

5. ZHU J, PAUL W E. CD4 T cells: fates, functions, and faults [J]. Blood, 2008, 112 (5): 1557-1569.

6. ZHU J,PAUL W E. Heterogeneity and plasticity of T helper cells［J］. Cell Res,2010,20（1）: 4-12.

7. VACCA P,VITALE C,MONTALDO E,et al. CD34+ hematopoietic precursors are present in human decidua and differentiate into natural killer cells upon interaction with stromal cells［J］. Proc Natl Acad Sci U S A,2011,108（6）:2402-2407.

8. GEIGER T L,SUN J C. Development and maturation of natural killer cells［J］. Curr Opin Immunol,2016,39:82-89.

9. HÖGLUND P,BRODIN P. Current perspectives of natural killer cell education by MHC class I molecules［J］. Nat Rev Immunol,2010,10（10）:724-734.

10. COOPER M A,FEHNIGER T A,CALIGIURI M A. The biology of human natural killer-cell subsets［J］. Trends Immunol,2001,22（11）:633-640.

11. FU B,TIAN Z,WEI H. Subsets of human natural killer cells and their regulatory effects［J］. Immunology,2014,141（4）:483-489.

第三章

T/NK 细胞淋巴瘤的诊断

　　T/NK 细胞淋巴瘤是一组高度异质性的淋巴细胞恶性肿瘤,分型复杂,生物学行为多样,其诊断需要临床表现、影像学检查、形态学、免疫学、遗传学和分子生物学的特点综合判定。其中组织形态学和免疫表型是成熟 T/NK 细胞淋巴瘤诊断和分型的基础,而细胞遗传学和分子生物学的特点则是进一步明确诊断和预后评估的重要指标。

第一节　形态学诊断

形态学是血液系统疾病诊断的基石,通过观察组织结构和细胞特征来判断细胞系列及其发育阶段。形态学检测主要包括组织活检和细胞涂片,二者各有优势及局限性,互相补充,提供淋巴瘤诊断的各种证据。

一、组织活检

组织活检是诊断 T/NK 细胞淋巴瘤的必要手段,通过分析组织结构破坏方式及程度、细胞形态异型及特征改变等,可初步鉴别肿瘤性质、判定淋巴瘤类型并为下一步检查(包括免疫学、细胞遗传学、分子生物学等)提供方向。

成熟 T/NK 细胞淋巴瘤活检标本来源包括淋巴结、脾、皮肤、骨髓、外周血等。怀疑成熟 T/NK 细胞淋巴瘤的髓外实体瘤病灶,软组织活检是必要的。在获取标本时,应尽量确保病变组织的完整性,有助于对病变进行全面评估,同时尽可能确保标本量充足以便进行其他辅助检查。如果条件允许,应尽量采用切除活检;避免采用细针穿刺标本,因为该方法取材组织通常较为局限,且组织常挤压破碎,容易造成漏诊和误诊。对于以侵犯外周血和骨髓为主要表现的 T 和 NK 细胞淋巴瘤,如 T-PLL、T-LGLL、侵袭性 NK 细胞白血病、ATLL 等,骨髓活检则必不可少。

免疫表型的改变是 T/NK 细胞淋巴瘤的重要特征,T 细胞淋巴瘤最常见的免疫表型特点是缺失一种或多种 T 细胞抗原表达,或者出现其他系列的异常表达。常用的 T 和 NK 细胞抗原包括 CD3、CD2、CD5、CD7、CD4、CD8、CD43、CD56、CD57、细胞毒蛋白(包括 TIA-1、颗粒酶 B、穿孔素)、T 细胞受体蛋白(例如:βF1、TCRg)等。免疫表型的检测主要包括免疫组织化学和流式细胞学,二者在鉴别抗原表达方面各有优劣势。

免疫组织化学是利用抗原与抗体之间的特异性反应,在"组织"原位上评估细胞内抗原的表达情况,是组织活检不可或缺的辅助手段。石蜡切片进行免疫组织化学染色,其优势在于实现了将细胞免疫表型特点与组织结构及细胞形态相结合,使诊断更加准确。它的局限性包括:①无法准确区分 NK 细胞和 T 细胞;②敏感性较流式细胞学低;③当淋巴瘤的细胞成分复杂、肿瘤细胞与反应性细胞大小及分布无明显差异时,判读抗原表达较为困难,而此时流式细胞学更具优势。

二、细胞涂片

细胞涂片通过分析外周血和骨髓中有核细胞数量、相对构成比、单个细胞形态改变等特点,了解骨髓造血功能状态和异常改变。其优势在于相对准确地计数各类细胞比例,并观察粒、红、巨核三系造血细胞形态学特点,主要用于诊断各类急/慢性白血病、骨髓增生异常综合征（myelodysplastic syndromes，MDS）、骨髓增生异常综合征/骨髓增殖性肿瘤（MDS/MPN）及某些良性疾病。

对于淋巴细胞系统异常，细胞涂片的主要价值是发现淋巴细胞数量变化及形态改变，其局限性在于无法判断淋巴细胞系列及克隆性。当发生淋巴瘤时，异常淋巴数量可增多，细胞形态可表现为胞体巨大/不规则、胞质深蓝/空泡、颗粒增多/粗大、与细胞发育阶段不符的核仁等。但是当少量淋巴瘤细胞侵犯骨髓且淋巴细胞形态异型性不明显时，细胞涂片常无法发现异常。某些 T 或 NK 细胞淋巴瘤侵犯外周血时，外周血中的肿瘤细胞负荷可能比骨髓更高或更易识别，如 T-LGLL、ATLL、Sézary 综合征。

骨髓涂片一般选取髂骨骨髓液，必要时取胸骨，儿童还可以选择胫骨。外周血涂片一般取静脉血或耳血。血膜长短厚薄要适宜，等涂片完全干燥以后，再行瑞氏-吉姆萨染色（Wright-Giemsa 染色）。需要注意，涂片如果与骨髓活检一同取材或运输，应防止活检取材瓶中的福尔马林挥发造成涂片血膜固定，致使无法取得良好的染色效果。

无法获得理想的骨髓涂片时，如无骨髓小粒或骨髓干抽等，骨髓印片可作为骨髓活检的必要补充。取得骨髓活检标本后，在载玻片上快速轻压滚动，制成骨髓印片。良好的印片不仅可准确反映骨髓增生程度，还可较好的观察骨髓内细胞形态及可能病变。但印片通常厚薄不均匀，对细胞形态细节的显示不及制备良好的骨髓涂片。印片对淋巴瘤细胞的检出率一般略高于涂片，低于切片。

细胞化学染色技术通过分析涂片上细胞中固有的酶、底物或其他细胞成分的"化学"反应，来区分不同的细胞。因为淋巴瘤细胞无特异性细胞化学标记物，所以该方法对淋巴瘤的诊断价值不大，主要用于淋系肿瘤与髓系肿瘤进行鉴别。

还有一种细胞涂片，来自淋巴结等软组织的刮片和印片，对淋巴瘤的诊断也极有帮助，尤其是区分原始和成熟淋巴细胞的时候，建议尽量制备淋巴组织的刮片。

（汝昆　田欣）

第二节　流式细胞学诊断

一、流式细胞学简介

流式细胞学是在 20 世纪 70 年代末发展起来的细胞定性和定量技术，可对单个细胞、分子、生物颗粒（微生物）等进行多参数的快速分析和分选。

（一）基本原理

流式细胞仪以激光作为发光源，照射在单细胞样品上。标记了荧光染料的细胞在激光束的照射下，产生"散射光"信号和"荧光"信号。这两种信号通过光路系统接收，并由电子系统转化成电子信号，然后送到终端的分析系统。其中的散射光分为前向角散射和侧向角散射,分别与细胞大小以及细胞内颗粒多少相关;不同颜色的荧光信号则与结合的抗原特异性相关。

（二）标本要求

任何新鲜组织均可送检流式细胞学分析。骨髓及外周血标本优选肝素抗凝,胸腹水标本无需抗凝;新鲜组织需浸泡在缓冲液或细胞培养液中;采集后的标本应尽早处理;若不能及时处理,可4℃冷藏保存。

（三）影响因素

流式细胞学结果的准确性会受到多方面因素的影响。在分析前阶段,采集部位是否有病变组织,尤其是局灶性分布的肿瘤;血液稀释的程度;标本的活性以及抗凝剂的选择;凝血和溶血对最终结果的干扰;标本类型的选择(淋巴组织或骨髓)等,都会不同程度上影响下一步的检测。

在分析中阶段,需要注意流式细胞学检测的一些基本原则:弱表达的蛋白用强荧光来检测;确定最优的抗原抗体比,避免前带现象和后带现象;反应体系中过量的染料分子会增加染料分子之间的碰撞,使荧光淬灭而导致光子产量减低,使荧光强度降低;确定一个合适的电压和荧光补偿,电压过高易出现假阳性,电压过低易出现假阴性;荧光补偿不佳也可导致假阳性与假阴性;检测细胞胞质或核抗原时需进行破膜,该步骤是影响胞质抗原检测的重要因素,因此需要选择破膜效果好的破膜剂。此外,抗体组合应考虑所选的抗体能够区分正常和异常细胞群,以及不同抗原在细胞的不同发育阶段表达差异等。

在分析后阶段,主要是体现在报告的规范化方面,需要和病理活检等结果整合,才能提供临床医生所需的清晰准确的诊断报告,并避免不必要的误解。

（四）优势及局限性

流式细胞学可高速分析大量细胞,并能同时从一个细胞中获得多个参数,具有检测速度快、测量指标多、采集数据大、分析全面、方法灵活、准确度高等优点。与形态学相比,对细胞性质的判断相对客观。此外,还可对细胞进行分选。流式细胞学主要的局限性是看不到细胞形态和组织结构;此外,在抗体选择和荧光标记方面,如相近波长的荧光较难调节补偿,可能会影响结果判断。

二、应用概述

T/NK 细胞淋巴瘤的诊断中,流式细胞学检测可用于确定 T 和 NK 细胞的异常表型,并有助于对 T 和 NK 细胞淋巴瘤进行进一步分类。

异常 T 和 NK 细胞可通过检测抗原是否有异常表达来识别,但需要注意与正常表型变异进行区分。在 T 细胞淋巴瘤中,缺失一种或多种 T 细胞抗原是较为常见的免疫表型特点,其中以 CD5 和 CD7 的抗原缺失最为常见。抗原表达的细微变化较抗原缺失更为常见,如荧光强度增强或减弱,有时较难辨认。T 细胞淋巴瘤中,常见 CD3 和 CD5 抗原强度改变。NK 细胞淋巴瘤中,常见 CD2、CD7、CD56、CD8 及 CD16 抗原强度变化。正常 NK 细胞一般无 CD5 的表达,异常情况下 NK 细胞可表达 CD5。

T 细胞淋巴瘤的诊断中,CD4/CD8 的比值对于判断是否有异常 T 细胞具有一定提示作用,CD4/CD8 比值改变提示需要进一步检查,但不代表一定具有克隆性。一般认为,T 细胞 CD4/CD8>10∶1 或 <1∶10 可能为肿瘤性,但同时应确定是否伴有其他支持肿瘤诊断的证据,如 FSC 增大、其他免疫表型的异常、无病毒感染但持续淋巴细胞增多、淋巴结肿大等。CD4 和 CD8 双阳性或双阴性对于 T 淋巴细胞肿瘤的判定更有意义。

一般情况下,多数 T 细胞表达 TCRαβ,少数 T 细胞表达 TCRγδ。若 T 细胞出现以 TCRγδ 为主的情况,则提示为肿瘤性。正常情况下,TCRγδ$^+$T 细胞 CD4、CD8 均不表达,CD5 表达减弱或不表达。

对 TCRvβ 家族的表达分析,可判断 T 淋巴细胞的克隆性:TCRvβ 检测如果显示受体限制性表达,是克隆性的直接证据(图 3-1);如果显示受体均为阴性,是克隆性的间接证据(图 3-2)。

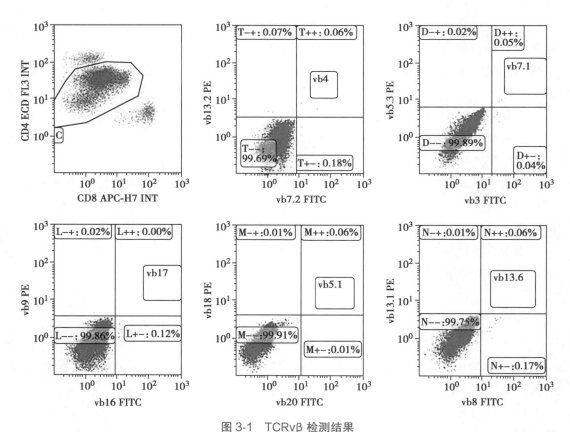

图 3-1 TCRvβ 检测结果

CD4$^+$T 细胞 TCRvβ24 个亚家族的 vb2 亚家族表达率为 96.42%,明确为克隆性改变。

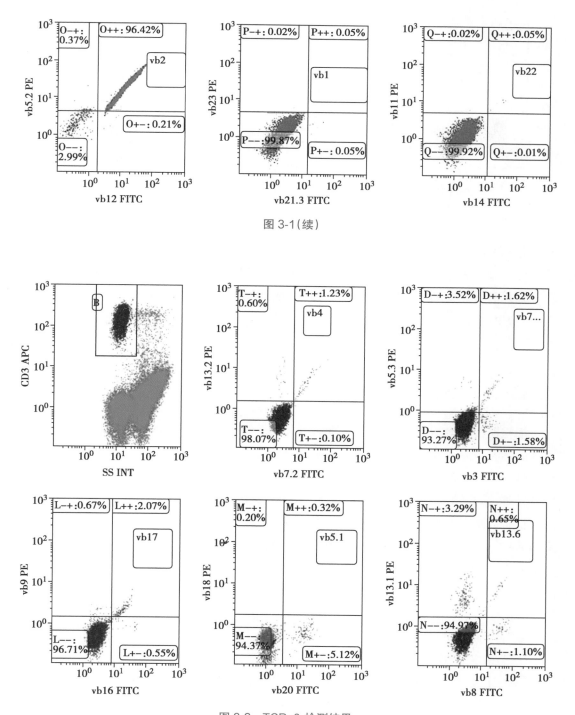

图 3-1(续)

图 3-2　TCRvβ 检测结果

CD3⁺T 细胞 TCRvβ24 个亚家族的表达率极低，该 T 细胞 TCRvβ 为抑制性表达，提示为克隆性。

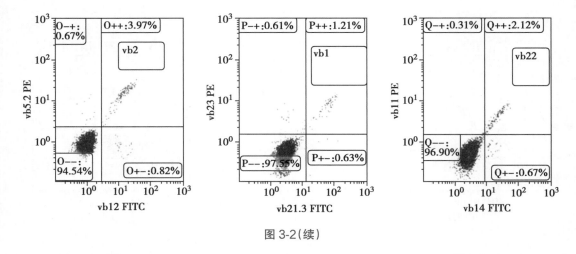

图 3-2(续)

每个 NK 细胞上都至少携带一种抑制性 KIR 分子,可以作为 NK 细胞的克隆性标志,但是目前 KIR 家族中只有少量的膜蛋白(CD158a、CD158b、CD158e 等)具有相应的单抗,使得 KIR 的检测受到了很大的局限。因此,通过流式细胞学技术来诊断 NK 细胞,依然面临一定的困难。

(汝 昆　陈雪晶)

第三节　细胞遗传学诊断

细胞遗传学检测是一项传统又不断发展的技术手段,对血液肿瘤的诊断、危险度分层和预后等发挥着重要作用。自 1960 年费城染色体发现后,越来越多与血液肿瘤相关的染色体异常逐渐被发现,包括染色体数目和结构的异常。数目异常包括整倍体异常和非整倍体异常;结构异常包括断裂、缺失、重复、易位和倒位等。

目前,血液病诊疗中常用的遗传学手段主要包括染色体核型分析、荧光原位杂交(fluorescence in situ hybridization,FISH)和微阵列比较基因组杂交(array comparative genomic hybridization,aCGH)等。

一、染色体核型分析

(一) 基本原理

染色体核型分析针对检测细胞的全部染色体,按其长度、着丝粒位置、长短臂比例等特征,通过显带技术对分裂中期的细胞进行染色体数目、形态特征的分析,确定其是否与正常核型完全一致。

显带技术一般分为两组:产生沿整条染色体分布带型的方法,如 G、R、Q 显带方法;显示特殊染色体结构并只限于显示特定带型的方法,如 C 显带(显示结构性异染色质区)、T

显带（显示端粒带型）和 NORs 显带（显示核仁组织区）等。

G 显带是通过胰蛋白酶抽提 DNA 上与富含 GC 碱基的区域相结合的组蛋白，以致降低该区段和染料的亲和力，故呈浅带；反之，DNA 上与富含 AT 碱基的区域相结合的组蛋白，胰酶处理时不易被抽提，故和染料有较强的亲和力，呈深带。R 显带带型大致与 G 显带相反，是通过热变性吉姆萨染色，其原理是 DNA 受热变性，富含 AT 碱基的 DNA 容易解开成单链，不易与染料结合，故呈浅带，富含 GC 碱基的 DNA 仍为双链结构，易着色，呈深带。

（二）标本要求

T 细胞淋巴瘤的染色体核型分析常采用骨髓细胞。标本需要新鲜采集，骨髓采集量 2~4ml 为宜，以满足 $1~2\times10^6$/ml 培养体系的细胞数。标本采用肝素钠抗凝，不宜采用 EDTA、枸橼酸钠及肝素锂抗凝。倘若误用上述抗凝剂，应及时用加入肝素钠抗凝的培养基反复清洗细胞，减少对细胞的影响。为保证细胞活性，标本采集后应尽快送检或 4℃ 低温保存 24 小时内送检处理，并避免出现溶血或凝集。如果标本出现凝血，可以将其放置 37℃ 水浴或恒温箱中孵育，并通过研磨等方式，以释放出更多细胞。

（三）影响因素

染色体核型分析需要进行细胞培养，为避免污染，从骨髓穿刺到培养过程都需要遵循无菌操作原则，并在培养体系中常规加入一定量的抗生素以预防细菌感染。培养基和血清质量是影响培养成功与否的关键因素，更换不同批次的培养基和血清时需做对比实验。

收获过程步骤较多，其中秋水仙胺的浓度和作用时间是影响分裂中期细胞数量和染色体长度的重要因素。各个实验室需要根据具体情况确定合适的秋水仙胺浓度和作用时间。此外，低渗作用不够或过于剧烈，也不利于染色体异常的判断。环境的温度和湿度是影响滴片的关键因素，湿度控制在 40%~60% 为宜，温度需在 20℃ 左右。

染色体核型分析将细胞阻滞在有丝分裂的中期。外周 T 细胞淋巴瘤的培养，有时需要植物血凝素（phytohaemagglutinin，PHA）来促使细胞进入有丝分裂。由于化疗药物的作用，在化疗刚结束的数天内，骨髓原始细胞被大大清除，此时不宜骨髓穿刺进行染色体核型分析。

（四）优势及局限性

核型分析可以同时检测出染色体数目异常，以及缺失、重复、插入、易位、倒位等结构异常。因为需要培养活细胞，对标本质量的要求相对较高，报告周期也相对较长；由于染色体显带技术的分辨率不高，G 显带的分辨率约为 5~10Mb，对于一些微缺失和扩增无法检出；一般临床检测报告分析 20 个分裂中期细胞，一些频率较低的染色体异常不容易检出。

二、荧光原位杂交

（一）基本原理

荧光原位杂交技术是利用 DNA 双链在高温下变性，解开成单链，在适宜的退火温度和离子强度下,通过碱基互补配对与荧光素标记的 DNA 探针形成稳定的异源双链,通过荧光显微镜,观察杂交信号,从而对标本中待测核酸进行定性、定量和定位分析。

常用的 FISH 探针,按标记方式可分为特定序列探针和涂染探针;按标记颜色可分为单色、双色和多色探针等。临床常用的特定序列探针根据检测目的可设计成融合探针(包括双色双融合、双色单融合等)、分离探针、计数探针、端粒探针等。融合探针多用于检测染色体的平衡或不平衡易位;双色分离探针可用于检测基因重排,尤其适用于目的基因较多的基因异常的初步筛查。单色、双色或三色探针可用于检测整条染色体、染色体整臂或靶基因的增加或丢失等。

(二)标本要求

FISH 检测不需要培养细胞,因此对标本取材、保存和运输的要求没有染色体核型分析严格。FISH 检测既可用于新鲜组织,也可用于石蜡包埋的组织。实验过程需设置对照,有内参标记的探针可使用探针内参作为对照。

(三)影响因素

探针的质量是影响杂交成败的重要因素,因此,每次更换新批次的探针,均需进行对比实验。读片时应遵循随机原则,选择不同的杂交区域进行计数,并且分别计数各种信号特征,综合分析结果。对于复杂的信号,还应综合分析染色体核型分析、分子生物学等结果,获得更加完善的遗传学结果。

(四)优势及局限性

FISH 不需要培养活细胞,可以弥补核型分析对标本要求高的局限,其实验操作时间短,甚至某些探针杂交时间在数小时内完成,大大缩短了报告时间,为疾病的及时治疗提供了可靠的依据。FISH 的特异性和敏感性都相对较高,其分辨率约为 100~200kb,可以发现核型不易或不能发现的异常。但 FISH 探针针对特定的基因或基因座设计,只能检测靶向基因,不能检测靶基因以外的染色体,不适用于筛查,在疾病的复查中也无法发现新的染色体异常。

三、微阵列比较基因组杂交

(一)基本原理

微阵列比较基因组杂交利用不同的荧光染料标记等量的待测样品和对照样品,在芯片上进行竞争性杂交,对全基因组进行扫描,通过比较各染色体两种荧光信号的相对强弱,检测基因拷贝数改变(copy number variations,CNV)。比较基因组杂交芯片(aCGH)能够在一次检测中实现高分辨率 DNA 拷贝数分析,以检测扩增、丢失、杂合性丢失/缺失(LOH/AOH)、拷贝中性 LOH(cnLOH)、同源遗传区域和嵌合等,以确定全基因组中的非整倍体、微缺失、微重复,以及其他类型的染色体畸变。

（二）标本要求

aCGH 的标本无需活细胞，但对提取的基因组 DNA 质量要求较高，不能有蛋白质和 RNA 的污染。各步骤要求操作细致，以免造成标本之间的污染。aCGH 有不同分辨率的芯片，需要根据不同的需要及成本来选择芯片。

（三）优势及局限性

aCGH 分辨率高，在数 kb~1Mb 之间，探针覆盖范围广，检测 CNV 时，相对核型分析有更高的准确度，相对 FISH，检测位点更多。aCGH 在诊断和鉴别一些多累及基因拷贝数改变的疾病时发挥重要作用。一般来说，aCGH 不易发现平衡易位，需要丰富的分析经验，才有可能通过易位断点上的一些小的扩增或缺失来推断平衡重排。不同分辨率的 aCGH 可以满足不同的需求：分辨率越高，探针覆盖的范围越广，就越能获得更多的信息，但是成本也高；反之，可能丢失一些重要信息，造成假阴性。

初诊患者通过染色体核型分析可以获得比较全面的细胞遗传学结果。根据病史及免疫表型等结果，对疾病的诊断有一定倾向性时，选择疾病相关的 FISH 探针检测有重要意义。染色体核型分析和 FISH 检测相对于分子生物学和流式细胞学而言，灵敏度不高，在疾病微小残留监测中没有明显优势，因此在疾病缓解期，应谨慎选择这两项检查。aCGH 灵敏度相对较高，必要时可以用于疾病缓解期的复查，但成本较高。复发时，核型分析、FISH 和 aCGH 均可以用于监测原有遗传学异常，同时核型分析和 aCGH 还可以发现新的异常，为疾病的进展和演变提供依据。对于培养失败或染色体带型欠佳导致无法分析的标本，可以有目的地选择相应的 FISH 探针及 aCGH 检测，尽可能明确可能出现的细胞遗传学异常。

四、应用概述

重现性染色体异常与淋巴瘤分型密切相关，尤其在 B 细胞淋巴瘤中，有些遗传学异常具有特异性，有助于 B 细胞淋巴瘤的鉴别诊断。现今发现并确定与 T 和 NK 细胞淋巴瘤相关的特异性染色体异常还比较少。例如，ALK 阳性的间变大细胞淋巴瘤最常见的遗传学改变是 t（2;5）（p23;q35）及其变异型；肝脾 T 细胞淋巴瘤常出现 7q 单体。应用 aCGH 在 T 细胞淋巴瘤中发现一些基因拷贝数改变，有利于进一步发现关键的致病基因或预后影响因素。

总的来说，在 T 和 NK 细胞淋巴瘤中，染色体核型分析检出的异常特异性不高，但许多亚型的 T 细胞淋巴瘤往往出现复杂核型，aCGH 也能够检测出很多基因拷贝数改变，这对患者的预后起到一定的提示作用。淋巴瘤中常见的染色体异常见表 3-1。

表 3-1　淋巴瘤中常见的染色体异常

细胞遗传学异常	累及基因	常见疾病
染色体易位		
der（1；1）t（p36；q21）		NHL
t（1；14）（q21；q32）	BCL9/IGH@，FCGR2B/IGH@，FCRL4/IGH@，MUC1/IGH@	B-ALL，NHL
t（2；5）（p23；q35）	ALK/NPM1	ALCL，NHL
t（2；8）（p12；q24）	MYC（C-MYC）	BL，B-ALL，NHL
t（5；14）（q35；q32）	TLX3（HOX11L2）-BCL11B	T 细胞淋巴瘤
t（8；14）（q24.1；q32）	MYC（C-MYC）/IGH	BL，B-ALL，NHL
t（8；22）（q24.1；q11.2）	MYC（C-MYC）/IGL@	BL，B-ALL，NHL，MM
t（9；14）（p13；q32）	PAX5/IGH	MM，CLL，DLBCL，FL，MCL，splenic MZL
t（11；14）（q13；q32）	CCND1（BCL1）/IGH@	MCL，MM
t（11；18）（q21；q21）	BIRC3（API2）/MALT1	MALT
t（14；18）（q32；q21）	IGH@/BCL2	BL，DLBCL，FL，CLL
t（14；19）（q32；q13.3）		CLL，DLBCL，MCL，MZL，SLVL
t（14；22）（q32；q11.2）	IGH@/IGL@	B-ALL，CLL，HCL，AML，NHL，DLBCL，
der（19）t（1；19）（q23；p13.3）	PBX1/TCF3（E2A）	B-ALL，L3-like ALL，T-ALL，NHL，AML
染色体重复		
dup（1）（q21q32）		B-ALL，NHL
dup（1）（q23q42）		NHL
dup（11）（q13q25）	MLL	NHL
等臂染色体		
i（1）（q10）		NHL
i（3）（q10）		NHL
i（7）（q10）		T 细胞淋巴瘤
染色体缺失		
del（1）（p32p36）		NHL，MM
del（q13q21）	BLMP1/PRDM1	WM/LPL，MM，NK 淋巴瘤，DLBCL
del（q13q23）		CLL，FL，MCL，T-NHL，儿童 B-ALL，儿童 T-ALL，成人 ALL，MM
del（7）（p13）		AML，NHL
del（7）（q22q34）		AML，MDS，NHL
del（7）（q32q34）		AML，MDS，NHL

细胞遗传学异常	累及基因	常见疾病
del（7）（q32）		AML,MDS,NHL
del（9）（p13）		B-ALL,NHL
del（9）（p21）		B-ALL,AML,NHL
del（11）（p11.2）		NHL
del（14）（q24）		NHL
del（18）（q21）		AML,NHL
del（X）（q24）		NHL
染色体三体		
+3		SLVL,T 细胞淋巴瘤,MZL,MCL,MALT
+12		AML,CLL,NHL,MALT,HCL,SLVL, WM/LPL,FL,MCL,DLBCL

注：ALCL:间变性大细胞淋巴瘤;AML:急性髓系白血病;B-ALL:B 细胞急性淋巴细胞白血病;BL:Burkitt 淋巴瘤;NHL:非霍奇金淋巴瘤;CLL:慢性淋巴细胞白血病;DLBCL:弥漫大 B 细胞淋巴瘤;HCL:毛细胞白血病;MDS:骨髓增生异常综合征;MALT:黏膜相关淋巴组织结外边缘区淋巴瘤;MCL:套细胞淋巴瘤;MM:多发性骨髓瘤;MZL:边缘区淋巴瘤;FL:滤泡性淋巴瘤;SLVL:伴有绒毛淋巴细胞的脾淋巴瘤;T-ALL:T 细胞急性淋巴白血病;WM/LPL:华氏巨球蛋白血症/淋巴浆细胞性淋巴瘤。

（汝 昆　李承文）

第四节　分子生物学诊断

T/NK 细胞淋巴瘤的诊断依赖于形态学和免疫表型特点,但对于一些复杂病例,尚需借助分子水平的特异性改变进行辅助诊断。同时,分子生物学检测为成熟 T/NK 细胞淋巴瘤的预后分层、疗效判定、微小残留病（MRD）监测等提供必要的信息（表 3-2）。目前临床应用较为广泛的分子生物学技术主要包括聚合酶链式反应（polymerase chain reaction,PCR）、基因测序、基因芯片等,其中 PCR 是最基本的技术手段,应用最为广泛,是 MRD 监测的主流方法;基因测序主要应用于突变基因的检测;基因芯片在基因表达方面具有独特的优势。

表 3-2　T 细胞淋巴瘤中常见的基因改变

基因改变类型	特点	举例
基因异常表达	基因表达水平增高或降低	*GATA3*、*TBX21* 等
融合基因	两个或多个基因编码区首尾相连形成新的基因	*DUSP22-IRF4*、*NPM1-TYK1* 等
基因重排	通过 DNA 的剪切和连接而使正常基因顺序发生改变	*IG/TCR* 重排等
基因突变	DNA 序列中单个或多个碱基的改变	*ATM*、*JAK1*、*TP53*、*STAT3* 等

一、常用方法简介

(一) PCR 技术

PCR 即聚合酶链式反应,是一种基于 DNA 半保留复制原理的体外扩增特异核酸片段的技术:在目的 DNA 片段的两端,双向引物分别与模版 DNA 特异性结合,在 DNA 聚合酶的作用下,经变性、退火、延伸的反复循环,使目标 DNA 序列呈指数级扩增。随着该技术的不断发展,PCR 已由传统的定性 PCR,发展到实时荧光定量 PCR 以及数字 PCR。

1. 第一代 PCR 第一代 PCR 即定性 PCR,是对 PCR 的终产物进行分析。常用的定性 PCR 方法包括逆转录 PCR(reverse transcription-polymerase chain reaction,RT-PCR)、巢式 PCR、多重 PCR、位点特异性 PCR(allele specific PCR,AS-PCR)、甲基化特异性 PCR(methylmion specific PCR,MSP)等。RT-PCR 用于检测目的基因的表达水平;巢式 PCR 具有特异性高和灵敏度高的特点,适用于检测低拷贝数的目的基因;多重 PCR 可同时扩增多个目的片段或靶基因,例如 *IG/TCR* 重排检测;AS-PCR 通过设计特异性识别特定等位基因的位点的引物,能够检测基因序列的多态性和突变位点;MSP 通过设计针对甲基化和非甲基化序列的引物进行 PCR 扩增,从而检测所有的 CpG 岛的甲基化状态。PCR 扩增结束之后,需要结合其他技术对产物进行分析,常用的分析方法见表 3-3。

表 3-3 常用的 PCR 产物分析方法

方法	原理	应用
琼脂糖凝胶电泳	不同 DNA 分子片段在电场中的迁移率不同	可区分相差 100bp 的 DNA 片段,且分离 DNA 片段范围较广(0.1~1kb)
聚丙烯酰胺凝胶电泳	不同 DNA 分子片段在电场中的迁移率不同	适合于分离小于 100bp 的 DNA 片段
毛细管凝胶电泳	石英毛细管为分离通道,根据 PCR 产物电荷、大小和疏水性的差异来实现分离	可检测单个碱基的差异,可用于 DNA 序列分析以及 DNA 片段长度分析、*IG/TCR* 重排或嵌合率分析等
熔解曲线分析	单核苷酸熔解温度不同而形成不同熔解曲线	可检测出单个碱基的差异,可用于基因突变、单核苷酸多态性、甲基化状态、基因分型分析等

2. 第二代 PCR 第二代 PCR 即定量 PCR,在常规的 PCR 反应体系中加入荧光物质,通过标准曲线或内参基因对未知模板进行定量分析,也称为实时荧光定量 PCR(real time quantitative PCR,RQ-PCR)。RQ-PCR 可以准确获取基因拷贝数或基因表达量,是目前微小残留病的主要检测手段。

RQ-PCR 主要包括染料法和探针法,Taqman 探针法是临床最常用的方法,该方法可以特异地扩增目标序列,同时可以进行多重反应,但探针成本相对较高。Taqman 探针法 RQ-PCR 结果判读时需要对荧光扩增曲线、标准曲线和对照样品进行评估。

3. 第三代 PCR 第三代 PCR 即数字 PCR,数字 PCR 不再依赖标准曲线或内参基因,能够直接对起始样品进行绝对定量。数字 PCR 由于可以检测到微量的模板 DNA,所以在检测稀有突变方面具有显著优势;适用于拷贝数变异检测、突变检测、基因相对表达研究、二代测序结果验证、miRNA 表达分析、单细胞基因表达分析等。

PCR 技术的影响因素有:①理想状态下,核酸的纯度 A260/280 比值在 1.8~2.0 左右。模板中存在的杂质会抑制 PCR 反应,比如福尔马林、酒精、各种染料、石蜡、血红蛋白、各种体液的残存物等,尤其需要注意在使用新鲜外周血或骨髓样本进行核酸提取时,禁止使用肝素作为抗凝剂,因为肝素是 PCR 酶的活性抑制剂,会抑制下游实验的 PCR 反应。②PCR 反应体系中,引物、模板、DNA 聚合酶、Mg^{2+}、dNTP 各组分需要适宜的浓度,并且需要摸索稳定的实验条件,包括退火温度、循环数等。③RQ-PCR 除了具备传统 PCR 技术的关键要素以外,还要注意选择高纯度、稳定性强的标准品或是标准的内参基因,另外荧光阈值的选择对于结果的准确性也至关重要。④数字 PCR 关键是样品的分配均一,能否达到单分子的水平,对于荧光信号分析起到重要作用。

(二)基因测序

基因突变是血液肿瘤研究的热点之一,其检测主要依赖于测序技术的发展。目前测序技术经历了三代演变,一代测序以 Sanger 测序最具代表性,是准确度最高的测序;二代测序(next-generation sequencing,NGS)较一代测序,最大的优势是通量大;三代测序是单分子测序,主要以纳米孔单分子测序为代表,其最大的特点是测序过程无需进行 PCR 扩增。Sanger 测序及 NGS 是目前临床应用的主流(表 3-4),筛查多个突变基因或分析基因组,NGS 优势明显;检测单个突变基因或位点,Sanger 测序更合适。

表 3-4　Sanger 测序及二代测序的比对

测序技术	Sanger 测序	二代测序
原理	双脱氧链末端终止法	边合成边测序
通量	小,适合于致病基因位点明确并且数量有限的基因检测	大,能够同时对上万基因进行测序
灵敏度	低,10%	高,随测序深度加深而提高
准确度	高,金标准	重复序列或高 GC 区错误率高
测序读长	长,1 000bp	短,50~400bp
实验操作	简单	复杂
数据量	少	多
结果分析	简单	复杂

测序模板和测序引物是影响测序结果的主要因素,引物设计的特异性、模板的浓度、模板的纯化尤为重要:引物二聚体和 DNA 模板的二级结构都有可能导致 DNA 聚合酶非正常终止,从而阻断测序反应;模板浓度过高或过低、反应体系中含有的杂质均会影响测序结果的准确性。

(三) 基因芯片

基因芯片又称 DNA 微阵列（DNA microarray），可同时将大量探针固定于基质上，与液相中的样品 DNA 进行反应。可以一次性对样品大量序列进行检测和分析，通过检测杂交信号，按照表达的高低，对生物细胞或组织中大量的基因信息进行生物信息学的分析。基因芯片解决了传统核酸印迹杂交技术操作繁杂、自动化程度低、操作序列数量少、检测效率低等不足。基因芯片在一个相对封闭的系统里，只能对已知的序列进行检测，因此不存在海量数据分析负担，也能更快获得结果。由于不需要扩增，因此保真性较好，但是检测灵敏度低。

通过设计不同的探针阵列、使用特定的分析方法可使该技术具有多种不同的应用价值，如基因表达谱测定、突变检测、多态性分析、基因组文库作图及杂交测序等。

二、应用概述

TCR 基因重排是成熟 T/NK 细胞淋巴瘤的诊断、鉴别诊断和微小残留监测的重要指标，联合检测阳性率可达 95%。通过检测 *TCR* 基因重排可对各类 T 细胞淋巴增殖性疾病及其反应性病变作出鉴别诊断。但是需要注意的是，检测到 *TCR* 基因克隆性改变，不一定就是 T 细胞淋巴瘤，有些良性疾病也可有克隆性改变。此外，*IG* 和 *TCR* 基因重排在 B、T 细胞淋巴瘤中存在谱系交叉，尤其在淋巴母细胞肿瘤中多见。

部分成熟 T/NK 细胞淋巴瘤患者可检测到融合基因的表达，比如，原发皮肤 CD30+ 的 T 细胞增殖性疾病中部分患者表达 *DUSP22-IRF4* 或 *NPM1-TYK1* 融合基因；PTCL 和 AITL 患者中可以检测到 *ITK-SYK*、*CTLA4-CD28* 融合基因；绝大多数 ALK⁺ALCL 表达 *ALK* 融合基因；ALK⁻ALCL 存在 *DUSP22* 和 *TP63* 基因重排。这些融合基因的定量检测可作为疗效判定及微小残留病的监测指标。此外，不同亚型的成熟 T/NK 细胞淋巴瘤的基因表达谱不同，基因表达谱可作为诊断分型的重要依据。

随着 NGS 技术的应用，越来越多成熟 T/NK 细胞淋巴瘤相关的基因突变被鉴定，主要涉及信号通路、表观遗传修饰、染色质修饰、细胞周期调控等相关的基因突变。绝大多数基因突变对淋巴瘤的预后产生影响，有些基因可作为潜在的治疗靶点，为患者的个体化治疗提供重要参考价值。

（汝昆　蔺亚妮）

第五节　影像学诊断

T/NK 细胞淋巴瘤的确诊依赖病理诊断，影像学检查作为一种非侵入性的检查手段，可以发现可疑病灶，为组织活检提供最佳部位，提高活检的准确性。同时，随着正电子发射断层显像/X 线计算机断层扫描（positron emission tomography/computed tomography，PET/

CT）的出现，影像学检查在成熟 T/NK 细胞淋巴瘤的分期及再分期、疗效评价、预后评估、移植前后评效等方面的价值也越来越受到临床的肯定。本节将对影像学检查在成熟 T/NK 细胞淋巴瘤中的应用进行逐一介绍。

一、影像学在成熟 T/NK 细胞淋巴瘤诊断中的应用

T/NK 细胞淋巴瘤的诊断较难，某些 T/NK 细胞淋巴瘤可根据临床表现初步推测其病理类型。如 ENKL 鼻型大多表现为鼻或鼻咽部肿块；EATL 多表现为肠道肿块，常伴有肠梗阻或穿孔等。常规影像学诊断方法包括超声、CT 和磁共振成像（magnetic resonance imaging，MRI）等，可发现成熟 T/NK 细胞淋巴瘤患者的异常肿大的淋巴结、肿块等，但表现一般为非特异性，且经常与并发症同时存在，因此准确性较低。一项关于增强 CT 诊断 ENKL 鼻型的回顾性研究发现其误诊率达 36%，这主要与 ENKL 鼻型早期 CT 表现特异性不明显有关。PET/CT 作为结构显像和功能显像的融合，可以清晰显示病灶细胞的代谢信息，在淋巴瘤诊断方面极具优势。2014 年恶性淋巴瘤影像工作组发布的 Lugano 共识中，氟［^{18}F］-氟代脱氧葡萄糖（^{18}F-fluorodeoxyglucose，^{18}F-FDG）PET/CT 被推荐用于淋巴瘤的分期、活检部位选取、中期评效、疗效评价以及惰性淋巴瘤的转化评估。然而由于成熟 T/NK 细胞淋巴瘤发病率较低，且病理亚型众多，因此与之相关的 PET/CT 研究较少，其应用范围尚未达成共识。

Weiler-Sagie 等的一项关于淋巴瘤的大样本研究已证实绝大多数成熟 T/NK 细胞淋巴瘤病灶能不同程度摄取 ^{18}F-FDG，其中以 PTCL-NOS、ENKL、AITL 和 ALCL 显像阳性率最高，均大于 90%。EATL 的阳性率较低，为 67%。蕈样肉芽肿/Sézary 综合征患者阳性率最低，仅有 33%，所有皮肤病灶的检出率为 50%。此外，Storto 等对成熟 T/NK 细胞淋巴瘤的 PET/CT 显像结果进行分析，结果显示结内、结外病灶的最大标准摄取值（maximum standardized uptake value，SUVmax）差异无统计学意义，这表明 PET/CT 显像中病灶对 ^{18}F-FDG 的摄取不受部位的影响。

目前我国最常见的 T/NK 细胞淋巴瘤是 ENKL，约占全部 T/NK 细胞淋巴瘤的 48%。ENKL 可分为鼻型和非鼻型。鼻型原发于鼻腔，非鼻型发生于鼻腔外部位：如皮肤、胃肠道、睾丸、肾和上呼吸道等。如前所述，多数 ENKL 早期症状不典型（特别是鼻外型），CT 扫描和 MRI 检查均无特异性改变，难以确诊。目前该病的确诊主要依靠病理学检查，但 ENKL 的病变部位较深且隐蔽，病理表现以坏死性病变为主，活检操作取到的标本多为破碎或挤压的小标本，坏死组织和炎症渗出物占比高，肿瘤成分少，导致诊断困难或阳性率不高。目前已有研究证实 ENKL 患者行 ^{18}F-FDG PET/CT 检查有助于选择最佳活检部位，提高活检的准确率。此外，据文献报道，对于早期鼻型 NK/T 细胞淋巴瘤患者，精确立体定向放疗常可取得良好的治疗效果，而进展型鼻型和非鼻型 NK/T 细胞淋巴瘤对放疗不敏感。因此早期区分鼻型与非鼻型 ENKL 对于患者的治疗方案选择意义重大。PET/CT 显

像中病灶对 ^{18}F-FDG 的摄取不受位置的影响,它能灵敏地显示鼻腔和鼻咽部病灶,因此对区分 ENKL 鼻型和非鼻型也很有帮助(图 3-3)。

蕈样肉芽肿病(mycosis fungoides,MF)是一种亲表皮的原发皮肤 T 细胞淋巴瘤(cutaneous T cell lymphoma,CTCL),该病较为罕见,年发病率在 0.36 例/10 万人,约占所有 NHL 的 1%,皮肤淋巴瘤的 40% 左右。病变初始可为多形性病理改变,如斑疹、斑丘疹、斑片等皮损,以后逐渐发展为浸润性斑块、结节及肿瘤性损害,晚期可累及淋巴结、内脏。Sézary 综合征(Sézary syndrome,SS)占皮肤淋巴瘤的 8%~23%,其形态与 MF 一致,通常被

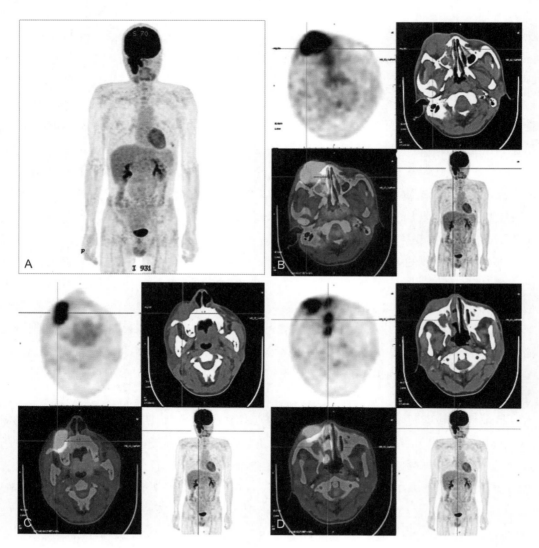

图 3-3 PET/CT 在 T/NK 细胞淋巴瘤诊断中的应用

患者男性,41 岁。2017 年 11 月行 PET/CT 显像示右眼眶、右颊部弥漫性肿块,右鼻道肿块,葡萄糖代谢增高,考虑淋巴瘤多发病灶(图 A)。右眼眶内眼球内下方、右眼睑及右颊部皮下弥漫性软组织肿块,向下延伸至上牙槽水平,肿块大小约 4.4cm×2.3cm×8.5cm,SUV 最大值为 19.3(图 B、图 C);右鼻腔多发不规则软组织影,SUV 最大值为 14.5(图 D)。鼻腔肿块活检病理确诊为(右侧鼻腔鼻窦)结外 NK/T 细胞淋巴瘤,鼻型。

认为是 MF 的白血病型或 MF 的一个亚型或进展期的表现,临床进展很快,预后较差。在 WHO 新分类中,MF 归类为一种惰性肿瘤,而 SS 则以侵袭性为特征。临床上诊断 MF 或 SS 的患者需要进行全面的皮肤、淋巴结或其他肿块的检查以评估病变范围,并依据这些检查结果进行临床分期。目前一般认为 T1 和局限性 T2 期(不伴有淋巴结肿大、血液入侵或不良特征,如滤泡型或向大细胞转化者)的 MF/SS 患者除胸部 X 线外,不需要任何影像学检查,而其余患者应该加查全身 CT 或 PET/CT 检查。CT 通过探查 MF/SS 病变的解剖和形态学改变而做出诊断,但是易漏诊或误诊皮肤病变以及淋巴结大小正常的病例。同时,相较于其他类型的 T 细胞淋巴瘤,MF/SS 表现为 ^{18}F-FDG 低摄取,PET/CT 全身扫描也无法探查出其全部皮肤病变。但是 ^{18}F-FDG PET/CT 对 MF/SS 的转移性非皮肤病变,如受侵淋巴结、受累脏器的敏感性和特异性都很高,可协助选择最佳活检部位。Alanteri 等回顾性分析了 19 例初诊或怀疑复发的 MF 患者的 PET/CT 图像,发现 15 例 ^{18}F-FDG PET/CT 图像呈阳性表现,其中 13 例局部皮肤病变的平均 SUVmax 为 6.24±3.44,9 例受侵淋巴结的平均 SUVmax 值为 3.5±0.83,1 例受累脏器的 SUVmax 值为 3.8,均高于周围正常组织。因此,^{18}F-FDG PET/CT 可提高 MF/SS 诊断的准确性。

此外,部分 MF 可向大 T 细胞淋巴瘤转化,具有转化倾向的患者预后明显变差。已有研究表明,当 MF 转化时,其病灶的 ^{18}F-FDG 代谢较未转化前明显升高。Feeney 等回顾性分析 135 例初诊或怀疑复发的 T 细胞淋巴瘤患者的 ^{18}F-FDG PET/CT 图像,发现 8 例 SS 患者的平均 SUVmax 值为 5.0,12 例 MF 患者的平均 SUVmax 值为 3.8,11 例具有转化倾向的 MF 患者的平均 SUVmax 值为 11.3,后两者之间有显著的统计学差异。因此 ^{18}F-FDG PET/CT 对 MF 的转化具有很高的提示意义。而国际皮肤淋巴瘤学会也已建议对 MF/SS 的 ^{18}F-FDG 浓聚的病变进行活检,以明确有无大细胞转化倾向。

虽然 ^{18}F-FDG PET/CT 在 T 细胞淋巴瘤诊断方面的价值越来越受到认可,但值得注意的是并非所有 ^{18}F-FDG 阳性病灶都是淋巴瘤病变,例如皮肤局部溃疡、慢性皮肤病变导致的淋巴结炎等可表现为假阳性。此外,^{18}F-FDG PET/CT 在脑脊液、颅内、肝内病灶易出现假阴性,这可能与脑细胞 ^{18}F-FDG 摄取高易覆盖颅内病灶和脑脊液、肝内病灶呈弥漫性浸润致 ^{18}F-FDG 浓聚程度不高有关,因此准确地诊断 T 细胞淋巴瘤还需密切结合临床其他检查。

二、影像学在 T/NK 细胞淋巴瘤分期及再分期中的应用

T/NK 细胞淋巴瘤的分期不同,则治疗方案及强度不同,患者的预后亦不同,因此准确的临床分期对制定合理的治疗方案及改善预后十分重要。CT、超声等常规的检查手段,只有在肿瘤导致组织器官结构及大小发生改变时才能发现,而且每次检查的范围都受区域或部位的限制,易漏诊淋巴瘤病灶,常使临床分期偏低。^{18}F-FDG PET/CT 作为一种全身检查,能同时提供病灶形态和功能两方面的信息,特别是在正常大小淋巴结、结外病变以

及皮肤软组织病灶的检出方面较常规影像学方法更具优势（图3-4）。丁重阳等回顾性分析了22例AITL，单纯CT及临床资料显示分期Ⅰ期1例，Ⅱ期2例，Ⅲ期12例，Ⅳ期7例。PET/CT显像改变了4例患者的分期，均为分期上调，其中1例PET/CT发现全身多处皮肤侵犯，后经皮肤活检证实。最新的一项Meta分析显示¹⁸F-FDG PET/CT诊断T细胞淋巴瘤

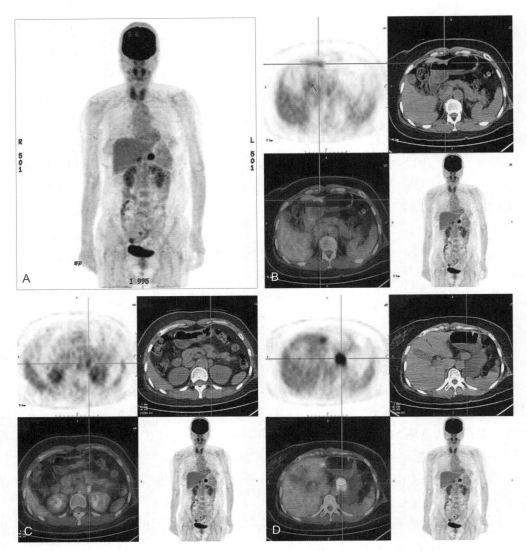

图3-4 PET/CT在T/NK细胞淋巴瘤分期中的应用

患者女性，53岁。2016-06-16胃镜示幽门前区黏膜下隆起型病变，大小0.6cm×0.8cm，胃体下端病灶，大小约2.0cm×2.0cm，病理考虑外周T细胞淋巴瘤，非特指型。2016-06-29 PET/CT示胃窦前壁局部增厚伴葡萄糖代谢增高，胃窦幽门前区局部葡萄糖代谢轻度增高，左肾上腺结节，肝胃韧带、大网膜及腹膜后多发淋巴结肿大伴葡萄糖代谢增高，考虑淋巴瘤多发病灶（图A）；胃窦前壁局部增厚，黏膜面凹陷呈腔内龛影，大小2.2cm×0.9cm，SUV最大值约4.6（箭头），胃窦幽门前区局部黏膜欠规整，SUV最大值约2.6（十字）（图B）；左肾上腺局部结节，大小约1.0cm×0.9cm，SUV最大值约3.9（图C）。肝胃间隙见肿大淋巴结，大小约2.7cm×1.7cm，SUV最大值约9.4（图D）。

的灵敏度及特异度为 95% 和 40%，而判定分期的灵敏度与特异度则分别为 98% 和 99%。一项关于增强 CT 与 ^{18}F-FDG PET/CT 的对比研究发现增强 CT 和 ^{18}F-FDG PET/CT 对结外病灶的检出率分别为 61% 和 94%，其中对上消化道病灶检出率分别为 76% 和 92%。此外，另有研究表明，传统分期检查法，如体格检查、增强 CT 扫描、原发部位活检、骨髓穿刺等对 T 细胞淋巴瘤患者最终分期的准确率约为 75%，而 ^{18}F-FDG PET/CT 的准确性可达 90% 以上。

对于国内最常见的 ENKL，全面的影像学检查是其临床疾病分期的关键。一项汇总了 52 位初诊 ENKL 患者的回顾性研究分别用 PET/CT 扫描和传统分期方法对 ENKL 进行分期，结果表明 PET/CT 仅出现 2 例分期错误，而传统分期方法则出现 13 例分期错误。此外，PET/CT 在 ENKL 的结外病灶检出方面的优势更为明显，据 Fujiwara 等研究表明，PET/CT 和传统分期方法对结内病灶的检出率分别为 100% 和 93%，而对结外病灶的检出率则分别为 94% 和 61%。特别是对于 ENKL 皮肤病灶的检出，常规影像学方法极难发现皮肤浸润病灶，而 PET/CT 的灵敏度则较高。

MF/SS 以 TNM 分期系统作为患者分期和分类的标准，根据此分期系统再进行临床分期，以区分血液受侵的程度。对于除 T1 和局限性 T2 以外的其他 MF/SS 患者，已有研究表明 ^{18}F-FDG PET/CT 检出病灶的敏感性、特异性均明显好于 CT 和简单的淋巴结触诊，尤其是在受侵淋巴结的检测方面。近期一项研究对 13 例有继发淋巴结受累风险的 MF/SS 患者进行前瞻性队列分析，患者临床评估后进行 ^{18}F-FDG PET/CT 显像及淋巴结切除活检。依据淋巴结大小的标准，CT 仅找到 5 例患者有肿大淋巴结，而基于淋巴结活性的改变，PET 找到 13 例患者有代谢活性增高的淋巴结。由此可见，^{18}F-FDG PET/CT 较常规检查方法可以更准确地检出 MF/SS 全身的病灶，辅助临床进行更准确的分期。

骨髓浸润与否对 T/NK 细胞淋巴瘤患者的分期及预后都十分重要。已有研究表明，对于霍奇金淋巴瘤和弥漫性大 B 细胞淋巴瘤患者，^{18}F-FDG PET/CT 对骨髓浸润的检出率近似或优于骨髓活检，因此，^{18}F-FDG PET/CT 骨髓阳性者可避免行侵入性骨髓穿刺。然而对于 T/NK 细胞淋巴瘤患者，近期研究表明经活检证实有骨髓浸润的淋巴瘤患者中仅 20% 的患者表现为 PET/CT 阳性，因此 ^{18}F-FDG PET/CT 不能取代骨髓活检判断成熟 T/NK 细胞淋巴瘤患者有无骨髓浸润。不过另有研究表明 ^{18}F-FDG PET/CT 或许可以检出 ENKL 骨髓活检漏诊的真阳性病例。一项关于骨髓活检与 ^{18}F-FDG PET/CT 在 ENKL 中的应用对比研究发现，55 例治疗前行 PET/CT 检查的 ENKL 患者 12 例表现为骨髓浸润阳性，而骨髓活检仅 5 例患者表现为阳性。研究人员对患者进行了为期 16 个月的随访，结果表明 PET/CT 阳性与阴性的患者的 2 年总体生存率与无进展生存率具有显著统计学差异。因此，关于 ^{18}F-FDG PET/CT 在成熟 T/NK 细胞淋巴瘤骨髓浸润方面的应用尚需要进一步研究以确定其价值。

治疗后对患者病灶的全面再分期可及时反映患者病情的变化，再分期下调提示病情得到不同程度的缓解，再分期上调则提示病情恶化，再分期未改变者可结合全身显像结果综合判定病情的变化。程娟等的一项 34 例 T 细胞淋巴瘤的回顾性分析研究中,11 例为 NK/T 细胞淋巴瘤,4 例为间变大细胞淋巴瘤,17 例为 PT 细胞淋巴瘤-NOS,2 例为前 T 淋巴母细胞性淋巴瘤。34 例患者治疗前分期Ⅰ~Ⅱ期 20 例,Ⅲ~Ⅳ期 14 例。治疗后根据 ^{18}F-FDG PET/CT 显像结果再次分期,20 例治疗前分期Ⅰ~Ⅱ期患者中 6 例分期上调,9 例分期下调,5 例分期未改变;14 例治疗前分期Ⅲ~Ⅳ期患者中 3 例分期上调,4 例分期下调,7 例分期未改变。34 例患者治疗后接受 PET/CT 检查的时间不尽相同,如化疗 1 或 3 个疗程后,手术或放疗后进行了 PET/CT 检查。其中有 25 例经至少 6 个疗程化疗后接受 PET/CT 检查,对其结果进行分析,疗效较佳组(CR 或 PR)的 SUV 值(4.3±3.1)明显小于疗效不佳组(SD 或 PD)的 SUV 值(11.2±6.1),差异具有统计学意义。而随访发现疗效较佳组的 3 年与 5 年生存率均为 93%,而疗效不佳组的 3 年与 5 年生存率均为 35%。由此可见,[18]F-FDG PET/CT 在成熟 T/NK 细胞淋巴瘤治疗后再分期方面也有一定的临床价值,但目前的研究例数较少,尚需进一步研究证实。

三、影像学在 T/NK 细胞淋巴瘤疗效评估中的应用

临床上化疗中期对成熟 T/NK 细胞淋巴瘤患者进行疗效评估,可以及时调整下一步治疗方案,实现个性化治疗,减轻化疗带来的毒副作用,获得最佳治疗效果。PET/CT 未出现之前,对恶性淋巴瘤的疗效评估主要依靠增强 CT,通过肿瘤的数目和体积变化参考实体瘤疗效评价标准(Response Evaluation Criteria In Solid Tumors,RECIST)进行疗效评价。2007 年国际淋巴瘤协调项目工作组(International Harmonization Project,IHP)增加了 PET 评价标准,并将之纳入了美国国立综合癌症网络(National Comprehensive Cancer Network,NCCN)(2007)指南。该评定将淋巴瘤患者对治疗的反应分为四种,即完全缓解(complete remission,CR)、部分缓解(partial response,PR)、疾病稳定状态(stable disease,SD)和疾病复发或进展(progressive disease,PD)。2009 年五分量表(five-point scale,5-PS)评分法作为淋巴瘤的疗效评估标准首次在法国 Deauville 提出(表 3-5)。其中 4 分和 5 分中的中度浓聚是指病灶的 SUVmax> 正常肝脏的 SUVmax,显著浓聚是指病灶的 SUVmax> 正常肝脏SUVmax 的 2~3 倍。2014 年发表的恶性淋巴瘤成像工作小组国际会议的共识中推荐 1 分和 2 分表示完全代谢反应(complete metabolic response,CMR)(图 3-5)。对于接受标准治疗的患者,3 分也有可能代表 CMR,但是需谨慎判断,以免出现治疗不足。如果淋巴瘤患者治疗后病变部位的 ^{18}F-FDG 摄取增加并评分为 5 分,或病变部位经治疗后摄取没有减少评分为 5 分,以及新发的符合淋巴瘤诊断的亲 ^{18}F-FDG 病灶,这些均代表治疗失败和/或病情进展。

除了 5-PS 法,为了更准确地评估淋巴瘤患者的疗效,部分研究者还探索了一些定量评价方法,如通过治疗前后病灶的 SUVmax 的变化(ΔSUVmax)来衡量淋巴瘤患者的治疗反应程度。已有研究证实治疗前后 SUVmax 的变化值可以用于评估淋巴瘤患者的治疗反

表 3-5　Deauville 评分标准

评分	PET/CT 扫描结果判断标准
1	病灶代谢的摄取值不超过背景显像
2	病灶代谢的摄取值≤纵隔血池影
3	纵隔血池影<病灶代谢的摄取值≤肝血池影
4	任何病灶部位的摄取值相对于肝血池影有中度浓聚
5	任何病灶部位的摄取值相对于肝血池影有显著浓聚
X	新部位有摄取,但与淋巴瘤无关

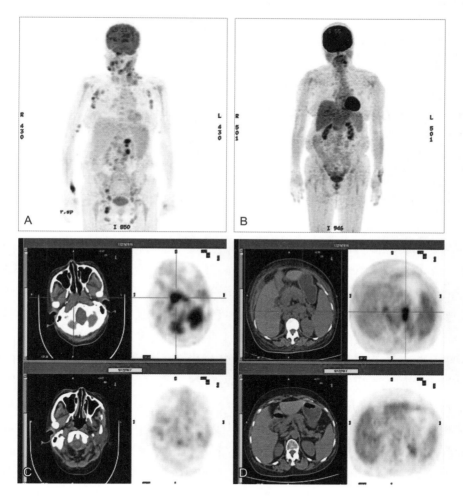

图 3-5　PET/CT 在 T/NK 细胞淋巴瘤疗效评估中的应用

患者女性,63 岁,浅表淋巴结无痛性进行性肿大 1 个月余,穿刺病理:(左颈部淋巴结)外周 T 细胞淋巴瘤,考虑为血管免疫母细胞 T 细胞淋巴瘤。2016-12-29 行 PET/CT 检查示鼻咽部黏膜增厚,双颈部、锁骨上、腋窝、肘上、纵隔、腹腔、腹膜后、盆腔及双腹股沟多发淋巴结肿大,脾脏稍增大,葡萄糖代谢均增高,考虑淋巴瘤多发病灶(图 A)。后行 8 程化疗。2017-09-12 行 PET/CT 示全身未见明显淋巴瘤病灶;与 2016-12-29PET/CT 比较,原所见淋巴瘤病灶基本消失,治疗有效,Deauville 评分 1 分(图 B)。原鼻咽部病灶恢复正常(图 C);原左肾上腺区病灶消失(图 D)。

应,但其实施起来较为困难,如必须保持治疗前后 ^{18}F-FDG PET 扫描条件的一致性,仪器的校准和质量控制,同时还需要结合临床信息排除其他变量。因此,目前临床仍推荐 5-PS 定性分析法作为淋巴瘤疗效评估的标准。

^{18}F-FDG PET/CT 显像在霍奇金淋巴瘤和常见的侵袭性淋巴瘤的疗效评估的应用已被广泛认可,但是关于 ^{18}F-FDG PET-CT 在成熟 T/NK 细胞淋巴瘤的疗效评估方面的研究较少。已有研究证实,在 T 细胞淋巴瘤治疗早期进行 ^{18}F-FDG PET/CT 检查,不仅能显示病灶形态和累及范围的变化,而且能灵敏地检测出病灶代谢改变,提高治疗后淋巴瘤病灶的诊断和鉴别能力。Harwitz 等在复发/难治皮肤 T 细胞淋巴瘤患者中对比了传统影像及 ^{18}F-FDG PET/CT 疗效评估的价值,结果显示,^{18}F-FDG PET/CT 较传统影像能更早期检测出治疗效果不佳的患者,有效监测疾病进展。但由于研究例数较少,^{18}F-FDG PET/CT 在这方面的临床价值尚需进一步研究证实。

四、影像学在 T/NK 细胞淋巴瘤预后中的应用

治疗中期及治疗后 ^{18}F-FDG PET/CT 已被推荐用于霍奇金淋巴瘤及弥漫大 B 细胞淋巴瘤等的预后评估,但是对于 T/NK 细胞淋巴瘤患者,^{18}F-FDG PET/CT 的预后评估价值目前仍存在争议。较早的研究提示治疗中期及治疗后 ^{18}F-FDG PET/CT 阴性的 T 细胞淋巴瘤患者的长期生存率并不优于阳性组,因此不推荐 ^{18}F-FDG PET/CT 用于 T 细胞淋巴瘤的预后评估。然而近期一项前瞻性研究表明,治疗中期 ^{18}F-FDG PET/CT 不仅能够有效地评估 T 细胞淋巴瘤的治疗效果,还可以准确地判断患者的预后。该项研究中 ^{18}F-FDG PET/CT 对 T 细胞淋巴瘤患者的 2 年无进展生存期(progression-free survival,PFS)和总生存期(overall survival,OS)预测的灵敏度、特异度、阳性预测值、阴性预测值和准确性分别为 63%、94%、83%、83%、83%。治疗中期 ^{18}F-FDG PET/CT 阴性的 T 细胞淋巴瘤患者的 2 年 PFS 及 OS(62%,81%)明显优于阳性组(17%,17%)。多因素分析结果显示 ^{18}F-FDG PET/CT 为独立预后因子,且预测能力优于国际预后指数(international prognostic index,IPI)。另有研究表明一线化疗方案 3 周期后行 ^{18}F-FDG PET/CT 检查,阴性组患者的 PFS 与 OS(73%,79%)明显高于阳性组(17%,21%)。此外,Jiang 等就 5-PS 法、IHP 标准及 ΔSUVmax 三种评估方法对 ENKL 患者的预后价值进行了前瞻性研究,该研究纳入了 60 例未经治疗的 ENKL 患者,初始治疗前均行 ^{18}F-FDG PET/CT 检查,治疗中使用 5-PS 法、IHP 标准及 ΔSUVmax 评估治疗效果,比较三种标准对 PFS 及 OS 的预测能力。结果表明 5-PS 法能够对 ENKL 患者的不良治疗效果做出预测,而 IHP 标准及 ΔSUVmax 的预测价值则较为有限。

此外,部分研究者发现治疗前 ^{18}F-FDG PET/CT 扫描中的 SUVmax 值可以作为 ENKL 患者预后的参考指标。治疗前肿瘤组织 ^{18}F-FDG 摄取越多,SUVmax 越高,通常代表肿瘤的恶性程度较高,患者越容易出现肿瘤局部浸润以及初始治疗失败等状况,反之亦然(图 3-6)。但这一观点尚需大量临床研究进一步证实。

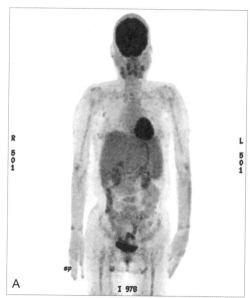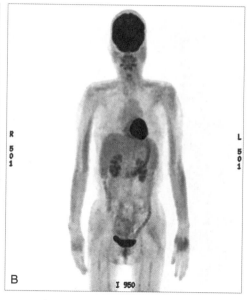

图 3-6 PET/CT 在 T/NK 细胞淋巴瘤预后中的应用

患者女性,48 岁。近两个月来出现鼻涕带血,2013-10-17 鼻咽活检示:NK/T 细胞淋巴瘤。2013-11-27 PET/CT 示双侧鼻腔前份黏膜及鼻咽部黏膜葡萄糖代谢轻度增高,双颈部、双腋窝、双髂血管旁、双腹股沟多发淋巴结及左臀部皮下小结节伴葡萄糖代谢轻度增高,SUVmax4.7,前述病灶均考虑淋巴瘤病灶。2015-04-01 PET/CT 检查示 NHL 化疗后,全身未见明显淋巴瘤病灶。

五、影像学在 T/NK 细胞淋巴瘤移植前后评效中的应用

自体或异体造血干细胞移植是淋巴瘤比较常见也相对有效的治疗方法。研究表明对于首次化疗获得完全缓解的 T/NK 细胞淋巴瘤患者,行自体或异体造血干细胞移植可有效提高其无病生存率。而对于复发难治性成熟 T/NK 细胞淋巴瘤,大剂量化疗联合自体造血干细胞移植也可改善患者的生存率。行自体或异体造血干细胞移植前均需对患者的病情进行准确的评估以提高移植的成功率。已有研究表明成熟 T/NK 细胞淋巴瘤患者移植前 PET 阴性者的移植治疗成功率明显高于 PET 阳性者,因此 ^{18}F-FDG PET/CT 显像结果可以作为 T/NK 细胞淋巴瘤患者造血干细胞移植的一项重要的筛选指标(图 3-7)。此外,[18]F-FDG PET/CT 被证实还可用于成熟 T/NK 细胞淋巴瘤自体或异体造血干细胞移植后的疗效评估及预后判断。Sohn 等比较了增强 CT 和 ^{18}F-FDG PET/CT 对 T 细胞淋巴瘤患者干细胞移植后评效的价值,结果表明,两种检查方法的一致性为 73%,在检查结果不一致的患者中,[18]F-FDG PET/CT 优化了 50% 的 T 细胞淋巴瘤患者的移植后评效结果。Ulaner 等研究显示,异体造血干细胞移植后 T 细胞淋巴瘤 PET 阴性组和阳性组的 2 年 PFS 分别为 68% 和 35%,说明移植后 ^{18}F-FDG PET/CT 对判断 T 细胞淋巴瘤患者的移植疗效及预后有一定价值。此外,对大剂量化疗联合自体干细胞移植后的 T 细胞淋巴瘤患者,[18]F-FDG PET/CT 显像阳性多预示疾病复发或进展。

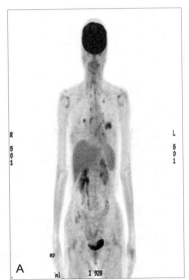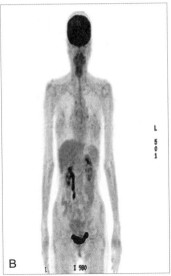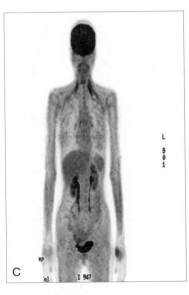

图 3-7　PET/CT 在 T/NK 细胞淋巴瘤移植前后评效中的应用

患者女性,46 岁,2014-09-01 行左鼻腔肿块切除术,术后病理示:(鼻咽部)T 细胞淋巴瘤,倾向 NK/T 细胞淋巴瘤,鼻型。2015 年 10 月出现肺部真菌感染,拟行异体造血干细胞移植。2016-02-03 移植前 PET/CT 示:①鼻咽部黏膜稍增厚,左耳后皮肤稍增厚,为治疗后改变。②双肺多发肿块、结节及小斑片影伴葡萄糖代谢增高,纵隔多发淋巴结葡萄糖代谢轻度增高,均考虑感染性病变(图 A)。2016-02-19 行异基因干细胞移植。2016-5-30 复查 PET/CT 示:鼻咽部黏膜稍增厚,左侧咽隐窝黏膜葡萄糖代谢略增高,考虑炎症可能,疗效评价为 CR,Deauville 评分为 1 分。2016-12-06 再次复查 PET/CT 示鼻咽部黏膜葡萄糖代谢,考虑炎症可能,建议随访(图 C)。

六、结论与展望

T/NK 细胞淋巴瘤的发病率较低,病理类型复杂,目前相关的临床研究远少于发病率更高的弥漫大 B 细胞淋巴瘤、霍奇金淋巴瘤等。影像学检查尤其是 ^{18}F-FDG PET/CT 不仅可以协助选取活检最佳部位,提高诊断的准确性,还可用于 T 细胞淋巴瘤的分期及再分期、疗效评估、预后及移植前后评效等方面。但是由于目前临床研究的病例数较少,其具体的应用范围尚未达成共识。鉴于我国属于 T 细胞淋巴瘤发病率较高的国家,临床应尽快开展前瞻性、大样本、多中心的研究以明确和促进影像学检查在 T 细胞淋巴瘤中的应用,进而优化 T 细胞淋巴瘤的诊断与治疗。

(孙　娜　赵晋华)

第六节　各诊断方法在 T/NK 细胞淋巴瘤中的应用

一、外周 T 细胞淋巴瘤-非特指型（PTCL-NOS）

PTCL-NOS 属于一种排除性诊断,无法归入 WHO 分类中任何一种特殊类型的成熟 T 细胞淋巴瘤,淋巴结内、外均可发生。肿瘤细胞形态多变,可为多形性或单形性,多伴有反应性炎性细胞尤其是嗜酸性粒细胞的背景。两种少见的形态学变异型包括:淋巴上皮样变异型（Lennert 淋巴瘤）和原发性 EBV 阳性结内 T/NK 细胞淋巴瘤。前者主要由小的肿瘤细胞（CD8⁺）伴大量反应性上皮样组织细胞所组成,病变多局限于结内,预后相对较好;而后者的肿瘤细胞呈单形性,缺乏血管侵犯及坏死,大多数肿瘤细胞 EBV 阳性,原发于结内,常发生于老年人或免疫缺陷患者中,预后较差。

肿瘤细胞通常 CD2、CD3、CD5、CD7 表达减弱或缺失,以 CD5 和 CD7 表达下调最常见;CD4、CD8 可双阳、双阴或单阳,以 CD4 阳性多见;CD52 常阴性;15%~30% 的病例可表达一种或多种细胞毒性分子（TIA1、颗粒酶 B、穿孔素）,称为细胞毒性 PTCL,较非细胞毒性 PTCL 预后差、总体生存期短。

约 90% 的 PTCL-NOS 具有细胞遗传学异常,多为复杂核型,但都不具有特异性。比较常见的易位是 t（7;14）、t（11;14）、inv（14）和 t（14;14）,累及 14q11、7q34-35 和 7p15 上的 *TCR* 基因。aCGH 发现许多患者出现 7q、8q、17q 和 22q 染色体扩增,以及 4q、5q、6q、9p、10q、12q 和 13q 染色体缺失,其中 5q、10q、12q 缺失往往预后良好。

多数 PTCL-NOS 的 *TCR* 基因重排阳性。此外,根据 *GATA3*、*TBX21*、细胞毒基因表达,可将 PTCL-NOS 分为 3 种亚型,它们具有不同的临床表现和治疗反应。其中,*GATA3* 亚型具有较高的 Th2 水平,预后不良。PTCL-NOS 患者中可检测到多种基因融合及基因异常表达:*VAV1* 发生融合的频率约为 10%,*ITK-SYK* 融合基因阳性率约为 17%,也可见到 *CTLA4-CD28* 融合基因以及 *CDKN2A/B* 缺失和 *CDKN2A/B* 表达降低等。目前关于 PTCL-NOS 基因突变的研究主要涉及表观遗传学（*KMT2D*、*TET2*、*KDM6A*、*ARID1B*、*DNMT3A*、*CREBBP* 等）、信号通路（*TNFAIP3*、*APC*、*CHD8*、*ZAP70*、*NF1*、*TNFRSF14*、*TRAF3* 等）、肿瘤抑制因子（*TP53*、*FOXO1*、*BCORL1*、*ATM* 等）。

二、结外 NK/T 细胞淋巴瘤,鼻型

该淋巴瘤绝大多数来源于 NK 细胞,少数来源于细胞毒性 T 细胞。上呼吸道（鼻腔、鼻咽部、鼻窦旁和腭部）最常见,其他部位包括消化道、皮肤、睾丸等也可见,部分病例伴发噬血细胞综合征。典型的病理特征包括肿瘤细胞浸润破坏血管、大量坏死组织、表达细胞毒性分子、EBV 阳性。

典型的免疫表型为 CD2⁺CD56⁺mCD3⁻cCD3⁺,细胞毒性分子阳性;CD43、CD45RO、HLA-DR、CD25、FAS(CD95)、FAS ligand 通常阳性;其他 T/NK 相关抗原通常阴性,如 CD4、CD5、CD8、CD16、CD57、TCRαβ、TCRγδ;约 30% 病例表达 CD30,偶有 CD7 阳性的病例。EBV⁺是诊断的必要条件之一,若 CD3ε⁺CD56⁻,同时细胞毒分子和 EBV 阳性,诊断仍然成立;若 CD3ε⁺CD56⁻,但不表达细胞毒分子和 EBV,则诊断为 PTCL-NOS。对于 EBV 阴性的病例,诊断鼻型的结外 NK/T 细胞淋巴瘤需持谨慎态度。

目前已报道多种细胞遗传学异常,但均不具有特异性,其中最常见染色体 6q 缺失。aCGH 常见的异常包括:2q 的扩增、1p36.23-p36.33、6p16.1-q27、4q12、5q34-q35.3、7q21.3-q22.1、11q22.3-q23.3 和 15q11.2-q14 等丢失。

除非是 T 细胞表型,否则 TCR 基因重排是非克隆性的。常见的基因突变主要涉及 DDX3X、信号通路基因(如 STAT3、STAT5B、JAK3、KIT、CTNNB1、RAS)、表观遗传修饰基因(如 KMT2D、ARID1A、EP300、ASXL3)、抑癌基因(如 TP53、MGA、PRDM1、ATG5、AIM1、FOXO3、HACE1)、细胞周期调节基因(如 CDKN2A、CDKN2B、CDKN1A)等。与 EBV 感染相关,研究显示外周血 EBV DNA 水平与肿瘤负荷呈正相关,且 EBV-DNA 阳性患者的总生存率显著缩短。

三、血管免疫母细胞 T 细胞淋巴瘤(AITL)

AITL 来源于滤泡辅助 T 细胞,好发于淋巴结。病理形态特点包括:低倍镜下的结构呈现扩张的不规则滤泡树突细胞(FDC)网和分枝状高内皮静脉增生;高倍镜下经常可见大量炎性细胞尤其是嗜酸性粒细胞,肿瘤细胞胞质丰富透明似单核细胞样;EBV 阳性的大 B 细胞增生;多克隆浆细胞增生,部分病例伴单克隆的浆细胞或者 B 细胞增生;开放或扩张的边缘窦。

CD21、CD23、CD35 染色显示不规则的 FDC 网。肿瘤细胞表达 CD3、CD2、CD5,至少表达 2 种以上生发中心辅助 T 细胞标记 CD10、BCL6、CXCL13、PD1、ICOS、CCR5,绝大多数病例的肿瘤细胞表达 CD4,常混有多量 CD8⁺ 的反应性 T 细胞。流式检测中肿瘤细胞的 mCD3 可出现减弱或缺失。50%~97% 的病例伴 EBV 阳性的大 B 细胞,有的病例可呈 RS 细胞样,不要误诊为混合型的霍奇金淋巴瘤或者大 B 细胞淋巴瘤。与 PTCL-NOS 的区别在于,AITL 具有显著扩张的 FDC 网并表达生发中心辅助 T 细胞标记,其形态学和免疫表型见图 3-8、图 3-9。

AITL 无特异性细胞遗传学异常,最常见 3 号染色体三体、5 号染色体三体或一条额外的 X 染色体。aCGH 显示部分病例发生 22q,19 和 11q13 的获得和 13q 的丢失。75%~90% 的 AITL 患者发生 TCR 基因重排;1/3 的患者可同时发生 IG 基因重排,尤其是 EBV 阳性的患者,这是由于在 T 细胞发生淋巴瘤的时候,细胞免疫功能的缺陷使得 EBV 驱动的 B 细胞增殖失控,从而产生继发性的 B 细胞克隆,不要误诊为 T/B 复合型的淋巴瘤。AITL 有

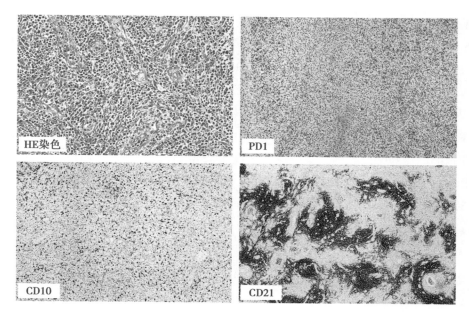

图 3-8　血管免疫母细胞 T 细胞淋巴瘤（HE 染色×200；IHC×100）

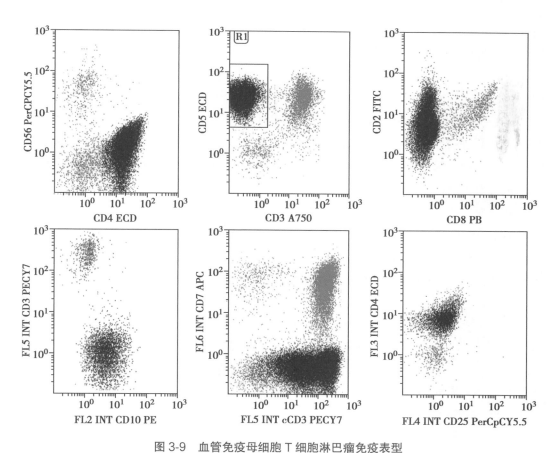

图 3-9　血管免疫母细胞 T 细胞淋巴瘤免疫表型
肿瘤细胞（紫色）表达 CD10、cCD3、CD4 及 CD5，弱表达 CD2，不表达 CD8、mCD3、CD7、CD25 及 CD56。

多种基因表达异常,研究显示 *CARMA1* 和 *MYCBP2* 基因过表达与该疾病不良预后相关。超过 50% 的 AITL 表达 *CTLA4-CD28* 融合基因,极少数患者表达 *ITK-SYK* 融合基因。AITL 常见的突变基因有 *TET2*、*RHOA*、*DNMT3A* 和 *IDH2*。其中 *IDH2* R172 突变在 AITL 中相对特异。*TET2* 和 *DNMT3A* 突变发生在细胞早期,而 *RHOA* 和 *IDH2* 突变发生于肿瘤转化晚期。此外,少数 AITL 患者还可见 TCR 信号通路相关基因 *FYN*、*PLCG1*、*CD28* 突变。

在 2017 版的 WHO 分类中,提到了两类新的 T_{FH}(滤泡辅助 T 细胞)来源的淋巴瘤:滤泡 T 细胞淋巴瘤和结内外周 T 细胞淋巴瘤伴 T_{FH} 表型。这两类淋巴瘤在免疫分型和分子特点上,与 AITL 有大量相似之处;只是在组织结构方面与 AITL 有不同之处;而且部分患者与 AITL 预后相似,因此单独将其分类略显勉强。目前该两类淋巴瘤诊断过少,无论是治疗方案还是预后评估,还有很多未知之处,建议谨慎应用该诊断。

四、间变性大细胞淋巴瘤(ALCL)

ALCL 来源于细胞毒性 T 细胞,包括 ALK⁺ ALCL、ALK⁻ ALCL、乳房植入物相关 ALCL。ALK⁺ ALCL 多见于儿童和年轻人,预后较好;ALK⁻ ALCL 好发于成人(40~60 岁),预后较差。病理形态特点包括:①肿瘤细胞常侵犯淋巴结的淋巴窦和 T 区,呈巢状或成团分布,类似转移癌在淋巴结中的分布;②标志性细胞为"马蹄铁形"或"肾形"细胞;③形态谱系广,包括普通型(60%)、淋巴组织细胞型(10%)、小细胞型(5%~10%)、霍奇金样型(3%)、复合型(多种形态混合,15%)等。

乳房植入物相关 ALCL 最早见于 1997 年报道,组织学上包括原位和浸润两种亚型。多数情况下,肿瘤细胞局限于渗液中,不侵犯纤维囊,称为原位型,单纯的手术能够取得良好的疗效。少数情况下肿瘤细胞侵犯纤维囊和周围组织,形成瘤块,称为浸润型,具有侵袭性的临床病程。

免疫表型特点(图 3-10~图 3-12):CD30 弥漫一致的强阳性(位于细胞膜和高尔基区),是区别于 PTCL-NOS 的重要特点;ALK 阳性(见于 ALK⁺ ALCL),位于胞质和/或胞核;常见一或多个 T 细胞抗原丢失,通常 CD4⁺CD8⁻;可见髓系抗原表达,如 CD13、CD15、CD33;表达细胞毒分子;EMA 和 CD43 多为阳性。ALCL 和 CHL 的免疫表型比较见表 3-6。

表 3-6　ALCL 和 CHL 的免疫表型比较

抗体	ALCL	CHL
CD30	+	+
CD45	+/–	–
CD15	–/+	+/–
PAX5	–	+
Fascin	–	+

抗体	ALCL	CHL
CD43	+（70%）	–
CD3	+（50%）	–
EMA	+/–	–
ALK1	+/–（50%）	–
CD20	–	–/+

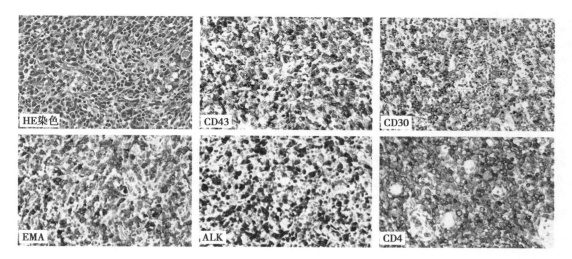

图 3-10　ALK⁺ 间变性大细胞淋巴瘤（×400）

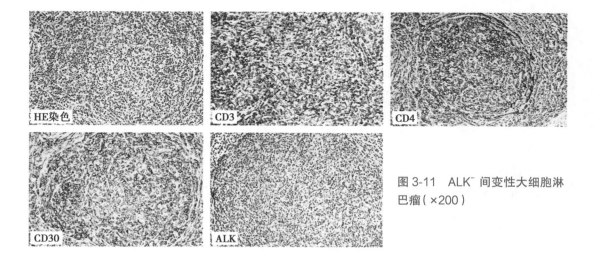

图 3-11　ALK⁻ 间变性大细胞淋巴瘤（×200）

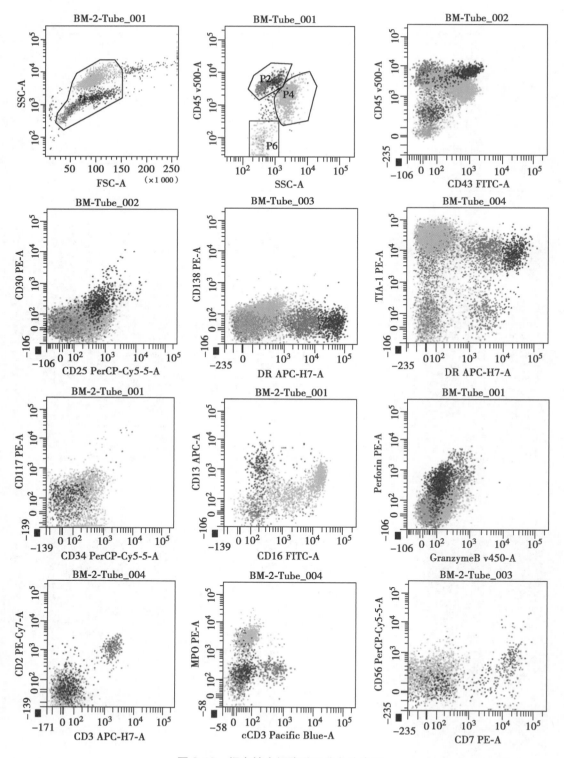

图 3-12　间变性大细胞淋巴瘤免疫表型

肿瘤细胞（紫色）强表达 HLA-DR，表达 CD13、CD43、CD25、CD30、TIA-1 及 Perforin，部分表达 CD7，弱表达 CD4 及 GranzymeB，不表达 CD34、CD117、CD56、MPO、cCD3、mCD3、CD2、CD34 及 CD16，FSC 及 SSC 均偏大。

在少数 CD30⁺ 的淋巴瘤中，肿瘤细胞丢失全部 T 细胞抗原，如果其他表型和形态学特点符合 ALCL，这种表型的肿瘤细胞也归类为间变大细胞型，其 *TCR* 基因重排往往也表现为克隆性改变。

ALK⁺ ALCL 最常见的遗传学改变是 t(2;5)(p23;q35)，累及 2 号染色体的 *ALK* 基因和 5 号染色体的 *NPM1* 基因。此外，*ALK* 基因还可与 1、2、3、17、19、22 号以及 X 染色体上的其他基因发生不同形式的易位。aCGH 分析显示 ALK⁺ ALCL 常携带继发的染色体不平衡性异常，包括染色体 4、11q、13q 丢失和 7、17p、17q 扩增。在 ALK⁻ ALCL 患者中，比较常见的染色体改变包括 6p25 重排（累及 *DUSP22* 和 *IRF2* 基因）和 inv3(q26q28)（涉及 *TP63* 的重排）。

约 90% 的 ALK⁺ ALCL 存在 *TCR* 基因重排。*ALK* 基因可与多种伙伴基因融合表达嵌合体蛋白，导致 *ALK* 表达的上调，其中约 84% 为 *NPM1-ALK* 融合，其他伙伴基因包括 *TPM3*、*ATIC*、*TFG*、*CLTC*、*MSN*、*TPM4*、*MYH9*、*RNF213* 等。研究表明 *BCL6*、*PTPN12*、*SERPINA1*、*CEBPB* 基因在 ALK⁺ ALCL 中过表达最为显著。大部分 ALK⁻ ALCL 可检测到 *TCR* 基因重排。*DUSP22* 和 *TP63* 基因重排在 ALK⁻ ALCL 中的发生率分别为 30% 和 10% 左右，后者的预后相对较差。在主要的信号通路方面，ALK⁻ ALCL 和 ALK⁺ ALCL 中有相同的发现：JAK1/STAT3 通路持续活化。大多数乳房植入物相关 ALCL 存在 *TCR* 基因重排，分子改变方面与前两类淋巴瘤有类似之处：也涉及 JAK1/STAT3 通路的持续活化。

五、胃肠道 T 细胞淋巴瘤

肠道 T 细胞淋巴瘤包括肠病相关 T 细胞淋巴瘤（EATL）、单形性嗜上皮性肠道 T 细胞淋巴瘤（MEITL）、胃肠道惰性 T 淋巴增殖性疾病三类。2017 版 WHO 分类将 EATL 拆分为两个独立亚型，原 I 型 EATL 命名不变，原 II 型 EATL 更名为 MEITL，二者的主要鉴别点见表 3-7。胃肠道惰性 T 淋巴增殖性疾病是一种克隆性 T 淋巴增殖性疾病，可累及全消化道，最常见于小肠和结肠。大体所见为多发黏膜息肉，镜下为形态成熟的小淋巴细胞浸润黏膜固有层，不侵犯上皮。

表 3-7　EATL 和 MEITL 的主要鉴别点

	EATL	MEITL
好发人群	北欧人	亚裔和西班牙裔人群
危险因素	乳糜泻，HLA-DQ2/DQ8	不明确
形态学	多形性	单形性
免疫表型	CD5⁻CD4⁻CD8⁻CD56⁻ TCRαβ⁺	CD5⁻CD4⁻CD8⁺CD56⁺ TCRγδ⁺

EATL 免疫表型为 CD4 和 CD48 双阴，CD3⁺CD5⁻CD7⁺CD103⁺，细胞毒性分子阳性，几乎所有患者均有不同程度的 CD30 表达。MEITL 有其独特的免疫表型，是 γδ 来源的 T 细

胞:表达 CD3 及 CD8,大部分病例表达 CD56,而 CD5 缺失;表达 TIA-1,但是颗粒酶 B 及穿孔素较少表达,约 20% 的病例异常表达 CD20,大部分病例表达巨核细胞相关酪氨酸激酶(MATK),若 >80% 的肿瘤细胞表达 MATK 则可与 EATL 相鉴别。

50%~60% 的肿瘤有 9q31.3-qter 区域的复杂节段性扩增,这种遗传改变在乳糜泻相关性 EATL 和 MEITL 中均有发现,而在其他类型的 PTCL 中非常少见,针对这一区域的探针行 FISH 检测可能有助于确诊。其他重现性染色体扩增包括 1q32(26%)、5q35(21%)、7q22(31%)和 8q24(18%);部分肿瘤存在 16q12 缺失;1q 和 5q 异常在经典 EATL 中更为常见。

几乎所有 EATL 病例均有 *TCR* 基因重排;EATL 与 *HLA-DQA1*0501* 和 *HLA-DQB1*0201* 基因型相关,超过 90% 的 EATL 患者携带 *HLA-DQA1*05* 和 *HLA-DQB1*02* 编码的 HLA-DQ2.5 异二聚体;测序结果显示,EATL 中 *SETD2* 突变频率最高,约 30%;此外还包括 JAK-STAT 信号通路(*STAT5B*、*JAK1*、*JAK3*、*STAT3* 等)、RAS 信号通路(*NRAS*、*KRAS* 等)、*TP53*、*TERT* 等基因突变。超过 90% 的 MEITL 患者可检测到 *TCR* 基因重排;MEITL 中最常见的突变基因是 *SETD2*,突变率可高达 90%;约一半的病例 *STAT5B* 发生突变;少数病例可检测到 *JAK3* 和 *GNAI2* 突变。

六、蕈样肉芽肿(MF)

MF 是最常见的皮肤淋巴瘤,占原发皮肤淋巴瘤的一半,其临床呈惰性病程,经过斑片、斑块到肿块的发展过程。典型特征包括:肿瘤细胞核呈脑回样改变,组织结构表现为淋巴瘤细胞嗜表皮性改变,局部表皮内聚集形成 Pautrier 微脓肿。随病变向瘤块期进展,真皮层浸润病变更为弥漫,并出现一定数量的大细胞,当大细胞超过 25% 时,属于 MF 发生大细胞转化。此外,MF 形态学上还包括三类少见的亚型:嗜滤泡性 MF、Pagetoid 网状细胞增多症、肉芽肿性皮肤松弛。

MF 的典型免疫表型为 CD2$^+$CD3$^+$CD5$^+$CD4$^+$CD8$^-$,CD7 缺失很常见。罕见病例可以 CD8$^+$。在 MF 早期,表型往往与正常 T 细胞完全形同,正常及肿瘤性 T 细胞混合在一起,仅能发现 CD4/CD8 增高,之后需进一步对 CD4 阳性细胞进行 TCRVβ 分析。由于该病的惰性特点,建议通过定期跟踪患者以获得多次活检的方式,以避免假阳性导致的过度治疗。

遗传学检测显示许多患者在进展期时可出现复杂的核型。分子生物学检测表明绝大多数 MF 患者 *TCR* 基因重排阳性,很多发生在早期;突变基因主要涉及 TCR 和 IL-2 信号通路、Th2 细胞分化、TNFRSF 介导的凋亡、表观遗传修饰、细胞周期调控等。

七、Sézary 综合征(SS)

既往认为 SS 是 MF 的白血病期,但已有的蛋白组学和分子遗传学数据显示,这两种病虽然密切相关,但无论是细胞来源、还是分子表型,都更像两种不同的疾病。SS 临床特点包括典型的三联征：红皮病；全身淋巴结病；皮肤、淋巴结和外周血出现 Sézary 细胞。实验室的诊断标准包括：外周血 Sézary 细胞 >1 000/μl；外周血 T 细胞呈克隆性；CD4/CD8 比值升高（>10）或 T 细胞抗原的缺失。

肿瘤细胞 CD2$^+$CD3$^+$CD5$^+$，多数 CD4$^+$，少数病例可见 CD8$^+$（图 3-13）。SS 细胞表达皮肤淋巴瘤相关抗原（CLA）和皮肤归巢受体 CCR4。CD7 和 CD26 缺失是 SS 的特点，大部分病例表达 PD-1。

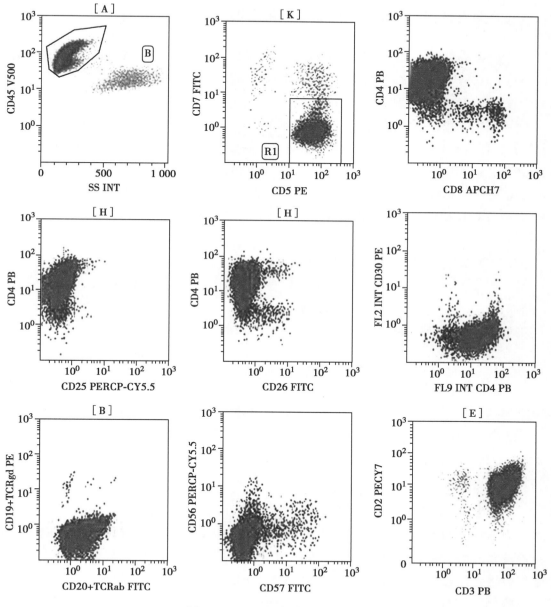

图 3-13　Sézary 综合征免疫表型

肿瘤细胞（紫色）缺失 CD7，表达 CD3、CD5、CD4、TCRa/b 及 CD2，不表达 CD7、CD25、CD26、CD8、CD56、CD57、TCRg/d 及 CD30。

FISH 和 aCGH 技术显示高频率的不平衡易位和相关的染色体缺失,常累及染色体 1p、6q、10q、17p、19,提示高频率的基因组不稳定性。SS 患者通常 *TCR* 基因重排阳性。具有特征性的基因表达谱:*PLS3*、*DNM3*、*TWIST1* 和 *EPH4* 基因过表达,*STAT4* 基因低表达。常见的突变基因涉及 TCR 信号通路(*PLCG1*、*CD28*、*TNFRSF1B* 等)、JAK/STAT 信号通路、表观遗传修饰(*DNMT3A*、*ARID1A* 等)、抑癌基因(*TP53*)和细胞周期调控(*CDKN2A*)等。

八、原发性皮肤 CD30 阳性 T 细胞淋巴增殖性疾病

该类疾病包括三类:淋巴瘤样丘疹病(LyP)、原发性皮肤间变性大细胞淋巴瘤(pcALCL)、交界性病变。三者属于一个连续的疾病谱系,具有相似的组织学特征,免疫表型存在一定程度的交叉重叠。

(一)淋巴瘤样丘疹病(LyP)

LyP 是一种慢性、复发性、自愈性的丘疹样皮肤病变,形态多样,与疾病发展阶段相关。组织学主要包括 6 种亚型,鉴别见表 3-8。肿瘤细胞几乎均表达 CD30,偶尔表达 CD56。A、B、C 型均为 CD4$^+$CD8$^-$,D 及 E 型均为 CD4$^-$CD8$^+$,伴 *DUSP22-IRF4* 易位的病例为 CD4$^-$CD8$^+$ 或者 CD4$^-$CD8$^-$。遗传学检测可出现染色体 6p25 重排。

表 3-8 淋巴瘤样丘疹病的几种组织学亚型的比较

	A 型	B 型	C 型	D 型	E 型	伴 *DUSP22-IRF4* 重排
比例	>80%	<5%	<10%	<5%	<5%	<5%
生长模式	真皮内楔形浸润	嗜表皮	真皮内结节或楔形浸润	嗜表皮	血管侵犯	嗜表皮
细胞形态	免疫母或 RS 样	脑回形核	与脑回形核混合	多形性	多形性	脑回形核与免疫母或 RS 样混合
炎细胞	大量	罕见	极少至中等	极少至中等	极少至中等	极少至中等
主要表型	CD4$^+$,CD8$^-$	CD4$^+$,CD8$^-$	CD4$^+$,CD8$^-$	CD4$^-$,CD8$^+$	CD4$^-$,CD8$^+$	CD4$^-$,CD8$^+$ 或 CD4$^-$,CD8$^-$

(二)原发性皮肤间变性大细胞淋巴瘤(pcALCL)

主要由间变性大细胞组成,也可见散在的多形性或免疫母细胞形态的大细胞。临床表现为单发、多灶结节或瘤块,局限于一侧手足或身体其他部位。组织学特征为肿瘤细胞弥漫浸润,通常不嗜表皮,伴 *DUSP22-IRF4* 重排时可见嗜表皮现象,炎症细胞不明显。肿瘤细胞显示活化的 CD4 细胞表型,不同程度丢失 CD2、CD5、CD3,常有细胞毒性分子表达。罕见病例为 CD8$^+$T 细胞表型。大部分肿瘤细胞(大于 75%)表达 CD30,但不表达 ALK、EMA、CD15。

（三）交界性病变

该类病变在病损大小、临床表现、组织学特点上，均处于 LyP 和 pcALCL 之间。组织学上为广泛浸润或成片异型细胞局灶浸润至皮下组织，病变呈 C 型 LyP 和 pcALCL 之间的表现，诊断比较困难。此类疾病大多数 *TCR* 基因重排阳性，部分患者表达 *DUSP22-IRF4* 或 *NPM1-TYK1* 融合基因。pcALCL 患者高表达 CCR10 和 CCR8。

九、原发性皮肤外周 T 细胞淋巴瘤，罕见亚型

（一）原发性皮肤 CD4$^+$ 小/中等大小 T 细胞淋巴增殖性疾病

该病属于惰性肿瘤，2017 版 WHO 将命名由"淋巴瘤"修正为"淋巴增殖性疾病"。多见面部、颈部或躯干上部出现"单一部位"的斑块或结节，与 MF 的多发斑片和斑块有所不同。镜下表现为胞体小至中等大小的淋巴细胞真皮内浸润，可向皮下延伸，嗜表皮现象不明显。肿瘤细胞表达 CD3 及 CD4，不表达 CD8、CD30、CD10。该种疾病的肿瘤细胞除 CD7 外，其他 T 细胞抗原缺失少见，并且不表达细胞毒性分子。不典型 CD4$^+$ 细胞可表达 T_{FH} 细胞相关抗原 PD1、BCL6 及 CXCL13。

（二）原发性皮肤肢端 CD8$^+$T 细胞淋巴瘤

该惰性疾病以侵犯肢端，尤其耳部皮肤为主要表现，只发生于中老年人。镜下可见真皮层内中等大小的肿瘤细胞浸润，无亲表皮性生长，不侵犯皮肤附属器，无血管的浸润、破坏，无组织坏死。肿瘤细胞表达 βF1、CD3、CD8、CD45RA 及细胞毒性分子（TIA1），不表达 CD4 及 CD45RO。大多数病例 CD5 及 CD2 缺失，CD7 的表达变化较大。该疾病几乎均不表达 CD30、CD56、CD57 及 T_{FH} 标记。

（三）原发性皮肤侵袭性嗜表皮性 CD8$^+$ 细胞毒性 T 细胞淋巴瘤

这是一类高度侵袭性的皮肤淋巴瘤，特点为 CD8$^+$ 细胞毒性 T 细胞呈嗜表皮性生长及表皮坏死；临床呈侵袭性病程；预后很差（中位生存期 12 个月）。与其他类型 CD8$^+$T 细胞淋巴瘤的鉴别，主要依据临床表现、生物学行为以及特征性的组织学改变（如显著的嗜表皮现象伴坏死）。皮肤病变以播散性病变为主，可表现为局限性结节、肿块或斑块，也可表现为播散性暴发性丘疹、结节或肿块，病变中心伴有溃疡和坏死。肿瘤细胞可播散至内脏，淋巴结很少累及。

病理组织学特点差别很大，肿瘤细胞胞体可以从小、中等到巨大，核呈多形性或母细胞性。侵犯方式从苔藓样的生长伴显著的派杰样嗜表皮性和表皮下水肿（播散型），到深的、结节型且嗜表皮性不明显的浸润（局限型）。表皮棘层增厚或萎缩，常伴坏死、溃疡和大疱形成。常见皮肤附属器的浸润和破坏，可出现血管中心性或血管浸润。免疫表型为 CD3$^+$CD8$^+$TCRβF1$^+$granzyme$^+$perforin$^+$TIA-1$^+$，CD4$^-$CD2$^-$CD5$^-$CD30$^-$EBER$^-$。该淋巴瘤与其他来源于皮肤的 CD8$^+$T 细胞淋巴瘤的组织病理及免疫表型较难区分，鉴别必须结合临床信息。

（四）原发性皮肤 γδT 细胞淋巴瘤

这也是一类侵袭性的皮肤淋巴瘤，肿瘤细胞来源于成熟、活化的细胞毒性 γδT 细胞，表现为全身皮肤病变，多累及肢端皮肤，易发生嗜血细胞综合征，预后差。包括三种主要组织学模式：嗜表皮性、累及真皮、累及皮下。镜下可见肿瘤细胞环绕脂肪细胞浸润，常伴真皮和/或表皮累及。坏死和凋亡常见，常伴血管浸润。肿瘤细胞表达 TCRγδ、CD3 及 CD2；不表达 CD5，βF1 阴性；CD7 阳或阴性；CD56 阳性伴细胞毒蛋白强表达。多数病例不表达 CD4 及 CD8，少数病例可表达 CD8。有报道中称少数病例可联合表达 TCRγδ 和 βF1。

TCR 基因重排通常阳性，其中 *TCRγ* 和 *TCRδ* 基因发生重排，*TCRβ* 基因重排或缺失，但不表达；分子生物学的改变可见 *STAT5B* 突变。

十、皮下脂膜炎样 T 细胞淋巴瘤（SPTCL）

SPTCL 是一种细胞毒性 T 细胞淋巴瘤，主要累及皮下脂肪组织，与小叶脂膜炎相似，核碎片及脂肪坏死明显，肿瘤细胞围绕脂肪细胞浸润是一常见、但不特异的形态学特点。常出现较多含胞质空泡的泡沫组织细胞，尤其在脂肪浸润和破坏的区域。缺乏浆细胞及反应性淋巴滤泡，与狼疮性脂膜炎及其他小叶脂膜炎不同。

肿瘤细胞具有成熟的 αβT 细胞表型，通常 CD8 阳性，细胞毒性颗粒阳性，CD56 阴性。SPTCL 通常 *TCR* 基因重排阳性。目前尚未发现特异性的突变基因。

十一、肝脾 T 细胞淋巴瘤（HSTL）

HSTL 来源于细胞毒性 T 细胞（通常为 γδT 细胞），病理特点为肿瘤细胞在肝、脾、骨髓的窦内浸润（图 3-14）。形态学上，肿瘤细胞中等大小，胞质淡染，染色质疏松、细致，核仁不明显，窦内浸润的细胞不易被识别，需借助免疫组化标记。免疫表型为 CD3$^+$CD56$^+$CD4$^-$CD8$^-$CD5$^-$，少部分患者可以是 CD8$^+$；肿瘤细胞绝大部分为 γδ 型 T 细胞，少数表现为 αβ 型；此外，肿瘤细胞还表达部分细胞毒性分子，包括 TIA1 和颗粒酶 M，但颗粒酶 B 和穿孔素多数为阴性；常同时异常表达多个杀伤免疫球蛋白样受体（killer cell immunoglobulin-like receptor，KIR）同型异构体，CD94 阴性或弱表达（图 3-15）。该病侵袭性强，预后不良。

多数病例有等臂染色体 7q 或其他 7 号染色体异常；其他细胞遗传学改变可见 8 号染色体三体和性染色体缺失。γδ 来源的 HSTL 存在 *TCRγ* 和 *TCRδ* 基因重排，少数病例出现 *TCRβ* 基因无效重排。αβ 来源的 HSTL 可存在 *TCRβ* 基因重排。研究发现 αβ 和 γδ 来源的 HSTL 呈现不同的基因表达谱。HSTL 常见的基因突变主要包括 JAK-STAT 信号（*STAT5B*、*STAT3* 等）和染色质修饰基因（*SETD2*、*INO80*、*ARID1B*）等。

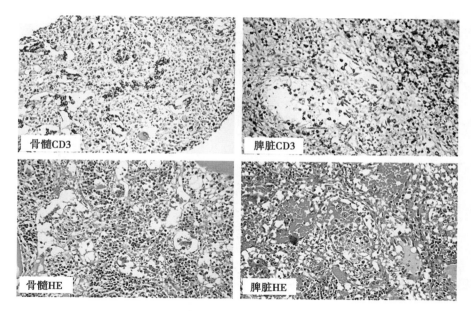

图 3-14　肝脾 T 细胞淋巴瘤 (×200)

骨髓 HE 染色显示肿瘤细胞位于扩张的血窦内, 脾脏 HE 染色显示脾窦扩张, 肿瘤细胞窦内侵犯明显。

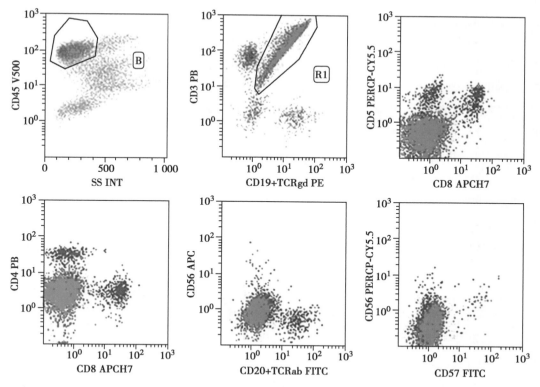

图 3-15　肝脾 T 细胞淋巴瘤免疫表型

肿瘤细胞 (红色) 表达 CD3 及 TCRg/d, 部分表达 CD7 及 CD94, 不表达 TCRa/b、CD4、CD8、CD5、CD2、CD56、CD57、Perforin 及 GranzymeB。

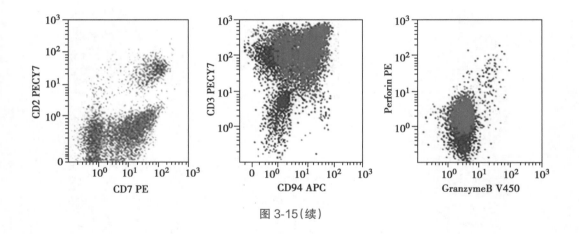

图 3-15（续）

十二、EBV 阳性 T/NK 淋巴增殖性疾病

EBV 相关淋巴增殖性疾病（EBV-LPD）是 EBV 感染导致的血液系统疾病，既可发生于成人，也会发生在儿童，既可以感染 B 细胞（通过 CD21），也可以感染 T 和 NK 细胞（机制目前不清）。这类疾病的具体定义尚有争议，成年人相关的 EBV-LPD 更多体现在各种EBV 阳性的淋巴瘤中；儿童相关的 EBV-LPD 则单独作为一类疾病，划归到成熟 T/NK 细胞淋巴瘤的分类中，包括了从增生性、交界性疾病，到肿瘤性疾病的系列谱系。不考虑急性传染性单核细胞增多症（infectious mononucleosis, IM），WHO 2017 年分类中包括了皮肤型 CAEBV（慢性活动性 EBV 感染）、系统性 CAEBV、淋巴瘤三大类、四种亚型，按照疾病从重到轻的程度依次为：儿童系统性 EBV 阳性 T 细胞淋巴瘤、T 和 NK 细胞相关的系统性CAEBV、种痘水疱样淋巴增殖性疾病、严重蚊虫叮咬引起的变态反应。

（一）儿童系统性 EBV 阳性 T 细胞淋巴瘤

以 EBV 阳性细胞毒性 T 细胞的克隆性增殖为特征，具有暴发性临床过程，通常在几天到几周的时间里，疾病迅速发展到多器官衰竭，几乎总是伴随噬血细胞综合征。包括两种起病方式：原发急性 EBV 感染后发生和 CAEBV 基础上发生。肿瘤细胞通常为小淋巴细胞，无明显异型，少数病例为胞体中等或偏大的多形性淋巴细胞，细胞核形态不规则，易见核分裂。

肿瘤细胞通常 CD3$^+$CD2$^+$CD56$^-$TIA$^+$EBER$^+$。在急性原发性 EBV 感染者中，淋巴瘤细胞通常 CD8$^+$，而继发于 CAEBV 的患者则通常为 CD4$^+$。少数病例同时表达 CD4 和 CD8。*TCR* 基因重排阳性，可检测到野生型 *LMP1* 或缺失 30bp 的 *LMP1*。

（二）系统性 CAEBV

系统性 CAEBV 临床表现与"儿童系统性 EBV 阳性 T 细胞淋巴瘤"类似，以全身症状为主，但相比前者较轻，临床表现严重程度不一，取决于宿主免疫反应及 EBV 病毒负荷，主要表现为发热、肝炎、肝脾及淋巴结肿大。目前诊断标准包括三点：①IM 样临床症状持

续 >3 个月;②外周血 EBV DNA>$10^{2.5}$ 拷贝数/ml;③患者无免疫缺陷、恶性疾病及自身免疫疾病,存在组织形态学改变和 EBV 感染的证据。形态学表现多为非特异性的反应性改变,肝脏为病毒性肝炎形态特征,脾脏显示白髓萎缩和红髓充血,淋巴结形态多样,副皮质区扩大及淋巴滤泡增生均可出现。

根据 EBV 感染细胞不同,可表现不同免疫表型,以 T 细胞和 NK 细胞为主,偶见 B 细胞(2%);感染的 T 细胞通常为 $CD4^+$。染色体异常少见。*TCR* 基因重排显示大部分为单克隆,少数为寡克隆(11%)或多克隆(5%)。该病预后差异较大,有的进展迅速,也有部分表现为惰性的临床过程;NK 细胞感染的患者 5 年生存率要好于 T 细胞为主的患者。

(三) 种痘水疱病样淋巴增殖性疾病(HVLPD,皮肤型 CAEBV)

儿童期发病的 HVLPD,与昆虫叮咬敏感及光敏感有关。相对于前两种系统性疾病,HVLPD 以皮肤病变为主,多见日光暴露部位,尤其是面部和四肢,包括皮肤水肿、红斑水疱、瘢痕形成;部分严重的患者尤其是疾病晚期,可伴有系统性症状,包括发热、消瘦、肝脾淋巴结大、虫咬后过敏、噬血细胞综合征等。组织学改变包括特征性的表皮内的网状退化及水疱形成,最终导致溃疡;淋巴细胞除侵犯表皮外,也可侵犯真皮浅层、深层或皮下组织;细胞形态温和,可有轻度异型。浸润的淋巴细胞多为细胞毒性 T 细胞表型,多为 $CD8^+$,少数病例 $CD4^+$;另有 1/3 病例为 NK 细胞表型,常表达 CD56;EBER 阳性。

HVLPD 大多数存在 *TCR* 基因重排,但 NK 细胞来源的病例无 *TCR* 基因重排。HVLPD 还有一特点:大部分患者的外周血中可见 γδ 型的单克隆 T 细胞,与皮肤中的 T/NK 细胞不同。

(四) 严重蚊虫叮咬超过敏(皮肤型 CAEBV)

与 HVLPD 类似,严重蚊虫叮咬超过敏(severe mosquito bite allergy,SMBA)也是一种皮肤型的 CAEBV;不同之处在于 EBV 以感染 NK 细胞为主,症状也比 HVLPD 轻。SMBA 主要发生于儿童和青少年,其临床特征是在叮咬处出现水肿型红斑或水疱或血泡,逐渐发展为坏死或溃疡,最终遗留瘢痕;除发热和全身不适,其他全身症状并不多见;患者外周血中 IgE 增高,NK 细胞明显增加,患者发生 NK/T 细胞淋巴瘤或侵袭性 NK 细胞白血病的危险性增加。皮肤活检显示表皮溃疡、坏死形成,真皮及皮下脂肪组织水肿,浸润细胞成分较杂,由小淋巴细胞、不典型大细胞、组织细胞及大量嗜酸性粒细胞组成,可见噬血管现象。免疫表型为 NK 细胞表型。

十三、前 T 细胞白血病(T-PLL)

T-PLL 是一种以侵犯外周血、骨髓、脾脏为主的侵袭性白血病。外周血淋巴细胞通常 >$100×10^9$/L。本病诊断依赖于外周血或骨髓涂片的细胞学:外周血可见大量中等大小的肿瘤细胞,核仁明显,以及胞质的特征性凸出;骨髓活检呈现弥漫性淋巴细胞浸润;脾脏侵犯以红髓为主并伴有白髓萎缩;淋巴结则主要表现为副皮质区的增生(图 3-16)。细胞化学染色常显示局灶酸性磷酸酶活性。免疫表型与正常 T 辅助细胞相同：表达 CD2、CD7 及 mCD3，但 mCD3 可能弱阳性；CD4 和 CD8 双阳是 T-PLL 的独特表型（25%），但大部分患者 CD4$^+$ 为主（60%），少量患者 CD8$^+$；CD52 强阳性表达，可作为治疗靶点（图 3-17）。

最常见的染色体异常是 14 号染色体倒置，见于约 80% 的患者；10% 患者有 i（14；14）（q11；q32）的互交型易位；极少数患者有 t（X；14）（q28；q11）易位。70%~80% 病例有 idic（8p11），t（8；8）（p11-12；q12）和三倍型 8q；12p13 的缺失也是 T-PLL 的一个主要特点。

几乎所有的 T-PLL 都存在 *TCR* 基因重排，20%~30% 有 *IGH* 基因重排。约 50% 的 T-PLL 患者有 *ATM* 突变或缺失。已有的研究表明，T-PLL 的 *TCL1* 过表达和 *MTCP1* 基因重排与 T-PLL 的发病机制密切相关。此外，还有研究发现 T-PLL 中多存在 JAK-STAT 通路相关基因突变，如 *JAK3*、*STAT5B* 和 *JAK1*。少数病例可检测到表观修饰基因 *EZH2* 和 *BCOR* 的突变。

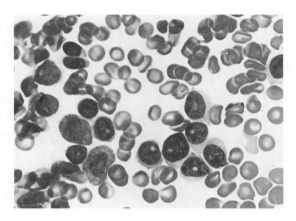

图 3-16　T-PLL 骨髓涂片瑞士吉姆萨染色（×1 000）

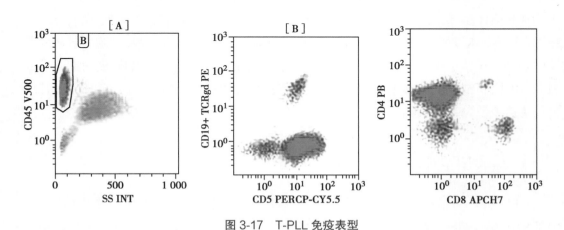

图 3-17　T-PLL 免疫表型

肿瘤细胞(红色)表达 CD4、CD5、CD7、CD52，部分表达 CD57，弱表达 CD2、CD3、TCRa/b，不表达 CD8、TCRg/d、CD25、CD26、TdT、CD99、CD34。

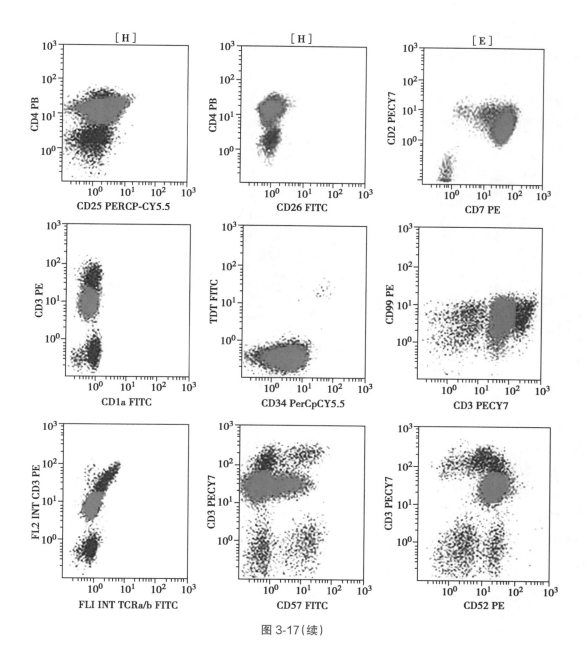

图 3-17（续）

十四、T 细胞大颗粒淋巴细胞白血病（T-LGLL）

T-LGLL 是一种胞质中含有大颗粒的 T 细胞淋巴增殖性疾病,其典型特点包括:好发于老年人,起病隐袭,病程进展缓慢;严重的中性粒细胞减少;常合并自身免疫性疾病;脾大;原因不明的外周血大颗粒淋巴细胞（LGL）持续增多［超过 6 个月,绝对值（2~20）× 10^9/L］;肿瘤细胞的特征性免疫表型为 $CD2^+CD3^+CO8^+CD56^-CD57^+$;*TCR* 基因克隆性重排。

T-LGLL 一般侵犯外周血、骨髓、肝脏、脾脏,很少累及皮肤或淋巴结。外周血或骨髓涂片中的肿瘤细胞具有特征性的形态学特点:胞体较大,胞质丰富,有数量不等的细小或粗大的嗜天青颗粒。外周血大颗粒淋巴细胞常持续增多,骨髓中比例不定,通常比例不足50%并伴有纤维化,部分病例可合并纯红细胞再生障碍性贫血(图 3-18)。骨髓活检显示肿瘤细胞呈间质型或窦内浸润,没有免疫组化的辅助难以识别。

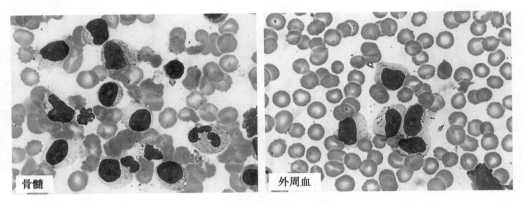

图 3-18　T 大颗粒淋巴细胞白血病瑞士吉姆萨染色(×1 000)

T-LGLL 细胞在功能上和表型与正常细胞毒性 T 细胞相似:表达 CD3、CD2、CD8、细胞毒性分子、αβ 型 T 细胞;常见 CD5 及 CD7 的表达下降或丢失;超过 80% 的病例表达 CD57 和 CD16;50% 或更多病例表达 CD94/NKG2 和 KIR 家族(图 3-19)。罕见病例也可见 CD4 阳性 αβ 型 T 细胞或者 γδ 型 T 细胞;NK 表型的病例偶有报道。不同类型的大颗粒淋巴细胞白血病的免疫表型见表 3-9。

少数病例报道有染色体数量和结构异常。所有 T-LGLL 中均存在 *TCR* 基因重排。1/3 的 T-LGLL 存在 *STAT3* 基因突变,少数病例存在 *STAT5B* 突变,且 *STAT5B* N642H 突变患者具有较强的侵袭性。

表 3-9　不同类型的大颗粒淋巴细胞白血病的免疫表型鉴别

	T-LGLL,惰性	T-LGLL,侵袭性	侵袭性 NK 细胞白血病	慢性 NK 细胞增生症
中位年龄/岁	60	41	39	60.5
男:女	1:1	2:1	1:1	7:1
免疫表型	CD3⁺TCRαβ⁺ CD8⁺CD57⁺CD16⁺	CD3⁺TCRαβ⁺ CD8⁺CD57⁺CD16⁺	CD3⁻CD16⁺CD56⁺	CD3⁻CD16⁺CD56⁺
TCR 克隆性	+	+	−	−
EBV	−	−	+	−
临床表现	1/3 无症状,2/3 血细胞减少、脾大、类风湿关节炎	B 症状,肝脾淋巴结大,血细胞减少	B 症状,肝脾淋巴结大,血细胞减少	60% 无症状;40% 血细胞减少、血管炎、神经病、脾大
预后	好	差	很差	好

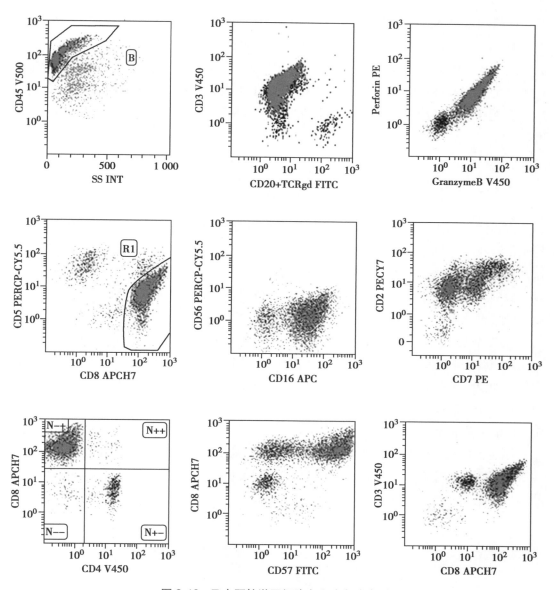

图 3-19　T 大颗粒淋巴细胞白血病免疫表型

肿瘤细胞(红色)强表达 CD45,部分细胞 SSC 明显增大,表达 CD3、CD8、Perforin、GranzymeB 及 CD16,弱表达 CD5 及 CD2,部分表达 CD57 及 CD7,不表达 CD56 及 CD4。

十五、慢性 NK 细胞淋巴增殖性疾病(CLPD-NK)

CLPD-NK 表现为不明原因的外周 NK 细胞持续性增高(通常≥2.0×10⁹/L,>6 个月),临床进展缓慢。外周血中 NK 细胞胞体中等大,核圆形或略不规则,染色质致密,胞质含数量不等、粗细不一的嗜天青颗粒,但也有部分细胞几乎看不到颗粒。骨髓活检显示淋巴细胞呈间质型或窦内浸润。

肿瘤细胞为 NK 细胞表型:mCD3⁻cCD3⁺CD16⁺ 细胞毒性分子 ⁺,弱表达 CD56,CD2、CD7 及 CD57 表达减弱或缺失,CD8 为异常均一表达,也可异常表达 CD5。流式检测可见肿瘤细胞 KIR 限制性表达某一亚型或 KIR 表达完全缺失。其他异常情况包括单一且明亮的 CD94/NKG2A 异源二聚体表达和 CD161 表达减低。无 *IG* 或 *TCR* 基因重排。30% 病例存在 *STAT3* 基因 SH2 结构域的突变,该突变阳性可除外非肿瘤性的 NK 细胞增殖。

十六、侵袭性 NK 细胞白血病

侵袭性 NK 细胞白血病是一种与 EBV 密切相关的、侵袭性、系统性 NK 细胞肿瘤。多见于中青年,常见肝脾淋巴结肿大,血清 LDH 显著升高,常伴噬血现象,疾病呈暴发性发作,中位生存期小于 2 个月。外周血白血病细胞数量不定,少数病例可占白细胞总数的 5% 以下或到 80% 以上。肿瘤细胞形态谱广,从类似于正常 LGL 到形态幼稚、不典型,甚至胞质不见嗜天青颗粒。

肿瘤细胞具有 NK 的表型:表达 CD2、cCD3、CD56,细胞毒性分子阳性,不表达 mCD3。该表型与结外 NK/T 细胞淋巴瘤相同,不同的是侵袭性 NK 细胞白血病常 CD16 阳性。此外,肿瘤细胞可表达 FAS 配体,患者血清中的 FAS 配体水平增高,可表达 CD11b,CD8 表达降低或缺失,CD57 通常阴性,不表达 CD4。图 3-20 和图 3-21 显示异常 NK 细胞及表型。

存在多种克隆性细胞遗传学异常,如 del(6)(q21q25)和 11q 丢失。aCGH 显示侵袭性 NK 细胞白血病和结外 NK/T 细胞淋巴瘤之间的遗传学改变存在明显的差异:7p-、17p- 和 1q+ 常见于前者;6q- 常见于后者,罕见于前者。

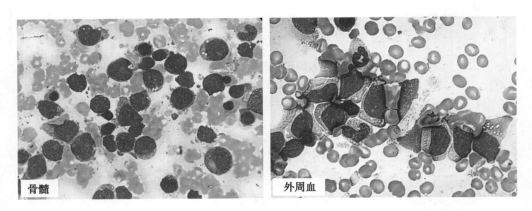

骨髓　外周血

图 3-20　侵袭性 NK 细胞白血病瑞士吉姆萨染色(×1 000)

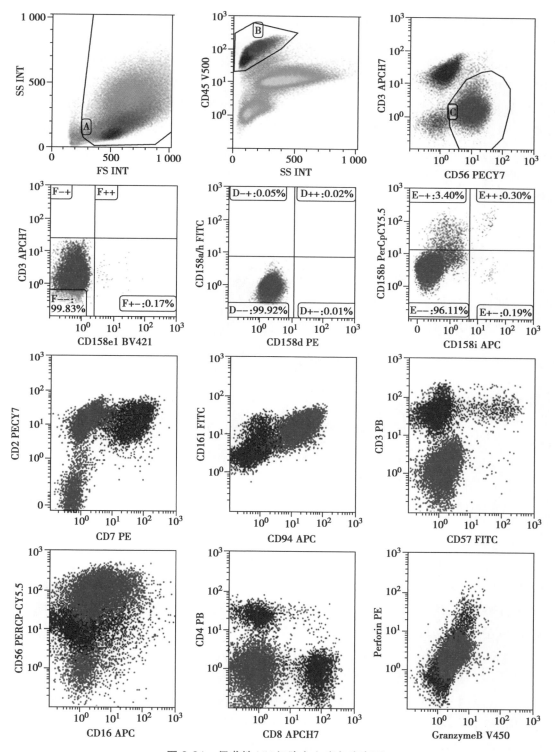

图 3-21　侵袭性 NK 细胞白血病免疫表型

肿瘤细胞（蓝色）CD45 表达略强于成熟淋巴细胞，FSC 及 SSC 均增大，表达 CD94 及 CD161，部分表达 CD56、CD2 及 CD16，CD7 及 CD57 表达缺失，不表达 CD3，弱表达 Perforin 及 GranzymeB。

十七、成人 T 细胞白血病/淋巴瘤（ATLL）

ATLL 是由人类 T 细胞白血病病毒 1（HTLV-1）引起的系统性疾病,表现为广泛的淋巴结和外周血累及,髓外部位以皮肤累及最为常见（>50%）。ATLL 可分为 4 种临床亚型:急性型、淋巴瘤型、慢性型、闷燃型,其中以白血病期为特征的急性型最常见。细胞形态学多变（图 3-22）,包括多形性小、中、大细胞和间变型;典型肿瘤细胞核呈 "花细胞" 样的多叶状;淋巴结弥漫浸润;皮肤病变常见 "Pautrier 微脓肿样" 的表皮浸润,真皮浸润多位于血管周围,可扩散至皮下脂肪。慢性型和闷燃型 ATLL 肿瘤细胞的形态更接近正常淋巴细胞。

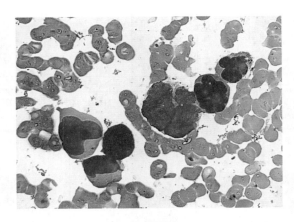

图 3-22　成人 T 细胞白血病/淋巴瘤瑞士吉姆萨染色（×1 000）
骨髓涂片显示胞体大小不一,可见多个核分叶或明显扭曲的异常淋巴细胞。

肿瘤细胞表达 T 细胞相关抗原 CD2、CD3、CD5, 通常 CD7 缺失;多数患者为 CD4$^+$CD8$^-$,少数为 CD4$^-$CD8$^+$ 或 CD4/CD8 双阳;几乎所有患者 CD25 强阳性表达,提示该肿瘤来自 T$_{reg}$ 细胞（图 3-23）。另外,肿瘤细胞常表达化学因子受体 CCR4 和 FOXP3。HTLV-1 感染对 ATLL 的诊断有意义。

最常见的染色体变异涉及 3q、6q、14q 的拷贝数改变以及 inv（14）,临床侵袭性更高的 ATLL 变异型具有更复杂的染色体异常。

TCR 基因呈克隆性重排。*HBZ* 基因是唯一在所有 ATLL 病例中均可检测到持续表达的基因,参与多种信号通路的调节,在肿瘤形成过程中发挥重要作用。ATLL 的基因突变主要涉及 NF-κB、PI3K、T 细胞受体信号通路等,突变率较高的基因包括 *CCR7*、*PCLG1*、*PRKCB*、*VAV1*、*IRF4*、*FYN*、*CARD11*、*STAT3* 等,*GATA3*、*HNRNPA2B1* 和 *FAS* 基因可发生重现性的剪接位点突变。

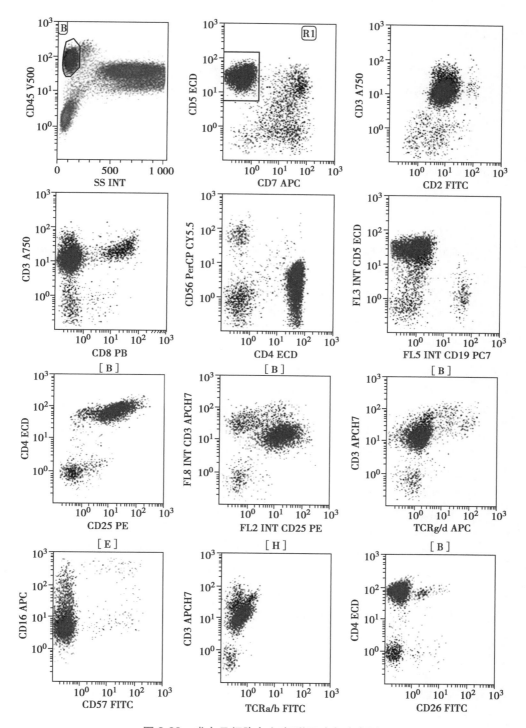

图 3-23　成人 T 细胞白血病/淋巴瘤免疫表型

肿瘤细胞中有一群细胞 CD7 缺失（粉色），强表达 CD25，表达 CD4 及 CD5，弱表达 CD3、CD2 及 TCRa/b，不表达 CD7、CD8、CD56、CD26、CD57 及 TCRg/d，少部分细胞弱表达 CD16。

（孙　琦　刘恩彬　汝　昆）

参考文献

1. 刘艳荣. 实用临床流式细胞术. 血液病篇［M］. 北京：北京大学医学出版社，2010.

2. ARSHAM M S. The AGT Cytogenetics Laboratory Manual. 4th ed［M］. New Jersey：John Wiley & Sons, Inc, 2017.

3. MIKHAIL F M. Section E6.1-6.4 of the ACMG technical standards and guidelines：chromosome studies of neoplastic blood and bone marrow-acquired chromosomal abnormalities［J］. Genet Med, 2016, 18（6）：635-642.

4. COOLEY L D. American College of Medical Genetics and Genomics technical standards and guidelines：microarray analysis for chromosome abnormalities in neoplastic disorders［J］. Genet Med, 2013, 15（6）：484-494.

5. DAS K, TAN P. Molecular cytogenetics：recent developments and applications in cancer［J］. Clin Genet, 2013, 84（4）：315-325.

6. SWERDLOW S H, CAMPO E, PILERI S A, et al. The 2016 revision of the World Health Organization classification of lymphoid neoplasms［J］. Blood, 2016, 127（20）：2375-2390.

7. SCHMITZ N, DE LEVAL L. How I manage peripheral T-cell lymphoma, not otherwise specified and angioimmunoblastic T-cell lymphoma：current practice and a glimpse into the future［J］. Br J Haematol, 2017, 176（6）：851-866.

8. YOO H Y, SUNG M K, LEE S H, et al. A recurrent inactivating mutation in RHOA GTPase in angioimmunoblastic T cell lymphoma［J］. Nat Genet, 2014, 46（4）：371-375.

9. JIANG L, GU Z H, YAN Z X, et al. Exome sequencing identifies somatic mutations of DDX3X in natural killer/T-cell lymphoma［J］. Nat Genet, 2015, 47（9）：1061-1066.

10. KOO G C, TAN S Y, TANG T, et al. Janus kinase 3-activating mutations identified in natural killer/T-cell lymphoma［J］. Cancer Discov, 2012, 2（7）：591-597.

11. KUCUK C, JIANG B, HU X, et al. Activating mutations of STAT5B and STAT3 in lymphomas derived from gammadelta-T or NK cells［J］. Nat Commun, 2015, 6：6025.

12. SUZUKI R, YAMAGUCHI M, IZUTSU K, et al. Prospective measurement of Epstein-Barr virus-DNA in plasma and peripheral blood mononuclear cells of extranodal NK/T-cell lymphoma, nasal type［J］. Blood, 2011, 118（23）：6018-6022.

13. SANDELL R F, BODDICKER R L, FELDMAN A L. Genetic landscape and classification of peripheral T cell lymphomas［J］. Curr Oncol Rep, 2017, 19（4）：28.

14. CAIRNS R A, IQBAL J, LEMONNIER F, et al. IDH2 mutations are frequent in angioimmunoblastic T-cell lymphoma［J］. Blood, 2012, 119（8）：1901-1903.

15. BAILEY N G, ELENITOBA-JOHNSON K S. Molecular diagnostics of T-cell lymphoproliferative disorders［J］. Cancer J, 2014, 20（1）：48-60.

16. PARRILLA CASTELLAR E R, JAFFE E S, SAID J W, et al. ALK-negative anaplastic large cell lymphoma is a genetically heterogeneous disease with widely disparate clinical outcomes［J］. Blood, 2014, 124（9）：1473-1480.

17. IQBAL J, WILCOX R, NAUSHAD H, et al. Genomic signatures in T-cell lymphoma：How can

these improve precision in diagnosis and inform prognosis？［J］Blood Rev,2016,30（2）:
89-100.

18. SAKATA-YANAGIMOTO M,CHIBA S. Molecular pathogenesis of peripheral T cell lymphoma［J］. Curr Hematol Malig Rep,2015,10（4）:429-437.

19. DULMAGE B,GESKIN L,GUITART J,et al. The biomarker landscape in mycosis fungoides and Sézary syndrome［J］. Exp Dermatol,2017,26（8）:668-676.

20. SIDIROPOULOS K G,MARTINEZ-ESCALA M E. Primary cutaneous T-cell lymphomas:a review［J］. J Clin Pathol,2015,68（12）:1003-1010.

21. BAILEY N G,ELENITOBA-JOHNSON K S. Mature T-cell leukemias:Molecular and clinical aspects［J］. Curr Hematol Malig Rep,2015,10（4）:421-428.

22. STORTO G,DI GIOGRIO E,DE RENZO A,et al. Assessment of metabolic activity by PET-CT with F-18-FDG in patients with T-cell lymphoma［J］. Br J Haematol,2010,151:195-197.

23. ALANTERI E,USMANI S,MARAFI F,et al. The role of fluorine-18 fluorodeoxyglucose positron emission tomography in patients with mycosis fungoides［J］. Indian J Nucl Med,2015,30（3）:199-203.

24. FEENEY J,HORWITZ S,GÖNEN M,et al. Characterization of T-cell lymphomas by FDG PET/CT［J］. AJR Am J Roentgenol,2010,195（2）:333-340.

25. 丁重阳,李天女,杨文平,等. 血管免疫母细胞 T 细胞淋巴瘤 ^{18}F-FDG PET/CT 的影像表现及其在临床分期中的价值［J］. 医学影像学杂志,2013,23（12）:1887-1890.

第四章

临床表现、诊断、分期及预后评估

第一节　临床表现

一、全身症状

T/NK 细胞淋巴瘤可有全身症状,包括一般消耗性症状如贫血、消瘦、盗汗、体重减轻及皮疹等。发热常见,可突发高热,热型不规则,亦可低热,持续时间不一,可数日至数月,一般抗感染治疗无效。

二、淋巴结肿大

(一) 浅表淋巴结肿大

是最为常见的首发临床表现,占全部病例的 60%~70%,常呈双侧性或多发性。淋巴结大小不等,常为非对称性进行性增大,质实有弹性,多无压痛。低度恶性淋巴瘤的淋巴结生长缓慢,多为分散、无粘连、易活动的多个淋巴结,有时可几年无变化,以至于不为人们重视。而侵袭性或高度侵袭性淋巴瘤如淋巴母细胞性淋巴瘤,进展迅速,淋巴结往往融合成团,有时与基底部及皮肤粘连,并可能有局部软组织浸润、压迫、水肿的表现。

(二) 深部淋巴结肿大

可因其发生在不同的部位而引起相应的浸润、压迫、梗阻或组织破坏等症状。例如,20% 的患者有纵隔和/或肺门淋巴结肿大,以 T 淋巴母细胞性淋巴瘤多见。常见前中纵隔淋巴结肿大导致临床症状。纵隔病变最初发生于前中纵隔、气管旁及气管支气管淋巴结。受累淋巴结可以是单个淋巴结肿大;也可以为多个淋巴结肿大融合成块。侵犯一侧或双侧纵隔,以后者比较多见。多数患者在初期常无明显症状,主要表现为胸部 X 线片上出现纵隔增宽,外形呈波浪状,随着病变的发展,肿瘤增大到一定程度可压迫气管、肺、食管、上腔静脉,出现干咳,气短,吞咽困难,头面、颈部、上胸部浅静脉怒张等症状,压迫膈神经也可出现相应的临床表现。

腹腔内(肠系膜淋巴结、腹膜后淋巴结)肿块,可致腹痛、腹块、肠梗阻、输尿管梗阻、肾盂积水等表现。亦有少数情况下,以后腹膜或肠系膜淋巴结肿大为初发症状,伴有发热、乏力、盗汗等症状。

三、结外淋巴组织的增生和肿块

(一) 鼻咽部

结外 NK/T 细胞淋巴瘤,鼻型,临床上最常见的首发部位为鼻腔,其次腭部、鼻咽、口咽和扁桃体。患者常有相当长的流鼻涕,鼻塞,或过敏性鼻炎病史,可有鼻出血,直至鼻腔出现肿块,影响呼吸,淋巴瘤坏死时可伴有恶臭味,少数患者可因肿瘤侵蚀破坏,出现硬腭穿孔。

(二)皮肤

T细胞淋巴瘤易有皮肤的浸润。原发皮肤的T细胞间变大细胞淋巴瘤,患者皮肤侵犯可发生于躯干、四肢、颜面部,通常为皮下孤立性或多发性结节,可伴疼痛和瘙痒,但极少出现发热或消瘦等B症状。蕈样肉芽肿及Sézary综合征是特殊类型的皮肤T细胞淋巴瘤。皮肤蕈样肉芽肿受侵皮肤相继表现为红斑期、斑块期、肿瘤期,逐渐侵犯淋巴结,晚期可累及内脏。Sézary综合征为原发于皮肤的T细胞淋巴瘤,皮损早期似湿疹、脂溢性皮炎、银屑病等,晚期表现为红皮病,剥脱性皮炎和/或红皮病表现,剧烈瘙痒,皮肤浸润、干燥,面部水肿,掌跖角化,常有局部或全身浅表淋巴结肿大,可累及内脏器官,如肝、脾等。外周血中脑回状核的不典型T淋巴细胞,即Sézary细胞达15%以上。原发于皮肤的结外NK/T细胞淋巴瘤,最常见的是躯干和肢端,表现为红色皮肤结节,肿块增大后可以破溃或糜烂,常伴有发热等B症状,此类患者预后较差。血管免疫母细胞T细胞淋巴瘤半数以上患者出现皮疹,皮疹可呈结节性病灶,斑块,紫癜,荨麻疹样,或像感染性皮肤病。

(三)免疫、血液系统

T细胞淋巴瘤常出现贫血,血小板减少,甚至全血细胞减少,可因骨髓受侵犯所致,也可因免疫因素引起,如溶血性贫血、免疫性血小板减少性紫癜,常合并自身免疫性抗体阳性。侵袭性T、NK细胞淋巴瘤中,可出现噬血细胞综合征,表现为反复高热、全血细胞减少、凝血功能紊乱、肝功能损害等。但骨髓穿刺涂片细胞学检查未必能发现噬血细胞,多次穿刺检查可增加阳性率。成人T细胞淋巴瘤/白血病外周血存在异常的多形性淋巴细胞。

(四)胃肠道

以空肠和近端回肠最常见。临床上常伴有乳糜泻病、腹痛、恶心呕吐、体重下降等症状。亦可因肿瘤阻塞肠腔而致肠梗阻,穿破肠壁引起肠穿孔等。

(五)肝脾

原发于肝脾的T细胞淋巴瘤比较罕见,常出现明显的肝脾肿大。在其他T细胞淋巴瘤病情进展中,肝脾常受累。临床上可有肝脾大,伴黄疸、乏力以及肝功能受损的表现。

(六)呼吸系统

咳嗽、胸闷等症状常因肺门或纵隔淋巴结肿大发展而来。有的肺部病变表现为弥漫性间质性改变,此时临床症状明显,常有咳嗽、咳痰、气短、呼吸困难,继发感染可有发热。胸膜病变可表现为结节状或肿块或胸腔积液。胸膜受侵的胸腔积液为渗出液,多数呈淡黄色胸水,也可为血性。胸水细胞学检查可见到幼稚或成熟的淋巴细胞。

(七)神经系统

原发中枢淋巴瘤,T细胞来源的不足10%。结外NK/T细胞淋巴瘤,鼻型和外周T细胞淋巴瘤,非特指型可合并中枢神经系统侵犯。主要表现为:头痛、恶心、呕吐、视乳头水肿、癫痫发作、眼睑下垂、失语或偏瘫等,以及精神状态改变,如幻听、幻视、失眠、嗜睡、焦虑等。

（八）骨及肌肉组织

ALK 阳性间变性大细胞淋巴瘤和外周 T 细胞淋巴瘤-非特指型常出现骨累及,可为独立性,也可表现为多发性。通常表现为骨痛、软组织肿块、病理性骨折。ALK 阳性间变性大细胞淋巴瘤常出现骨盆肌受侵。

第二节　诊断

目前,T/NK 细胞淋巴瘤诊断的金标准依然是病理诊断。病理诊断包含了组织形态、免疫组织化学染色、流式细胞分析、细胞遗传学以及分子生物学等多种辅助检测技术。组织病理学检查是诊断淋巴瘤的基本方法,而免疫组织化学染色则是判断肿瘤免疫表型以及检测部分遗传学异常的重要手段。几乎所有淋巴瘤病例均需接受包括免疫组化在内的组织病理学检查之后方能确诊。

病理组织的获取推荐行淋巴结或肿物的完整切除或部分切取活检,或内镜下活检(鼻咽镜、支气管镜、胃镜、肠镜、胸腔镜、腹腔镜、纵隔镜等,尤其对呼吸及消化道可疑病灶建议多位点、深取活检)。有困难时可考虑 B 超或 CT 引导下淋巴结或肿物的空芯针穿刺活检。不推荐细针穿刺或者针吸活检。

第三节　分期

T/NK 细胞淋巴瘤的分期既往通常采用霍奇金淋巴瘤的 Ann Arbor 分期体系。而非霍奇金淋巴瘤与霍奇金淋巴瘤疾病演进方式有所不同,所以 Ann Arbor 分期在非霍奇金淋巴瘤预后分组方面存在缺陷。

目前,临床上普遍使用的是 Lugano 分期标准(2014 版)(表 4-1)。2014 年 Lugano 会议上对 Ann Arbor 分期进行了修订,适用于原发淋巴结的淋巴瘤,但对于原发结外淋巴瘤,如慢性淋巴细胞白血病,皮肤 T 细胞淋巴瘤,结外鼻型 NK/T 细胞淋巴瘤(ENKL),以及原发胃肠淋巴瘤等则不适用。

表 4-1　2014 版 Lugano 分期标准

局限期	
Ⅰ期	仅侵及单一淋巴结区域(Ⅰ),或侵及单一结外器官不伴有淋巴结受累(ⅠE)
Ⅱ期	侵及≥2 个淋巴结区域,但均在膈肌同侧(Ⅱ),可伴有同侧淋巴结引流区域的局限性结外器官受累(ⅡE)(例如:甲状腺受累伴颈部淋巴结受累,或纵隔淋巴结受累直接延伸至肺脏受累)
Ⅱ期大包块 *	Ⅱ期伴有大包块者

进展期	
Ⅲ期	侵及膈肌上下淋巴结区域,或侵及膈上淋巴结+脾受累(ⅢS)
Ⅳ期	侵及淋巴结引流区域之外的结外器官(Ⅳ)

说明:1. *:根据 2014 年 Lugano 改良分期标准,不再对淋巴瘤的大包块(bulky)病灶进行具体的数据限定,只需在病例中明确记载最大病灶之最大径即可;Ⅱ期伴有大肿块的患者,应根据病理类型及疾病不良预后因素而酌情选择治疗原则,如伴有大包块的惰性淋巴瘤患者可选择局限期治疗模式,但是伴有大包块的侵袭性淋巴瘤患者,则应选择进展期治疗模式。

2. Ann Arbor 分期对于淋巴结分布区域的定义(仍然适用于 Lugano 分期):膈上(共 12 个区域,由于不能被一个放射野涵盖,因此左右各为一个区域):韦氏环(Waldeyer)(鼻咽及口咽部的淋巴组织环,包括腭扁桃体、咽后壁腺样体、舌扁桃体及其他该部位淋巴组织为一个区域)、左/右颈部(单侧耳前、枕部、颌下、颏下、颈内、锁骨上为一个区域)、左/右锁骨下、左/右腋窝(含胸部及内乳)、左/右滑车上(含肘窝)、纵隔(含气管旁、胸腺区域)、左/右肺门;膈下(共 9 个区域):脾脏、上腹部(脾门、肝门、腹腔)、下腹部(腹主动脉旁、腹膜后、肠系膜周围、腹部其他非特指淋巴结为一个区域)、左/右髂血管旁、左/右腹股沟(含股部)、左/右腘窝。

3. B 症状主要在 HL 中有预后意义并需要记录;最新文献中 B 症状在 NHL 的价值较低,但是仍然建议在病例中记录。所谓 B 症状:不明原因体重下降 10%(诊断前 6 个月内),发热 >38℃并排除其他原因发热,盗汗(夜间大量出汗,需要更换衣服被褥)。

4. 扁桃体、韦氏环、脾脏视为淋巴器官。

5. 备注:淋巴瘤的分期尽管不断改良,但是争议持续存在,主要是对于分期的定义存在解读分歧,或者对特殊部位未能做出全面而明确的定义。正因如此,后续才建立了多种预后指数用于补充临床分期之不足,以指导临床治疗和判断预后。而且,不同于实体瘤的是,淋巴瘤的临床分期不是决定治疗和预后的最关键因素。

20 世纪 70 年代,美国国立癌症研究所领导的皮肤 T 细胞淋巴瘤研究组,提出了蕈样肉芽肿和 Sézary 综合征(MF/SS)的 TNMB 分期方法,这两种疾病占原发皮肤淋巴瘤的大部分。这一分期方案很好地指导了临床工作,发挥了很大的应用价值。随着分子生物学,免疫组织化学和影像学的进展,以及对皮肤淋巴瘤研究的不断深入,2007 年国际皮肤淋巴瘤协会(ISCL)和欧洲癌症和治疗组织(EORTC)重新修正了 MF/SS 分期系统(见表 15-2)。

ENKL 目前尚无标准的分期系统。临床仍参照传统的 Lugano 分期(见表 4-1),但 Lugano 分期应用在 ENKL 中并不理想。ENKL 根据原发病灶不同的解剖部位,分为上呼吸消化道原发 NKTCL(upper aerodigestive tract NKTCL,UAT-NKTCL)和非上呼吸消化道原发 NKTCL(non-upper aerodigestive tract NKTCL,NUAT-NKTCL)两种亚型。前者临床常见,占 NKTCL 的 80% 以上,好发于面部中线部位,如鼻腔及鼻咽、口腔及口咽等;NUAT-NKTCL 仅占 NKTCL 的 10%~20%,常侵犯皮肤、胃肠道、睾丸、肺脏和肝脏等,恶性程度更高,晚期患者比例高,预后差。

第四节　预后评估

国际预后指数（international prognostic index IPI，表 4-2）包括了临床分期，结外侵犯与否，乳酸脱氢酶水平，以及患者一般状态，对预后具有很强的指导意义。多项研究表明 IPI 在间变性大细胞淋巴瘤（ALCL）和外周 T 细胞淋巴瘤-非特指型（PTCL-NOS）中仍是有效的预后模式，是良好的评估工具。但随着研究的不断深入，NCCN 推荐了 PTCL-NOS 预后指数（prognostic index for PTCL-NOS PIT，表 4-3），包括 4 个危险因素：年龄超过 60 岁，PS 评分≥2，LDH 水平高于正常值，另外强调了骨髓受累。在这个模型中患者 5 年生存率从 62%（无一项不利因素）~18%（3~4 项不利因素）不等。IPI 对血管免疫母细胞 T 细胞淋巴瘤（AILT）预后价值有限，对 AILT 而言性别和贫血状况更有预后意义。IPI 也不适用于预后极差的高危组，如肝脾 T 细胞淋巴瘤和肠病型 T 细胞淋巴瘤。IPI 预测 ENKL 的预后尚不够理想。在含左旋门冬酰胺酶化疗时代，PINK 预后模型，分别从年龄是否 >60 岁、分期、是否鼻型、是否累及远端淋巴结四个方面评分，同时包含血浆 EBV-DNA 水平形成 PINK-E 模型（表 4-4），使 ENKL 的预后预测更加合理准确。

表 4-2　国际预后指数（IPI）

项目	0 分	1 分
年龄/岁	≤60	>60
ECOG 评分	0 或 1	2~4
临床分期	Ⅰ 或 Ⅱ	Ⅲ 或 Ⅳ
结外受侵部位数目	<2	≥2
LDH	正常	升高

表 4-3　NCCN PTCL-NOS 预后指数（PIT）

项目	0 分	1 分
年龄/岁	≤60	>60
骨髓受侵	无	有
ECOG 评分	0 或 1	2~4
LDH	正常	升高
分值	5 年总生存率（%）	10 年总生存率（%）
0	62.3	54.9
1	52.9	38.8
2	32.9	18.0
3~4	18.3	12.6

表 4-4　PINK-E 预后评分系统

危险因素	年龄大于 60 岁
	Ⅲ/Ⅳ期
	远处淋巴结侵犯
	非鼻型
	血浆 EBV-DNA（+）
预后分组	低危组（0~1 分）
	低中危组（2 分）
	高危组（≥3 分）

（赵东陆）

参考文献

1. 沈志祥,朱雄增. 恶性淋巴瘤［M］. 北京:人民卫生出版社,2003.

2. 欧阳仁荣,王鸿利,沈志祥. 血液病手册［M］. 上海:上海科学技术出版社,1999.

3. 姜文奇,王华庆,高子芬,等. 淋巴瘤诊疗学［M］. 北京:人民卫生出版社,2017.

4. 林桐榆,朱军,高子芬. 恶性淋巴瘤诊断治疗学［M］. 北京:人民卫生出版社,2013.

5. TSE E,KWONG Y L. How I treat NK/T-cell lymphomas［J］. Blood,2013,121（25）:4997-5005.

6. GALLAMINI A,STELITANO C,CALVI R,et al. Peripheral T-cell lymphoma unspecified（PTCL-U）:A new prognostic model from a retrospective multicentric clinical study［J］. Blood,2004,103（7）:2474-2479.

7. WENT P,AGOSTINELLI C,GALLAMINI A,et al. Marker expression in peripheral T-cell lymphoma:a proposed clinical-pathologic prognostic score［J］. J Clin Oncol,2006,24（16）:2472-2479.

8. LEE J,SUH C,PARK Y H,et al. Extranodal natural killer T cell lymphoma,nasal-type:a prognostic model from a retrospective multicenter study［J］. J Clin Oncol,2006,24（4）:612-618.

9. KIM SJ,YOON D H,JACCARD A,et al. A prognostic index for natural killer cell lymphoma after non-anthracycline-based treatment:a multicentre,retrospective analysis［J］. Lancet Oncol,2016,17（3）:389-400.

10. SEHN L H,BERRY B,CHHANABHAI M,et al. The revised International Prognostic Index（R-IPI）is a better predictor of outcome than the standard IPI for patients with diffuse large B-cell lymphoma treated with R-CHOP［J］. Blood,2007,109（5）:1857-1861.

11. GALLAMINI A,STELITANO C,CALVI R,et al. Peripheral T-cell lymphoma unspecified（PTCL-U）:a new prognostic model from a retrospective multicentric clinical study［J］. Blood,2004,103（7）:2474-2479.

12. GALLAMINI A,STELITANO C,CALVI R,et al. Peripheral T-cell lymphoma unspecified（PTCL-U）:a new prognostic model from a retrospective multicentric clinical study［J］. Blood,2004,103（7）:2474-2479.

第五章

T/NK 细胞淋巴瘤的治疗

第一节 化疗

淋巴瘤是一种全身性疾病,除极少数早期特殊类型外,局部切除和局部放疗并不能治愈淋巴瘤,需要全身化疗,或联合放化疗,或联合靶向治疗来提高疗效和生存率。化疗目前仍是治疗淋巴瘤的重要手段,特别是 T 细胞淋巴瘤,化学治疗是必不可少的治疗措施。化疗药物在杀死恶性增殖的肿瘤细胞的同时,也会损伤增生活跃的正常细胞,比如红细胞、白细胞、血小板、胃肠道黏膜细胞及毛囊等,产生许多严重的副作用。

一、淋巴瘤常用化疗药物

按照与细胞增殖周期的关系,可以把淋巴瘤常用化疗药物分为两大类,即细胞周期非特异性药物与细胞周期特异性药物。

（一）细胞周期非特异性药物

这类化疗药物不仅可以抑制 DNA、RNA 和蛋白质的合成,还可以直接作用于 DNA 的某些位点,使 DNA 失去活性。所以,它们不但对增殖细胞敏感,而且对处于非增殖状态的 G0 期细胞也有作用。烷化剂、部分天然类抗生素、金属类化合物等药物都是直接影响 DNA 的结构与功能,通过破坏 DNA 的结构或抑制拓扑异构酶活性,影响 DNA 的复制和修复功能。这些药物的作用包括引起 DNA 双链或单链断裂及与 DNA 形成交叉联结。所以都属于细胞周期非特异性药物。

1. 烷化剂　烷化剂属于细胞毒药物,其烷化基团能与细胞中的重要生物活性基团如氨基、巯基、羟基等发生烷化作用,使之不能在细胞代谢中起作用,最终造成细胞死亡。烷化剂主要包括氮芥类、亚硝脲类、乙烯亚胺类、磺酸类、糖类等。烷化剂细胞毒作用的反应部位主要是 DNA,作用方式有以下几种:①取代反应,烷化剂可以取代核酸中的碱基,或使磷酸发生酯化反应。②与 DNA 双链产生链内交叉联结反应(分子内交联),影响 DNA 的解旋和复制,使细胞分裂无法进行。③由于烷化反应,使鸟嘌呤的分子发生变化,可产生 G-T 的错误配对,从而引起细胞的变异现象。所以烷化剂可以作用于各个周期细胞的 DNA,是细胞周期非特异性药物。环磷酰胺是淋巴瘤领域最常用的烷化剂。

2. 抗肿瘤抗生素　直接作用于 DNA 的抗生素有丝裂霉素、博来霉素、平阳霉素等。还有一些干扰转录过程和阻止 RNA 合成的抗肿瘤抗生素,包括蒽环类抗生素和放线菌素 D,其共同特点是能选择性地嵌入到一段 DNA 中,破坏 DNA 模板作用,抑制有关酶类,干扰"转录"过程,阻碍 mRNA 的合成。蒽环类抗生素主要有多柔比星(阿霉素)、表柔比星(表阿霉素)、吡柔比星(吡喃阿霉素)、脂质体多柔比星、柔红霉素等,对细胞周期中的各期细胞均有作用,属周期非特异性药物,但 S 期细胞对其更敏感,此外这类药物还具有免疫抑制和抗菌作用。长期使用易产生耐药性,蒽环类药物之间也存在交叉耐药性,还可对长春碱类药物产生耐药性,出现多药耐药性,应引起临床重视。

3. 金属类化合物　顺铂和奥沙利铂是治疗 T/NK 细胞淋巴瘤常用的化疗药物,作用原理是在体内先将氯解离,然后与 DNA 上的鸟嘌呤、腺嘌呤和胞嘧啶结合,形成 DNA 单链内两点的交叉联结或双链间的交叉联结,使 DNA 的结构和功能受损,影响 DNA 的模板功能,进而抑制 DNA 和 RNA 的合成,其作用强大而持久,属周期非特异性药物。不良反应主要为骨髓抑制,胃肠道反应。

（二）细胞周期特异性药物

这类化疗药物主要针对增殖细胞,特别是作用于 S 期或 M 期,对 G0 期不敏感。这些药物主要为抗代谢类药物(如甲氨蝶呤、6-巯基嘌呤、阿糖胞苷、6-硫代鸟嘌呤等)、鬼臼毒素类(如依托泊苷、表鬼臼毒素等)、生物碱类(长春新碱、长春花碱、长春花碱酰胺、秋水仙碱等)、杂类(如紫杉醇等)。

在这些细胞周期特异性的药物中,有一部分是影响核酸合成的药物,通过阻止 DNA 合成,抑制细胞分裂增殖,从而使肿瘤细胞死亡。影响核酸合成的药物涉及作用核酸合成过程中不同环节的药物,被称为抗代谢药物,例如二氢叶酸还原酶抑制剂、胸腺嘧啶核苷酸合成酶抑制剂、嘌呤核苷酸合成抑制剂、核苷酸还原酶抑制剂及 DNA 多聚酶抑制剂等。

植物中提取的很多活性物质也具有抗肿瘤作用。鬼臼素类药物,如依托泊苷等,也是作用于细胞周期 S 后期和 G2 期,通过阻止细胞进入有丝分裂而起作用,也可以抑制拓扑异构酶Ⅱ,引起 DNA 的断裂。

某些植物生物碱类药物主要作用于微管系统,如长春新碱、长春花碱、长春酰胺、秋水仙碱及紫杉醇等,主要抑制微管蛋白的聚合而影响纺锤体微管的形成,作用于 M 期,使有丝分裂停止于中期,抑制细胞有丝分裂。长春新碱、长春花碱和长春地辛三者间无交叉耐药现象,长春新碱神经毒性在三者中最强。

治疗 NK/T 细胞淋巴瘤常用的左旋门冬酰胺酶可以抑制蛋白质合成。左旋门冬酰胺酶是催化左旋门冬酰胺水解的一种酶,所以它是一种细胞周期特异性药,G1 期为其靶点。它可使门冬酰胺水解,使肿瘤细胞不能从外界获得其生长所必需的氨基酸,导致蛋白合成受阻,生长繁殖受到抑制而死亡。正常细胞由于能够自己合成门冬酰胺,受影响较少,所以它是一种选择性作用于肿瘤细胞的药物,不过它仅作用于需外源性门冬酰胺作为生长因素的肿瘤。左旋门冬酰胺酶与 6-巯基嘌呤、甲氨蝶呤、长春新碱、阿糖胞苷间无交叉耐药性,与甲氨蝶呤甚至有协同作用,可增强抗肿瘤作用。

在 T/NK 细胞淋巴瘤的联合化疗方案中,皮质激素如泼尼松、地塞米松都是常用的药物。肾上腺皮质激素也是一类具有抗肿瘤作用的药物,其主要作用在于免疫抑制作用:药理剂量的糖皮质激素可影响免疫反应的多个环节,包括可抑制巨噬细胞吞噬功能,降低网状内皮系统消除颗粒或细胞的作用,可使淋巴细胞溶解以致淋巴结、脾及胸腺中淋巴细胞耗竭,而且可以导致淋巴细胞移至血管外,使血液内淋巴细胞数量减少。此作用对 T 细胞较明显,其中辅助性 T 细胞减少更为显著。另外,肾上腺皮质激素还可降低自身免疫性抗体水平。

二、T/NK 细胞淋巴瘤常用化疗方案

抗肿瘤药物的作用机制、毒性及所作用的环节不同,因此,需要选择不同作用机制和毒性不同的药物组合,从而提高抗肿瘤效果,并避免毒性叠加(表5-1,表5-2)。

表 5-1　T 细胞淋巴瘤常用化疗方案

一线治疗方案
CHOP:环磷酰胺+多柔比星/表柔比星+长春新碱+泼尼松
CHOEP:环磷酰胺+多柔比星/表柔比星+长春新碱+依托泊苷+泼尼松
DA-EPOCH:依托泊苷+泼尼松+长春新碱+环磷酰胺+多柔比星
二线治疗方案
DHAP:顺铂+阿糖胞苷+地塞米松
ICE:异环磷酰胺+卡铂+依托泊苷
GDP:吉西他滨+顺铂+地塞米松
ESHAP:依托泊苷+甲泼尼龙+顺铂+阿糖胞苷
GemOx:吉西他滨+奥沙利铂

表 5-2　NK/T 细胞淋巴瘤常用化疗方案

初治Ⅰ/Ⅱ期治疗方案
COEP-L 方案:环磷酰胺+依托泊苷+长春新碱+泼尼松+培门冬酶
LOP 方案:培门冬酶+长春新碱+泼尼松
SMILE 方案:甲氨蝶呤+异环磷酰胺+地塞米松+依托泊苷+左旋门冬酰胺酶
初治Ⅲ/Ⅳ期及难治复发治疗方案
AspaMetDex 方案:门冬酰胺酶+甲氨蝶呤+地塞米松
P-Gemox 方案:培门冬酶+吉西他滨+奥沙利铂
DDGP 方案:地塞米松+顺铂+吉西他滨+培门冬酶

T/NK 细胞淋巴瘤患者虽经化疗可以达到缓解,但大多数患者会复发,且再次化疗后疗效欠佳。目前临床上治疗 T/NK 细胞淋巴瘤的新的化学药物不多(详见第二十八章)。

(赵东陆)

第二节　放疗

放射治疗是治疗淋巴瘤的重要手段之一,已经有了一个多世纪的历史进程。1895 年伦琴发现了 X 线,1896 年居里夫妇发现了镭,它的生物学效应很快就得到了认识,1899 年放射治疗治愈了第一例患者。1934 年 Coutard 发明了分割照射,一直沿用至今。至 20 世

纪 60 年代,直线加速器的应用明显改进了照射技术,使大面积和高剂量照射可行、方便。放疗的基本程序包括:放疗前病灶评估、模拟定位、根据解剖结构和肿瘤情况确定放疗靶区及照射剂量、照射方式及放疗期间的计划验证。射野遮挡最常用的技术包括多叶准直器、固定于治疗机头的低熔点合金等。体膜和面膜、负压袋等的应用提高了摆位的重复性,保证了放疗的实施。常规 3D-CT 模拟利于优化治疗野设计和分析以确保足够的肿瘤覆盖并保护危及器官。放射技术经历了从普通放疗到精确放疗的演变,经历了从二维时代到三维时代、四维时代的进步,近 20 年来开展了立体定向放射外科、三维适形放射治疗、调强放射治疗、断层放射治疗等,具有更好的剂量适形性,以及更少的毒副反应等优势,放射治疗有了飞跃式的发展。

单纯放疗或放疗联合化疗的综合治疗已经是霍奇金淋巴瘤患者最常用的治疗方式,早在 1950 年 Peters 就发表了一篇重要论著,即通过扩大野照射治愈了部分早期 HL,而 1963 年 Easson 和 Russell 又重新强调了放射治疗可以治愈部分 HL。综合治疗和单纯放疗是 I~II 期 HL 的有效治疗手段,大部分患者得到治愈,而两者比较,前者显著改善了无病生存率,但未提高总生存率,因为单纯放疗后复发可以被化疗成功挽救治疗,使用更小的放射野和更低的剂量来降低晚期并发症也越来越被认可,是目前研究的重点。而晚期(III/IV 期)HL 的治疗以全身化疗为主,放疗主要应用于化疗前大肿块或化疗后仍有肿瘤残存的患者。

关于非霍奇金淋巴瘤的研究内容多集中在弥漫大 B 细胞淋巴瘤(DLBCL)、滤泡性淋巴瘤(FL)等,关于外周 T、间变性大细胞淋巴瘤等 T 细胞淋巴瘤的数据很少,单独分析的更少,可以从 DLBCL 及 FL 的数据来推测。放疗在非霍奇金淋巴瘤中分为单纯放疗、综合治疗模式,按治疗目的分为根治性放疗和姑息性放疗。一般认为,单纯放疗治疗惰性淋巴瘤时不采用超过 30Gy 的放疗剂量,而综合治疗中放疗的剂量为 30~45Gy。受累野治疗(involved-field radiotherapy)似乎最合适,按照化疗前还是化疗后肿瘤范围确定受累野需要参考原发肿瘤位置以及周围正常组织的耐受性,而近期很多研究者在探索应用受累淋巴结放疗(involved-node radiotherapy)的价值。姑息放疗在淋巴瘤治疗中仍有重要的作用,尤其对于多程化疗仍无反应或反应不佳的患者应考虑放疗,而短程小剂量放疗即相对有效,而且无明显副反应。荷兰的一项针对惰性淋巴瘤患者的 304 个治疗部位的研究中,对有症状的部位照射 4Gy,单次或分两次就获得了很好的姑息治疗作用,总的反应率达 92%,CR 达 61%。对某些重要部位的急症,如脊髓压迫、疼痛等也是合适的选择,每次 2Gy 进行两次放疗就可以获得 50%~80% 的反应率及约 1 年的中位无进展时间,一般认为低于 30~40Gy 的剂量可以取得很好的局部控制作用。

NK/T 细胞淋巴瘤是一类预后不良的侵袭性淋巴瘤,局限期经放疗或放化疗综合治疗后的 5 年 OS 为 35%~86%,对化疗相对抗拒,对放疗敏感,鼻腔 NK/T 淋巴瘤对含蒽环类化疗方案不敏感,近期左旋门冬酰胺酶、异环磷酰胺以及甲氨蝶呤的研究结果具有一定的前景,而发病时大部分患者为局限期,放疗主要应用于局限期患者,地位非常重要。

(于甬华)

第三节 手术

T/NK 细胞淋巴瘤作为一种非霍奇金淋巴瘤中较为少见的类型,多被认为是一种全身性疾病,但目前尚未形成规范的诊疗指南以供参考。目前对于 T/NK 细胞淋巴瘤的主要治疗手段以全身化疗为主,部分为化疗联合局部放疗。近年随着靶向药物及干细胞移植等手段的介入,治疗效果得到大幅提高。而外科治疗在 T/NK 淋巴瘤治疗方面尚存在较大争议。目前,在 T/NK 细胞淋巴瘤的不同亚型中,以结外 NK/T 细胞淋巴瘤(extranodal NK/T cell lymphoma,ENKL)、肠病相关性 T 细胞淋巴瘤(enteropathy-associated T cell lymphoma,EATL)涉及外科治疗较为多见。而更多关于淋巴瘤外科治疗的文献报道,以发生部位作为分类标准,而并不区分淋巴瘤种类。只在进行手术切除后的病理诊断时对病理分型进行了描述。

淋巴瘤外科治疗中效果较为确切的为原发性胃淋巴瘤(primary gastric lymphoma,PGL),其中文献报道占总病例的 2%~5% 为 T 细胞淋巴瘤。一些学者认为对 PGL 患者行手术切除可以在获得确切疗效的同时预防放化疗出现的消化道穿孔、出血等并发症,并同时获得确切病理分型、临床分期,为进一步治疗提供依据。早期的研究中,有学者提出应当根据肿瘤中心位置及浸润深度确定手术治疗方式,另一些学者细化了这一原则,提出针对不同阶段的 PGL 选择局部手术、单纯手术或手术联合化疗的治疗方案。Korl 等则认为由于淋巴瘤是一种全身性疾病,且存在广泛淋巴结浸润,建议不论淋巴瘤所在部位,均应行全胃切除术、D2 淋巴结清扫。不少学者持类似态度,认为应在行全胃切除基础上行范围不小于胃癌根治术的淋巴结清扫。目前关于 PGL 的手术切除方式及清扫范围尚存在争议。但近期有研究指出,单纯行手术治疗与行全身化疗的长期生存率并无显著统计学差异。因此有学者提出对于已经确诊 PGL 患者,应当以内科综合治疗为主,仅在出现梗阻、穿孔、出血等并发症时再考虑行手术治疗。也有学者提出,应当在进行根治手术后辅助以内科治疗,以提高患者的长期生存率。

肠病相关性 T 细胞淋巴瘤在我国的发病率远高于欧美国家。相较于其他种类淋巴瘤,EATL 是一类具有很强侵袭性的结外淋巴瘤,该类型的患者病情进展较为迅速,发生穿孔等严重并发症的风险也更高。但关于 ETAL 的治疗目前无诊疗指南。目前普遍认为由于 ETAL 发展较为迅速,行单纯内科化疗过程中发生穿孔、梗阻等风险较大,而由于病变播散广泛,行放射治疗并发症发生率高。因此推荐先行手术治疗,再辅助放化疗等综合治疗。但在手术方式上存在争议。有学者认为应当行根治性切除,另一些则认为应当行局部切除。但目前研究指出,通过手术获益的数据主要集中在早期患者。对于进展期的患者学者们则对外科治疗持保留态度。他们认为对于进展期的患者,EATL 主要表现为全身性疾病的特征,手术切除无法使患者受益,反而会增加并发症风险。相比较单纯手术、内科治疗或者放射治疗,学者们更加推荐参加临床试验,以获得更确切的治疗效果及临床证据。

除发生于胃肠道的 T 细胞淋巴瘤外，尚有一些研究关注发生于肝脏、脾脏、胸腺、甲状腺等其他部位的 T 细胞淋巴瘤的外科治疗，大部分以个案报道为主。由于缺乏相关综合治疗证据，这部分患者多接受根治性切除，或者根治切除后辅助内科全身化疗及局部放疗为治疗手段。但仍需要进一步的研究证据以明确治疗效果。

除以手术行根治性治疗外，还有学者对结外 NK/T 细胞淋巴瘤造成面部畸形患者行整形矫正手术，以提高患者的生存质量。

（刘海义）

第四节　免疫治疗

T/NK 细胞淋巴瘤是一类现阶段治疗效果欠理想淋巴瘤，有效的治疗方法有限，患者总体预后不良。其临床表现异质性强，甚至同一亚类的全基因组突变水平和生物学特征都不一样，故治疗策略侧重点和针对每种异质性特征的不同药物的组合对治疗的成功至关重要。大多数患者的总生存期比 B 细胞淋巴瘤差，亟需新的治疗方案与策略。免疫治疗显示出前较好的治疗前景。其策略有：①完全替代患者的免疫系统，即同种异体干细胞移植；②通过用单克隆抗体或免疫融合蛋白靶向肿瘤微环境或者肿瘤细胞；③去除特异性抗肿瘤 T 细胞的对肿瘤细胞的杀伤抑制因素，例如免疫检查点抑制剂；④诱导针对肿瘤的免疫反应抗原产生，疫苗或增强特异性抗肿瘤免疫，例如通过增强 TCR 受体分子信号途径、干扰素以及 IL-2 白喉融合蛋白的应用；⑤过继细胞肿瘤特异性淋巴细胞的输注等。

一、针对肿瘤微环境细胞因子疗法

IFN-α：研究证明 IFN-α 至少通过三个方面机制发挥抗肿瘤作用，一是增加 CD8$^+$T 细胞的功能和数量来增强抗肿瘤效果，二是激活 NK 细胞分泌 TH2 类的细胞因子，三是抑制肿瘤细胞的增殖来发挥作用。通常可以作为单药使用，也可以与其他药物联合治疗皮肤 T 细胞淋巴瘤，其他细胞因子，例如 IL-2、IL-12 和 IFN-γ，也有治疗皮肤 T 淋巴瘤的应用案例报道。Toll 样受体（TLR）激动剂，咪喹莫特（TLR7 激动剂），通过诱导肿瘤微环境中局部细胞因子释放发挥功能，这些结果仅限于临床个案报道。TLR 激动剂也可以作为皮肤 T 细胞淋巴瘤疫苗的佐剂。

二、单克隆抗体

（一）单克隆抗体是免疫球蛋白

其可变区可以与肿瘤细胞表面相应的抗原表位结合。抗体的 Fc 片段通过与巨噬细胞、NK 细胞和其他效应细胞上的 Fc 受体结合并通过抗体依赖性吞噬作用导致细胞杀伤

（ADP）或抗体依赖性细胞毒性（ADCC），或激活补体并引起补体依赖性细胞毒性（CDC）发挥对肿瘤细胞的杀伤。

（二）阿仑单抗

阿仑单抗（alemtuzumab）是一种人源化的 IgG1 抗体，靶向白细胞上广泛表达糖蛋白 CD52。CD52 是活化的 T 细胞表面共刺激物和增殖信号，表达在 T 淋巴细胞、B 上淋巴细胞以及单核细胞。其治疗机制主要是通过改变肿瘤的微环境中 T 细胞的组成来达到治疗效果。多项研究证明了在治疗皮肤 T 淋巴细胞中阿仑单抗的总缓解率（OR）为 55%，完全缓解率（CR）为 32%，23% 的部分缓解（PR）。阿仑单抗已经在欧洲和美国都批准应用于多发性硬化症。

（三）维布妥昔单抗

维布妥昔单抗（brentuximab vedotin，BV/SGN35）是 CD30 抗体药物偶联物，通过一个蛋白酶可切割的连接物与微管破坏药物单甲基澳瑞他汀 E（MMAE）连接。药物被表达 CD30 的肿瘤细胞摄入后能够释放 MMAE 诱导细胞周期停滞和凋亡。除了这种作用机制，还有证据表明 MMAE 可能通过激活肿瘤树突状细胞（DC）来增强抗肿瘤免疫力。治疗适应证为：先前至少用过一种多药化疗方案无效的系统性间变性大细胞淋巴瘤（sALCL）以及接受过全身治疗的原发性皮肤间变性大细胞淋巴瘤（pcALCL）或表达 CD30 的滤泡性 T 细胞（T follicular helper，T_{FH}）淋巴瘤，蕈样肉芽肿（MF）。

（四）莫加利珠单抗

莫加利珠单抗（mogamulizumab）是人源化趋化因子 C-C-基元受体 4（CCR4）单克隆抗体。CCR4 通常在 Th2 型和 PTCL 的肿瘤性 T 细胞克隆（占 34%）上表达。莫加利珠单抗 2014 年在日本获准用于治疗 ATLL，2018 年，美国食品药物管理局（USA FDA）批准用于治疗 ATLL。

（五）达雷木单抗

达雷木单抗（daratumumab）是靶向 CD38 的 II 型跨膜糖蛋白。CD38 表达于（包括胸腺细胞）活化 T 淋巴细胞、B 淋巴细胞和浆细胞。在 ENKL 中，高 CD38 表达与不良预后相关。NKTCL 细胞系的临床前数据显示达雷木单抗通过抗体依赖性细胞毒性（ADCC）途径介导免疫细胞对靶细胞的杀伤。全反式维 A 酸（ATRA）可以增强达雷木单抗的杀伤作用。

（六）CD47 拮抗剂

CD47 表达的增加是肿瘤细胞逃逸吞噬的一种方式，因为 CD47 结合信号调节蛋白（SIRP-α）在巨噬细胞表面发送"不要吃我"信号。靶向并阻断 CD47 信号通路从而避免肿瘤细胞通过此信号通路逃逸巨噬细胞对其吞噬。

三、免疫检查点抑制

T 细胞上的 PD-1 受体与肿瘤细胞或髓样细胞上表达的配体 PD-L1 和 PD-L2 结合会

抑制 T 细胞活化和增殖。PD-1 的生理作用是：通过抑制 T 细胞活性和限制组织微环境中免疫系统过度激活从而造成免疫损伤。而肿瘤细胞通过上调 PD-L1 的表达，逃避肿瘤组织微环境中的抗肿瘤免疫杀伤。

抗 PD1 或抗 CTLA4 抗体已广泛应用于实体瘤和淋巴瘤治疗中。纳武单抗于 2016 年获准用于 HL，2017 年派姆单抗批准治疗 HL、原发性纵隔大 B 细胞淋巴瘤，国内 2018 年开始有生物类似药上市。在 T 细胞淋巴瘤中的治疗效果不如治疗霍奇金淋巴瘤效果明显，多用于联合治疗方案里，例如 BV 联合纳武单抗用于治疗难治性复 PTCL 和 CTCL。

四、疫苗

基于树突细胞的疫苗已在 B 细胞淋巴瘤中进行了广泛研究，而在 T 细胞淋巴瘤中的仅限于治疗 CTCL，治疗效果不理想。瘤内注射肿瘤细胞裂解产物或与辐射结合 Toll 样受体 9（TRL9）激动剂已证明可诱导 T 细胞针对淋巴瘤的免疫反应，这种反应在其他肿瘤中也可观察到。治疗性疫苗作用机制主要是激活免疫系统对肿瘤敏感性杀伤，尽管有很强的激活免疫系统的作用，但治疗性癌症疫苗的成功率不及检查点抑制剂。非特异性增强抗肿瘤免疫在治疗 CTCL 中临床试验较少。也有溶瘤病毒改造成针对特定的恶性肿瘤肿瘤蛋白进行治疗的临床试验。

五、蛋白酶体抑制剂

硼替佐米是强力的蛋白酶体抑制剂。治疗副反应主要是中性粒细胞减少症、血细胞减少症和周围神经病。硼替佐米也可以通过 NF-κB 抑制 TGF-β 和 IL-10 的表达，从而降低了肿瘤微环境免疫抑制。

六、免疫调节药物

来那度胺是沙利度胺的衍生物，是多效免疫调节和细胞毒药物。其免疫调节的机制包括：增强 NK 细胞功能，刺激 T 细胞增殖和 IL-2 的产生，促进基于 Th1 的免疫，并抑制 IL-10 的产生。在欧洲仅批准用于多发性骨髓瘤，在美国另外用于治疗骨髓增生异常综合征和套细胞淋巴瘤。根据它们的免疫调节作用，合理组合治疗（包括来那度胺和免疫检查点抑制剂）可以改善难治复发的 T 细胞淋巴瘤的治疗效果。

七、肿瘤特异性淋巴细胞的过继输注

使用针对 EBV 的抗原特异性细胞毒性 T 细胞（CTL）进行 EB 病毒相关的肿瘤治疗。

EBV-CTLs 一直存在于与 EBV 相关的移植后淋巴增生性疾病（PTLD）和 HL 中。EBV-CTLs 也已应用于 ENKL 放化疗后或复发后巩固的治疗中。

八、CAR-T 细胞

2017 年 FDA 批准了首个基因疗法抗癌药物 Kymriah（Novartis），它是抗 CD19 CAR-T 产品。嵌合体抗原受体是一种融合蛋白，由细胞外抗原识别域（通常是从单克隆抗体）和细胞内信号传导域（CD3ζ 和 CD28 或 4-1BB）嵌合而成。抗 CD19 CAR-T 引起的 CD19$^+$ B 细胞急性淋巴细胞白血病和非霍奇金淋巴瘤的临床反应在 70%~90%。在 T 细胞淋巴瘤的 CAR-T 临床试验中，CAR-T 会引起正常 T 细胞缺少，导致患者面临潜在致命感染的风险。为了克服这个问题，Maciocia 等提出开发的针对 T 细胞肿瘤特异性靶向 TCR 恒定区的 TCR CAR-T。因此，一旦知道了 T 细胞肿瘤的肿瘤特异性 TCR 的 C 区，就可以制备特定的 CAR-T 产物，杀伤肿瘤 T 细胞和与肿瘤细胞相同 TCR 恒定区的正常 T 细胞，但保留其他非靶向 TCR 恒定区的正常 T 细胞。这种方法可能会减少 CART 对正常 T 细胞的杀伤从而避免因正常 T 细胞被全部清除导致细胞免疫功能缺失。

（李振华　苏丽萍）

第五节　造血干细胞移植

T/NK 细胞淋巴瘤是一类生物学行为和临床表现呈高度异质性的疾病，复发率高，生存期短，预后不良。在西方国家，T/NK 细胞淋巴瘤占所有非霍奇金淋巴瘤的 5%~10%，而亚洲国家的发病率更高，占 NHL 的 15%~20%。我国北方地区 T/NK 细胞淋巴瘤占 NHL 的 23.3%，南方地区则占 26.0%。目前对于 T/NK 细胞淋巴瘤尚无标准治疗方案。由于绝大多数 T/NK 细胞淋巴瘤侵袭性强，国际 T 细胞淋巴瘤工作组的资料显示初治 T 细胞淋巴瘤患者总体预后极差，5 年无进展生存（PFS）率不足 30%。目前在含依托泊苷的化疗和自体造血干细胞移植（auto-HSCT）为基础的治疗模式下，T/NK 细胞淋巴瘤预后指数（PIT）积分 0、1、2、3/4 分 T 细胞淋巴瘤患者的 5 年总生存（OS）率分别为 71%、38%、25%、18%。而复发难治 T 细胞淋巴瘤的中位 OS、PFS 仅为 6.5 个月、3.7 个月。因此，如何提高 T/NK 细胞淋巴瘤的长期生存率是一件极为重要又棘手的临床难题。

由于 T/NK 细胞淋巴瘤在非霍奇金淋巴瘤中的占比明显低于 B 细胞淋巴瘤，国内外都缺乏令人信服的 auto-HSCT 和异基因造血干细胞移植（allogeneic hematopoietic stem cell transplantation，allo-HSCT）治疗的对比研究资料。供者来源免疫细胞的抗肿瘤作用使 allo-HSCT 在 T/NK 细胞淋巴瘤中的应用越来越受到关注。30%~50% 的难治患者可获益于 allo-HSCT，单倍型移植使更多患者有机会接受移植治疗。自体移植后主要问题是复发，而异基因移植虽然降低了复发率，但增加了移植相关死亡率和较高的医疗费用。因此，如何权衡复发和移植相关死亡是目前临床医师选择 auto-HSCT 或 allo-HSCT 的棘手问题。Smith 等对国际骨髓移植登记处资料中 115 例接受 auto-HSCT 和 126 例接受 allo-HSCT 的 T 细胞淋巴瘤患者进行了比较,发现第 1 次完全缓解(CR1)、对化疗敏感、间变性大细胞淋巴瘤(ALCL)亚型和接受既往≤2 线治疗的患者更适合行 auto-HSCT 治疗;CR1 期患者 auto-HSCT 后 3 年 PFS、OS 分别为 42%、53%;对更难治(包括 auto-HSCT 失败)患者,allo-HSCT 被认为是改善预后甚至治愈性的治疗方法,3 年 PFS 达 31%。尽管两组患者 3 年 PFS 率差异无统计学意义,但两组疾病种类和移植前疾病缓解状态对移植疗效的影响至关重要。Auto-HSCT 组中 ALK$^+$ 间变性大细胞淋巴瘤占 53%(61/115),而 allo-HSCT 组中外周 T 细胞淋巴瘤-非特指型占 50%(63/126)($P=0.04$);同时 auto-HSCT 组移植前疾病处于 CR 状态者占 56%(64/115)、疾病稳定(SD)或疾病进展(PD)者 14%(16/115),而 allo-HSCT 组移植前疾病为 CR 状态者仅占 30%(38/126)、SD 或 PD 者占 32%(41/126)($P=0.001$)。Kim 等对日本和韩国接受 auto-HSCT 的 135 例和接受 allo-HSCT 的 96 例 T 细胞淋巴瘤患者的资料进行了回顾性比较,对于移植前疾病状态为非 CR1/PR1 患者,auto-HSCT 和 allo-HSCT 移植后 5 年疾病复发/进展率分别为 74% 和 44%($P=0.003$)。2017 年 6 月在瑞士卢加诺国际淋巴瘤会议上认为 allo-HSCT 在 T/NK 细胞淋巴瘤的治疗中最有前景,尤其对于复发难治 T/NK 细胞淋巴瘤而言,大多文献报道远期生存率为 35%~50%,其优势远胜于包括西达本胺、硼替佐米、来那度胺等新药在内的其他治疗手段,因此建议有合适供者的年轻高危患者应在疾病稳定时尽早进行 allo-HSCT,以免随着反复化疗进入耐药阶段影响 allo-HSCT 疗效。

综上所述,对于 T/NK 细胞淋巴瘤目前一线化疗方案尚无共识,对于适合移植的患者,含蒽环类药物的方案(主要是 CHOP/CHOP 样方案)序贯 auto-HSCT 是首选的治疗选择,同时对于初治高危或复发难治 T/NK 细胞淋巴瘤而言,allo-HSCT 是一个有效的治疗手段。对于不适合移植的患者,我们期待进一步通过分子机制的转化研究,即基于 MICM 分型判断患者预后和选择治疗药物,最终实现 T/NK 细胞淋巴瘤从经验性到智慧化的治疗策略转变。

(赵 瑾 苏丽萍)

第六节 中医中药

中医虽无淋巴瘤这一病名,但淋巴结肿大是其典型的临床表现,属于中医的"恶核""瘰疬""痰核"和"癥积""石疽"等范畴。T 及 NK 细胞淋巴瘤(T/NKCL)具有恶性克隆性、异质性和侵袭性的临床特点,病位涉及五脏、六腑、经络、肌肤,治疗效果差,预后欠佳,所以中医的"恶核"最为接近淋巴瘤的疾病特点。

正气不足或情志不遂,脏腑功能失调,气机阻滞,气血运行不畅,升降失常,气化不利,邪毒内生;或外感邪毒,正不胜邪,邪毒内蕴,邪毒阻络,稽留难消。邪毒阻络又可进一步影响气血运行,与外感邪毒、内蓄之毒互相影响,使疾病进展。正虚为本,邪毒(湿、痰、毒、瘀)内乘为标,虚实夹杂,正邪相争致病。所以,应以祛邪(解毒、化瘀、利湿、化痰)扶正,标本兼治为其主要治疗原则。

一、证候特征

恶核在不同阶段,因其病位不一、体质差异和转归不同,正虚与邪毒各有所偏重,其临床表现多样、病情复杂。早期气血痰毒阻滞,以邪实为主证,外则发颈项、缺盆、腋下和鼠蹊聚生硬结,内伤脏腑则出现纵隔,或胁下,或胃肠等部位肿块。后期则毒邪久恋,缠绵不去,正气难复,正虚邪实;或经反复攻伐,药伤正气,正虚邪陷,出现虚实夹杂之证,伴神疲头晕,面色苍白,心悸气短,自汗或盗汗,五心烦热,舌暗苔腻,脉细等。

二、病因病机

(一)正气虚损

脾肾不固,先天禀赋不足,后天失于濡养,元阴元阳耗伤,正气虚损,阴阳失调,邪毒易于乘虚内侵,因虚致病,《素问》云:"正气存内,邪不可干";"邪之所凑,其气必虚"。脏腑虚弱,当正气不足或"胎毒"内伏时,易于感受外来之毒邪而发病。在疾病的晚期,由于病邪日久,或药伤正气,耗精伤血,邪盛正衰,又因病致虚,从而形成恶性循环。

(二)内邪滋生

因饮食劳倦、内伤七情,肝气郁滞,或气郁日久化火,津液不疏,痰凝积聚,或药伤正气、胎毒和疫毒等(理、化和生物因素接触史)损伤正气,使脏腑功能失调,肺脾肾三脏虚损,水湿运化失职,痰湿寒毒内生,气血紊乱,痰毒互结,气机阻滞,血行不畅,气血痰相互胶结,日久渐为恶核。若伤髓入血蕴而成瘀,痰瘀互结,壅塞脉络。髓海瘀阻日久,瘀血不去,新血不生,瘀血不能循其常道运行,则为血虚和出血的原因。痰凝、血瘀既为病理产物,也是使本病难治和易于复发的主要原因。

(三)邪毒内侵

在淋巴瘤的发生、发展、变化过程中,各种致病因素常交互作用共同致病,在正虚和脏腑功能失调的基础上,或外感六淫、疫疠之邪,邪毒内侵,壅遏脾肺,津液失调,聚湿为痰,痰瘀毒结,阻滞经络,内陷脏腑是其主要因素。若痰瘀毒结不去,耗气伤阴,或毒药伤正,日久不愈,则预后不佳。

三、辨治要点

(一)辨病与辨证相结合,审证求因

利用现代医学标准明确诊断 T 及 NK 细胞淋巴瘤。根据发病的缓急、进展快慢、病情

的轻重,把握本病为正虚痰毒互结、虚实夹杂的病机要点,辨病与辨证相结合,审证求因。初期,正虚邪侵,邪实为主;后期邪恋日久,痰凝、血瘀壅滞或药伤正气,正气难复,则以正虚为主。T及NK细胞淋巴瘤各型的预后不尽相同。

(二) 中西医结合分期、分证论治

治疗则应辨其主次,注重变证、兼证,多法联用,随病、随证调整治疗方案,采用化疗或靶向药物诱导缓解、维持治疗与中药联合应用的方法,中西医结合分期、分证论治,可以达到延长完全缓解期的目的。

对尚未进行治疗的以邪实为主的T及NK细胞淋巴瘤患者,化疗或靶向药物诱导缓解治疗配合清热解毒、祛痰散瘀、益气养阴治疗为主,兼顾正气,宜以甘寒(如生石膏、知母、蛇舌草、半枝莲、猫爪草、半边莲、芦根、沙参、麦冬、生地、元参等)之药清热解毒、消肿散结,慎用苦寒(如黄连、黄芩、栀子等)之品以防伤阴,配合益气健脾扶正(如党参、太子参、茯苓、白术)和化痰散结(如半夏、陈皮、夏枯草、浙贝母、鳖甲、牡蛎等)之品,适时加入活血散瘀(如三七、牡丹皮、丹参等)药物,慎用破血(红花、桃仁、莪术、穿山甲、三棱等)之品伤正,以防他变;在疾病后期,痰凝、血瘀壅滞或药伤正气,则祛痰、调血、补虚并用;处于病情稳定期的患者,由于邪去正伤或药伤正气,则以补虚扶正为主,宜用清补(如西洋参或生晒参、太子参、党参、五味子、黄精、枸杞子等)之品益气生津,慎用大温大热(红参、附子、肉桂等)之药劫阴伤正;正伤阴虚内热者,可加柴胡、青蒿、地骨皮、胡黄连、银柴胡、知母等疏散清虚热之品。临证时需辨病辨证选用。

四、治疗原则

在本病的治疗过程中,宜采用个体化的、以中西医结合互相为用的治疗策略,把握住标本虚实的疾病性质,治宜祛邪扶正贯穿始终(如祛痰瘀解毒、益气血补虚),要有一定的预见性和应变措施,遵从"急则治其标,缓则治其本"的治疗原则,随证调整治疗方案。

初期邪盛正虚,以祛痰散瘀解毒为主,如祛痰清热解毒、行气活血散瘀,邪去正气自复;在放化疗、靶向治疗、造血干细胞移植和手术期,可随证调治,如益气养血、健脾益肾、清热凉血、散瘀止血,祛邪扶正并用;病情平稳期邪去正伤,补虚扶正防毒邪复燃;后期虚实夹杂,宜侧重益气、调血、补虚,扶正祛邪以改善患者的生活质量。

五、辨证论治

(一) 痰瘀中阻

主症:颈项、腋下、胁下结节肿块,无痛不痒,皮色不变,按之坚硬,推之不移,甚至融合成团块,头晕目眩,倦怠乏力,胸脘满闷胀痛,食少纳呆,呕吐痰涎,小便短黄,大便不畅,舌淡或紫暗有瘀斑,苔腻,脉涩或弦滑。

证候分析:情志不舒,毒伤肝脾,脾胃失调,或气滞血瘀,凝结成块;或毒伤脾肺,水湿停滞,聚湿成痰,痰瘀互结,阻于经络,留于肌肤、经络,壅塞脏腑,则见颈项、腋下、胁下结节肿块,无痛不痒,皮色不变,按之坚硬,推之不移,甚至融合成团块;痰瘀中阻,清阳不升,则倦怠乏力,胸胁或脘腹胀痛,食少纳呆,呕吐痰涎,小便短黄,大便不畅;舌淡或紫暗有瘀斑,苔腻,脉涩或弦滑为痰瘀阻滞之象。

治法:祛痰通络,软坚散结,佐以益气养血。

方药:膈下逐瘀汤(《医林改错》)加减。药用柴胡、郁金、丹参、赤芍、瓜蒌、玄参、当归、枳壳、木香、延胡索、莪术、桃仁、红花、丹参、半夏、天竺黄、茯苓、白术、陈皮、竹茹、芦荟、海蛤壳、生牡蛎、海藻、昆布、皂角刺、僵蚕、青皮、猫爪草、黄药子等行气活血,化痰散瘀,软坚散结。可适当加入太子参、紫河车等益气养血之品。

(二)痰瘀热结

主症:颈项、腋下、胁下结节肿块,按之坚硬,推之不移,甚至融合成团块,形体消瘦,头身困重,发热缠绵难退,午后为著,口渴欲饮,骨痛,出血,易见癥积,不思饮食或食入胃脘阻胀,或胁下痛,恶心、呕吐,甚则神昏谵语。舌暗或有瘀斑,苔黄、黄褐或黑褐厚腻,脉弦数。

证候分析:热毒挟痰,络脉瘀阻,颈项、腋下、胁下结节肿块,按之坚硬,推之不移,甚至融合成团块,或壅滞于骨髓,可见骨痛、癥积、痰核;瘀痰热结,则发热缠绵难退,口渴欲饮,恶心、呕吐,苔腻等;瘀热迫血妄行,则出血;如瘀热痰扰上蒙清窍,则见头痛,头晕目眩,甚至神昏谵语;舌暗或有瘀斑,苔黄、黄褐或黑褐厚腻,脉弦数为痰瘀热结之象。

治法:祛痰清热,化瘀软坚,佐以理气养血。

方药:温胆汤(《三因极一病证方论》)加减。药用半夏、陈皮、茯苓、竹茹、枳实、贝母、栝蒌、甘草清热祛痰软坚;加白花蛇舌草、夏枯草、龙胆草、柴胡、芦荟等清热解毒;加当归、丹参、牛膝、蒲黄、王不留行、枳壳、香附等理气活血;头痛重者合半夏白术天麻汤加减(《医学心悟》),药用半夏、白术、天麻、胆南星、苍术、佩兰、元胡、白芷等,神昏者鼻饲安宫牛黄丸。

(三)热毒炽盛

主症:颈项、腋下、胁下结节肿块,按之坚硬无痛,推之不移,形体消瘦,壮热、气粗,汗出口渴,头晕头痛,项背强直,甚则四肢抽搐、神昏,周身骨痛,齿衄、鼻衄、肌衄,口渴欲饮,咽喉肿痛,或口舌生疮,便秘溲赤,舌红绛而少津,苔黄或燥或灰黑,脉数或洪数有力。

证候分析:痰瘀毒蕴,颈项、腋下、胁下结节肿块,按之坚硬无痛,推之不移,郁久化热,或药毒伤正,外感热邪,入里化热,熏蒸肌肤,症见高热难退;热入营血,伤及脉络,阴精耗伤,耗血动血,则见头晕出血,口渴欲饮,便秘溲赤;邪热久郁营分,营血蕴而成瘀,热瘀交结,则周身骨痛,咽喉肿痛,或口舌生疮;瘀血阻络,可使出血倾向更加严重;如果邪毒鸱张,热极生风,闭窍引动肝风,可见头晕头痛,项背强直,甚则四肢抽搐、神昏等症;舌红绛而少津,苔黄或燥或灰黑,脉数或洪数有力为热毒炽盛之象。

治法:清热解毒凉血,散瘀止血。

方药:犀角地黄汤(《千金要方》)或清瘟败毒饮(《疫疹一得》)加减,佐以散瘀、补虚之品。药用犀角(或水牛角)、生地黄、牡丹皮、白芍、玄参、赤芍等滋阴清热、凉血解毒;半枝莲、白花蛇舌草等清热解毒;出血重者适时给予三七、桃仁、仙鹤草、地榆、旱莲草、茜草、白茅根、紫草、土大黄、当归、牛膝等凉血止血、散瘀之品;热甚者,可加生石膏、金银花、连翘、淡竹叶、知母、芦根、沙参、麦冬、天花粉、鱼腥草等;项背抽搐者予钩藤、石决明、佩兰、天麻、僵蚕镇肝熄风,芳香开窍;热盛神昏者可鼻饲安宫牛黄丸(《温病条辨》)或紫雪丹(《太平惠民和剂局方》)等。

(四) 气血两亏

主症:颈项及体表多处结节肿块,质硬无痛如石,形体消瘦,面白无华,头晕乏力,气短心悸、动则加重,唇甲色淡,自汗出,食少纳差,腹胀便溏,出血,舌淡或胖大有齿痕,苔薄白,脉细弱。

证候分析:邪毒内蕴,气血耗伤,气不化水为痰,气不行血为瘀,痰瘀互结,则颈项及体表多处结节肿块,质硬无痛如石,形体消瘦;血虚不能上荣,则面白无华、头晕、唇甲色淡;脾胃虚弱,气血生化无源,血不能养心,则乏力、食少纳差、气短心悸、动则加重、自汗出;舌淡或胖大有齿痕,苔薄白,脉细弱为气血两亏之象。

治法:益气养血,健脾益肾。

方药:十全大补丸(《太平惠民和剂局方》)加减。人参、黄芪、白术、茯苓、生地、当归、法半夏、白芍、甘草等健脾益气养血;女贞子、枸杞子、何首乌、熟地黄、山药、山茱萸、牡丹皮等益肾填精。

(五) 气阴两虚

主症:颈项及体表多处结节肿块,质硬无痛如石,形体消瘦,头晕耳鸣,神疲倦怠,面色苍白,心悸气短,动则汗出,自汗或盗汗,皮肤紫斑,五心烦热,鼻衄齿衄,目睛干涩,咽干口燥,舌淡红或边尖红,苔少或薄黄,脉细或细数。

证候分析:痰核未去,或已邪衰减,耗气伤阴,颈项及体表多处结节肿块,质硬无痛如石,气虚则面色苍白,神疲倦怠,心悸气短,自汗出;阴虚火旺则盗汗、五心烦热,咽干口燥;舌淡红或边尖红,苔少或薄黄,脉细或细数为气阴两虚之象。

治法:益气养阴,双补气血,佐以祛邪。

方药:生脉散(《内外伤辨惑论》)加味,药用太子参、麦门冬、五味子益气养阴;偏气虚者加黄芪、白术、党参健脾益气;偏阴虚者加生地、黄精、天门冬、沙参、花粉、牡丹皮、当归养阴清热;仙鹤草、旱莲草、茜草、紫草、白茅根凉血滋阴、收敛止血;清热解毒则选半枝莲、白花蛇舌草等。

(六) 肝肾阴虚

主症:颈项、耳下、腋下结节肿块,质硬无痛,或腹内结块,胸胁胀痛,形体消瘦,颧红盗汗,五心烦热,头痛,头晕耳鸣,腰膝酸软,或肢体麻木,或口眼歪斜,甚则抽搐,或伴出血,舌淡红,苔薄或少苔,脉弦细。

证候分析:先天不足,或久病及肾,邪毒入里,肾阴不足,肝失濡养,肝肾阴虚,虚火灼津成痰、颈项、耳下、腋下结节肿块,质硬无痛,或腹内结块,胸胁胀痛;阴虚内热则颧红盗汗,五心烦热,头痛,头晕耳鸣,腰膝酸软;阳亢肝风内动,挟痰上扰,脉络郁阻,则肢体麻木,口眼歪斜,甚则抽搐;阳亢迫血妄行,可见出血;舌淡红,少苔,脉弦细为肝肾阴虚之象。

治法:滋养肝肾,镇肝熄风。

方药:杞菊地黄丸(《医级》)或天麻钩藤饮(《杂病证治新义》)加减。药用天麻、钩藤、酸枣仁、僵蚕、石决明、何首乌、阿胶、女贞子、熟地、山药、山茱萸、丹皮、泽泻、五味子、枸杞子、菊花、天葵子、山慈菇、夏枯草、竹茹、天竺黄等滋养肝肾,清热化痰。玄参、牛膝、赤芍、地龙等活血祛瘀。

(七)脾肾阳虚

主症:颈项、腋下、鼠蹊结节肿块,质硬无痛如石,形体消瘦,面白神疲,少气乏力,腰膝酸软,畏寒肢冷,食少便溏,或伴癥积,或面浮脚肿,少腹冷痛,下利清谷或五更泄泻,或齿龈渗血,紫癜或瘀斑,舌淡体胖大,苔白滑,脉沉细。

证候分析:脾肾阳虚,寒邪外袭,寒湿相结,聚湿成痰。脾阳不足,气虚气化不利湿停成痰,壅塞经络脏腑,则颈项、腋下、鼠蹊结节肿块,质硬无痛如石,形体消瘦,或伴癥积;脾阳虚则面白神疲,少气乏力,食少便溏;肾阳亏虚,失于温养,则腰膝酸软,畏寒肢冷,阳虚血运无力;血阻成瘀,阳虚血瘀,血溢脉外,则出现齿龈渗血、紫癜或瘀斑;舌淡体胖大,苔白滑,脉沉细为脾肾阳虚之象。

治法:温补脾肾,行瘀散结。

方药:右归丸(《景岳全书》)或阳和汤(《外科全生集》)加减。药用熟地、肉桂、山药、鹿角胶、山茱萸、杜仲、菟丝子、巴戟天、炮姜等补肾阴益肾阳;砂仁、肉豆蔻、白术健脾和胃;白芥子、夏枯草、皂角刺、延胡索、三七、丹参、海蛤壳、生牡蛎等祛痰行瘀,软坚散结。

总之,以上证型是可以相互交错和转化的,辨证治疗要灵活变通,不能拘泥于一证一型的简单治疗。

六、转归预后

本病具有恶性克隆性、异质性和侵袭性的临床特点,病位涉及五脏、六腑、经络、肌肤。当确立诊断后,应该立即予以及时正确的中西医结合治疗与调护。但是,尽管采用个体化的、最佳的中西医结合的治疗策略,治疗效果仍较差,预后欠佳。如果遵从"急则治其标,缓则治其本"的治疗策略,辨病与辨证相结合,在各治疗阶段祛邪扶正并用,以达到改善患者的生活质量和延长生存期的目的。

七、预防与调护

(一)调情志、忌郁怒

调畅心机,保持良好情绪,使他们树立战胜疾病的信心,保持精神愉快、乐观的生活态度。

(二)保清洁

保持病房有良好的通风和清洁消毒的环境,防止患者口腔、外阴和肛门的感染。

(三)慎起居、避风寒

让患者安静卧床休息,治疗期间减少或避免探视,注意保暖、避风寒。

(四)饮食宜忌

合理饮食,宜食清淡、洁净、易消化且富营养之品,如牛肉、猪肉、鸭肉、鸡蛋、鸭蛋、苹果、香蕉、梨、藕、菠萝等,保持大便通畅;忌烟酒、辛辣动火之品,如生葱、生姜、生蒜、辣椒、杏、李子等;发热时配合服用西瓜汁、藕汁、梨汁、蔗汁等对康复大有益处。

八、中成药

(一)清热解毒、化痰攻毒中药——砷剂(As_2S_2 和 As_2O_3)

中药单味药雄黄性辛温,有毒,具有解毒、杀虫、祛风燥湿、化瘀消积之功效。二硫化砷(As_2S_2)是雄黄的主要成分,而其升华物三氧化二砷(ATO,As_2O_3)是砒霜的主要成分,ATO 是一种广泛应用的针对急性早幼粒细胞白血病(APL)的有效药物。近年来研究发现,它有显著的抗淋巴瘤作用,ATO 单用或与紫杉醇(PTX)、多柔比星(ADM)联合在体外均可抑制淋巴瘤细胞增殖。

砷是一种巯基毒物,主要与细胞酶蛋白的巯基结合,使其失去活性,从而阻碍细胞的氧化功能,影响组织的新陈代谢,使糖代谢停止、蛋白质分解、细胞死亡。大剂量砷剂对人胃肠道、中枢神经系统、心血管系统等均有毒性,但个体差异较大。临床常见副作用有:腹胀、恶心、大便次数增多等消化道症状,偶有肝功能损伤;少数患者白细胞和血小板中度减少,也有在治疗初期白细胞继续上升,坚持治疗白细胞可迅速下降。砷的慢性蓄积中毒可致皮肤瘙痒、色素沉着和手脚掌角化等,而胸腔积液和心包积液少见。治疗剂量砷剂的毒副反应一般表现轻微,具有可逆性,给予对症治疗或停药后即减轻或消失。在用药期间,要注意中毒症状的观察,动态监测血象和心、肝、肾等脏器的功能,出现副作用要及时采取停药或解救措施。至于砷剂的使用(如使用剂量、疗程、间隔时间及与其他药物联合应用的方法),视不同制剂、不同病种,具体方法不一。目前,在临床使用的砷制剂有亚砷酸注射液、复方青黛片(白血康)、六神丸等。

1. **亚砷酸注射液** 用法:每日 $0.16\sim0.2mg/m^2$ 加入 5% 葡萄糖注射液 250ml(或 500ml)中静滴,28~35 天为一疗程,每天剂量不超过 10mg。由于亚砷酸是强烈的毛细血管毒素,最易引起血管内皮细胞损伤,在并发严重 DIC 的情况下,为防止重要脏器(如中枢神经和消化道)的出血,慎用或在医护人员严密的观察之下使用本品。

2. 复方青黛片　复方青黛片主要由雄黄、青黛、太子参、丹参等组成。用法:成人初始 15 片/d,分 3 次口服,用药 2~3 天无特殊反应则增加至 21~36 片/d,分 3 次口服,连续服用 30~60 天为 1 疗程,儿童用量酌减。

3. 六神丸　六神丸由雄黄、蟾酥、牛黄、麝香、冰片、珍珠 6 味药组成。用法:成人 180 粒/d,分 3~4 次口服,不能耐受者由小剂量 30 粒/d 开始,逐渐增加用量至 180 粒/d,连续服用 30 天~60 天为 1 疗程,儿童用量酌减。

（二）清热燥湿、祛风杀虫中药——苦参碱

苦参是历史悠久的传统药物,具有清热燥湿、祛风杀虫的功效。苦参碱是从苦参根中提取分离得到的生物碱,是苦参中抗肿瘤的有效活性成分。苦参所含的苦参碱和氧化苦参碱等成分具有抑制肿瘤细胞扩散、止痛、止血、抗炎、升高白细胞的功效,而且苦参碱可显著增强 B 细胞和 T 淋巴细胞的免疫功能,对自然杀伤细胞 T 细胞亚群作用明显,是良好的免疫调节剂。氧化苦参碱对肿瘤细胞和血管内皮细胞增殖本身有一定的抑制作用,可促进骨髓造血干细胞的成熟和分化,有良好的缓解癌痛的作用。使用复方苦参注射液治疗非霍奇金淋巴瘤,可直接杀伤肿瘤细胞,诱导肿瘤细胞分化及凋亡,提高机体免疫功能,缓解患者疼痛,提高患者生存质量。复方苦参注射液由苦参和白土苓精制而成,具有清热利湿,凉血解毒,散结止痛的功效。复方苦参注射液联合化疗治疗非霍奇金淋巴瘤,可提高疗效,减少化疗的副作用,改善患者的生活质量。用法:在每个化疗期间及间歇期加用复方苦参注射液 20ml/d,静脉滴注,每日 1 次,连用 14 天,儿童酌减。

（三）清热解毒、凉血止血中成药——新癀片

新癀片由九节茶、三七、牛黄等组成,具有清热解毒、凉血止血的功效。化疗后骨髓抑制所引起的白细胞过低,伴严重的感染和发热,且持续时间较长者,在控制感染的同时,可以对症口服新癀片以达到菌毒并治的作用。用法:成人每次 2-4 片,必要时口服,儿童用量酌减。

（四）扶正补虚中成药——益血生胶囊

扶正补虚和活血化瘀中药能够提高机体的免疫能力,促进骨髓造血功能,提高机体对化疗的敏感性,减轻化疗药所引起的各种毒、副反应。长期服用补虚中药,可以调动机体的内在因素,有助于清除余毒(残留病变),降低复发率,延长无病生存期。如人参、党参、黄芪、枸杞子、参三七、茯苓、猪苓、冬虫夏草、刺五加、当归、云芝、五味子、芍药、生地和甘草等中药的煎剂及其有效成分均有良好地促进免疫细胞活化,促进白细胞介素-2(IL-2)和肿瘤坏死因子(TNF)等内源活性因子释放,增强对血液系统肿瘤细胞的杀伤和抑制作用。

益血生胶囊由阿胶、龟甲胶、鹿角胶、鹿血、牛髓、紫河车等组成,具有健脾生血,补肾填精的功效,可促进造血细胞的增殖和分化,并对放、化疗药物有显著的增效减毒作用。

用法:12 粒/d,分 3 次口服,疗程至少 6 个月以上,儿童用量酌减。

九、古籍精选

《素问·遗篇刺法论》:"正气存内,邪不可干。"

《灵枢·百病始生篇》:"风雨寒热,不得虚,邪不能独伤人。卒然逢疾风暴雨而不病者,盖无虚,故邪不能独伤人。其中于虚邪也,因于天时,与其身形,参与虚实,大病乃成。"

《金匮要略·脏腑经络先后病脉证》:"千般疢难不越三条。一者,经络受邪入脏腑,为内所因也;二者,四肢九窍,血脉相传,壅塞不通,为外皮肤所中也;三者,房室金刃,虫兽所伤。以此祥之,病由都尽。"

《金匮要略·血痹虚劳病脉证并治篇》:"五劳虚极羸瘦,腹满不能食,食伤,忧伤,饮伤,房室伤,劳伤,营卫气伤,内有干血,肌肤甲错,两目暗黑。"

《医宗金鉴》:"失荣证生于耳之前后及肩颈,其证初期,状如痰核,推之不移动,坚硬如石,皮色不变,日渐长大。"

《千金翼方》:"凡恶核似射工,……,时有不痛者,不痛则不忧,不忧则救迟,救迟则杀人,是宜早防之。"

《外科证治全生集》:"阴疽之证,皮色相同,然有肿与不肿,有痛与不痛,有坚硬难移,有柔软如棉,不可不为之辩……不痛而坚,形大如拳者,恶核失荣也……不痛而坚如金石,形如升斗,石疽也。"

(韩冰虹)

参考文献

1. 杨宝峰,苏定冯. 药理学 [M]. 北京:人民卫生出版社,2013.
2. DUNLEAVY K, PITTALUGA S, SHOVLIN M, et al. Phase II trial of dose- adjusted EPOCH in untreated systemic anaplastic large cell lymphoma [J]. Haematologica, 2016, 101 (1):e27-29.
3. ZHANG L, JIANG M, XIE L, et al. Five-year analysis from phase 2 trial of "sandwich" chemoradiotherapy in newly diagnosed, stage IE to IIE, nasal type, extranodal natural killer/T-cell lymphoma [J]. Cancer Med, 2016, 5 (1):33-40.
4. WANG L, WANG Z H, CHEN X Q, et al. First-line combination of gemcitabine, oxaliplatin, and L-asparaginase (GELOX) followed by involved-field radiation therapy for patients with stage IE/IIE extranodal natural killer/T-cell lymphoma [J]. Cancer, 2013, 119 (2):348-355.
5. KWONG Y L, KIM S J, TSE E, et al. Sequential chemotherapy/radiotherapy was comparable with concurrent chemoradiotherapy for stage I/II NK/T-cell lymphoma [J]. Ann Oncol, 2018, 29 (1):256-263.

6. KORL A D G, GESSIE S L, SNJDE R S, et al. Primary extranodal non-Hodgkin's lymphoma: the impact of alternative definition tested in the comprehensive cancer west population-based NHL registry [J]. Ann Oncol, 2003, 14 (7): 131-139.

7. KOCH P, DEL VALLE F, BERDEL W E, et al. Primary gastrointestinal non-Hodgkin's lymphoma: Combined surgical and conservative or conservative management only in localized gastric lymphoma--results of the prospective German Multicenter Study GIT NHL 01/92 [J]. Clin Oncol, 2001, 19 (18): 3874-3883.

8. CAI Y B, CHEN H Y, HE J J, et al. The role of surgical intervention in primary colorectal lymphoma: A SEER population-based analysis [J]. Oncotarget, 2016, 01; 7 (44): 72263-72275.

9. ANSELL S, CHEN R W, FLINN I W, et al. A phase 1 study of TTI-621, a novel immune checkpoint inhibitor targeting CD47, in patients with relapsed or refractory hematologic malignancies [J]. Blood, 2016, 128 (22): 1812.

10. PARDOLL D M. The blockade of immune checkpoints in cancer immunotherapy [J]. Nat Rev Cancer, 2012, 12 (4): 252-264.

11. HARGADON K M, JOHNSON C E, WILLIAMS C J. Immune checkpoint blockade therapy for cancer: an overview of FDA-approved immune checkpoint inhibitors [J]. Int Immunopharmacol, 2018, 62: 29-39.

12. KIM Y H, GRATZINGER D, HARRISON C, et al. In situ vaccination against mycosis fungoides by intratumoral injection of a TLR9 agonist combined with radiation: a phase 1/2 study [J]. Blood, 2012, 119 (2): 355-363.

13. BOLLARD C M, GOTTSCHALK S, TORRANO V, et al. Sustained complete responses in patients with lymphoma receiving autologous cytotoxic T lymphocytes targeting Epstein Barr virus latent membrane proteins [J]. J Clin Oncol, 2014, 32 (8): 798-808.

14. PHAN J, MAZLOOM A, MEDEIROS L J, et al. Benefit of consolidative radiation therapy in patients with diffuse large B-cell lymphoma treated with R-CHOP chemotherapy [J]. J Clin Oncol, 2010, 28 (27): 4170-4176.

15. ROSENBLUTH B D, YAHALOM J. Highly effective local control and palliation of mantle cell lymphoma with involved field radiation therapy (IFRT) [J]. Int J Radiat Oncol Biol Phys, 2006, 65 (4): 1185-1191.

16. 张会平. 从毒论治恶性淋巴瘤心得 [J]. 中国保健营养, 2015, 12: 38.

17. 曹红春, 李娜, 龚新月, 等. 恶性淋巴瘤中医辨证及治疗思路探讨 [J]. 亚太传统医药, 2016, 12 (2): 53-55.

18. 夏小军. 血病论 [M]. 兰州: 兰州科学技术出版社, 2016: 541-545.

19. 王居祥, 徐力. 中医肿瘤治疗学 [M]. 北京: 中国中医药出版社, 2014: 420-432.

20. 孙伟正, 孙凤, 孙岸弢. 中医血液病学 [M]. 北京: 人民卫生出版社, 2016: 390-407.

21. 张丽梅, 陈逸恒. 肿瘤内科中西医结合诊疗手册 [M]. 北京: 化学工业出版社, 2015: 364-380.

22. DUAN X F,WU Y L,XU H Z,et al. Synergistic mitosis-arresting effects of arsenic trioxide and Paclitaxel on human malignant lymphocytes［J］. Chem Biol lnWract,2010,183（1）:222-230.

23. 田晓琳,杨臻,王建英,等. 恶性淋巴瘤的近现代中医诊疗现状［J］.世界中医药,2016,11（8）:1644-1648.

24. 王茂生,李君,孙长勇,等.杨淑莲教授治疗淋巴瘤经验［J］.河北中医,2016,38(1):8-11.

第六章

预后因素

　　T/NK 细胞淋巴瘤的各亚型间存在很大的异质性,这使得其诊治变得复杂。具有类似诊断的患者在临床表现、分子生物学改变和临床结果等方面也可存在显著差异。

第一节　病理预后因素

不同类型或亚型淋巴瘤的临床表现、治疗及预后各不相同,而同一类型淋巴瘤则有较一致的生物学行为,因此,淋巴瘤的病理学分类对判断病情发展和评估预后具有重要意义。

2001年淋巴组织肿瘤WHO分类建议根据淋巴瘤的自然特点进行分组,可以在临床工作中提供一个简单的框架来理解这类疾病。根据生物学行为可以把非霍奇金淋巴瘤分为四类:惰性淋巴瘤、局部的惰性淋巴瘤、侵袭性淋巴瘤、高度侵袭性淋巴瘤。常见的惰性T细胞淋巴瘤有T细胞大颗粒淋巴细胞白血病、蕈样肉芽肿、皮下脂膜炎样T细胞淋巴瘤等。这类T细胞淋巴瘤自然病程长,进展相对缓慢。原发皮肤型间变大细胞淋巴瘤是局部惰性淋巴瘤。30%左右的原发皮肤型间变大细胞淋巴瘤可以自愈。偶尔可有延迟性复发。大多数T/NK细胞淋巴瘤属于侵袭性淋巴瘤:如外周T细胞淋巴瘤非特指型、NK/T细胞淋巴瘤、血管免疫母细胞性T细胞淋巴瘤、间变大细胞淋巴瘤、原发皮肤γδT细胞淋巴瘤、Sézary综合征等。这些类型的T/NK细胞淋巴瘤进展快,预后差。复发后患者预后更差,生存期往往较短。但个别亚型则预后良好,如ALK阳性间变大细胞淋巴瘤。T淋巴母细胞淋巴瘤和肝脾T细胞淋巴瘤属于高度侵袭性淋巴瘤,进展迅速,死亡率高。

第二节　临床预后因素

国际预后指数(International Prognostic Index,IPI)包含了多个与预后密切相关的临床指标,包括年龄、血清乳酸脱氢酶,ECOG评分、Ann Arbor临床分期、淋巴结外累及数目。分成低危组(L,IPI=0~1)、低/中危组(L-I,IPI=2)、高/中危组(H-L,IPI=3)和高危组(H,IPI=4~5)。

目前IPI评分仍适用于大多数T细胞淋巴瘤。研究表明间变大细胞淋巴瘤和外周T细胞淋巴瘤非特指型(PTCL-NOS),IPI评分是有价值的预后评价工具。IPI对血管免疫母细胞T细胞淋巴瘤(AILT)预后价值有限,对AILT而言性别和贫血状况更有预后意义。IPI也不适用于预后极差的高危组,如肝脾T细胞淋巴瘤和肠病型T细胞淋巴瘤。

随着研究的深入,针对特殊亚型的T细胞淋巴瘤提出了3个新的预后评价系统。一项大型研究提出了一个针对PTCL-NOS的新预后模型-T细胞淋巴瘤预后指数模型(见表4-3),混合了当前的IPI因素(年龄,PS,LDH),另外强调了骨髓受累。在这个模型中患者5年生存率从62%(无一项因素)至18%(3~4项不利因素)不等。许多PTCL-NOS归入高危组,预后差,提示需要更积极的治疗。而m-PIT整合增殖相关蛋白Ki-67的表达,ITCLP预后指数是来自国际T细胞淋巴瘤项目,包括:年龄(>60岁)、ECOG(>1)、血小板减少症($<15×10^9/L$)是最相关的3个PTCL-NOS患者分层参数(表6-1)。重要的是,所有这些预

后评分已经在用 CHOP 方案或至少含有蒽环类的方案治疗的患者中得到验证。4 个分数将 PTCL-NOS 患者分为 3 个(m-PIT,ITCLP)或 4 个(IPI,PIT)预后级别:低风险组,无论使用哪个预后评分系统(IPI 和 m-PIT 得分 0/1,PIT 和 ITCLP 得分 0),都是与其他风险组显著不同的预后结果,显示出比所有其他风险组更好的结果。

表 6-1　不同预后评分系统的变量

	IPI	PIT	m-PIT	ITCLP
年龄(>60 岁)	√	√	√	√
ECOG(>1)		√	√	√
LDH	√	√	√	
Ann Arbor 分期	√			
结外病变(≥2)	√			
骨髓侵犯		√		
血小板计数(<15×10⁹/L)				√
Ki-67(≥80%)			√	

另外,韩国一项对 262 例 NK/TCL 的回顾性研究总结出一个优于 IPI 的预后模型,包括 4 个预后因子(B 症状、临床分期、LDH 和淋巴结累及数),5 年生存率从 81%(0 或 1 个预后因子)至 7%(3 或 4 个预后因子)不等(见表 4-4)。

EFS24 是目前常用的预测患者预后的预测工具,在 DLBCL 患者中治疗后无事件生存(EFS)时间超过 24 个月的患者 PFS 和 OS 显著优于 EFS 时间小于 24 个月的患者。有研究发现在外周 T 细胞淋巴瘤患者中 EFS24 也可以有效的预测患者的预后。EFS 时间小于 24 个月的患者中位生存期只有 4.9 个月,5 年的总生存率仅为 11%。而 EFS 时间超过 24 个月的患者中位生存期未达到,5 年的总生存率为 78%。并且年龄小于 60 岁且 EFS 时间超过 24 个月的患者 5 年 OS 高达 91%。

第三节　细胞遗传学及分子生物学因素

近年来随着分子生物学的不断进步,基因测序技术的不断完善,基因表达谱和二代测序在 T 细胞淋巴瘤中得到了越来越广泛的应用。

早期基因表达谱分析研究无法区分 PTCL-NOS 与其他 PTCL 亚型,近来通过基因测序,成功将 37% 传统方法不能分型的 PTCL-NOS,进行了新的分型。其中 PTCL-NOS 可以进一步归为二大类:*GATA3* 高表达组和 *TBX21* 高表达组,前者的预后显著差于后者。有研究表明激活的辅助 CD4+ T 细胞与细胞毒 CD8+ T 细胞,CD8+ 淋巴瘤与较差的生存率相关。PTCL-NOS 缺乏特异性,再现性细胞遗传学异常,复杂的细胞遗传学畸变与预后不良有关。

染色体 +7q 涉及细胞周期蛋白依赖性激酶 6,以及 +8q 涉及在 PTCL-NOS 中报道的 *MYC* 基因。17% 的 PTCL-NOS 会出现 t(5:9)(q33:32)移位,导致 IL2 诱导型 T 细胞激酶(*ITK*)基因融合蛋白和脾酪氨酸激酶(*SYK*)基因。通过整合 Mate-pair 和 RNA 测序方法在 PTCL 中发现,不同 PTCL 类型患者中均有一定频率 *VAV1* 融合基因。二代测序分析 PTCL,涉及 *p53* 相关基因,重排包括 *TP63* 基因与 *TBL1XR1* 和 *ATXN1* 基因。这些基因与不良临床结果相关。29% 结性 PTCL 病例中免疫组化可检测到 *p53* 的过表达,且与 Ki-67,BCL2 以及 P 糖蛋白表达相关,*p53* 的过表达是比 IPI 积分更为不利的不良预后因素。PTCL-NOS 的全外显子组测序显示 RHOA 突变(8%~18%)和 FYN(<3%),以及调节 DNA 甲基化的基因,预后意义不清楚。

在血管免疫母细胞性 T 细胞淋巴瘤(AITL)中,+3q,+5q 和 +21 是常见的染色体异常。最近,在 AITL 中经常观察到表观遗传改变,33%~76% 的 AITL 病例中可以观察到 *TET2* 突变。部分 AITL 中也检测到 *DNMT3A* 突变。最近的一项包含 B 细胞和 T 细胞淋巴瘤的研究发现 20%~45%AITL 存在 R172 的 *IDH2* 突变。有研究发现 53%~68% 的 AITL 患者有 *RHOA* G17V 突变。但是,这些突变尚缺乏预后意义。

ALK+ ALCL,是目前唯一有明确的再现性染色体重排的 PTCL,这些易位涉及位于 2 号染色体 p23 上的 *ALK* 基因,以及 5 号染色体 q35 上的核磷蛋白基因 *NPM*,产生 t(2;5)(p23;q35),55%~85% 的病例涉及 *ALK* 和其他伴侣基因。染色体 t(2;5)(p23;q35)易位产生融合蛋白 NPM-ALK,导致 ALK 酪氨酸激酶在代谢和生存途径中的信号活化和改变。其他已知的突变包括 *JAK3/STAT3*,*PI3K/AKT/mTOR* 和磷脂酶 C-g(PLC-g)介导的 *RAS-ERK* 途径。通过激活 *Notch1* 信号途径突变在 AITL 中也有报道。在很多病例中都注意到 *MYC* 的过度表达和 *MYC* 易位相关。有报道称 *ALK* 易位和 *NPM-ALK* 之间基因表达谱有部分重叠。有趣的是,*NPM-ALK* 和变异 *ALK* 易位的阵列 CGH 分析揭示了类似的再现性继发性遗传异常,包括 17p 的增加和 4q 和 11q 的丢失。同样,这些变化的预后意义尚不明确。

ALK+ALCL 的过表达的基因突变多涉及与免疫或免疫相关,炎症反应,NF-kB 信号传导的调节,淋巴细胞迁移和黏附。而 *ALK* 阴性 ALCL,则表现出参与细胞因子信号通路的基因过表达。全基因组 SNP 阵列分析研究显示 *ALK* 阴性 ALCL 中再现性缺失 17p13.3-p12(*TP53*)和 6q21(*PRDM1*)的频率明显高于 *ALK* 阳性 ALCL,*PRDM1* 或 *TP53* 缺失预后差。二代测序分析发现 10% 的 *ALK* 阴性 ALCL 存在 *DUSP22* 的下调和 *MIR29* 上调。涉及染色体易位 t(6;7)(p25.3;q32.3),涉及 6 号染色体 p25.3 上的 *DUSP22* 磷酸酶基因和 7 号染色体 q32.3 上的 *FRA7H*。最近的一项研究发现,*DUSP22* 和 *TP63* 的互斥重排分别占 *ALK* 阴性 ALCL 的 30% 和 8%,存在 *DUSP22* 重排的 *ALK* 阴性 ALCL 患者 5 年总生存率(OS)明显好于存在 *TP63* 重排的患者。

总之,对 T/NK 细胞淋巴瘤新的生物学行为的认识对我们了解疾病将会有重要的影响。其中一些似乎具有相当重要的预后意义,但至今也还没有证据显示依据这些结果而改变治疗方案可以改善其预后。

第四节　PET/PET-CT 在 T/NK 细胞淋巴瘤预后中的意义

氟-18-氟脱氧葡萄糖（18FDG）正电子发射断层扫描术（PET）以及 PET/CT 在恶性淋巴瘤中的应用越来越广泛。在霍奇金淋巴瘤、弥漫大 B 细胞淋巴瘤以及滤泡性淋巴瘤中的预测价值已经得到了公认，并对临床治疗及预后的评定具有重要的指导意义。但在 T/NK 细胞淋巴瘤中预测价值没有在 B 细胞淋巴瘤中的高。但是至少 90% 的结内外周 T 细胞淋巴瘤高摄取 18FDG。既往不推荐在治疗前及治疗中和治疗后对 T/NK 细胞淋巴瘤患者行 PET-CT 的检查。但最近的研究表明 PET/CT 可以预测 PTCL 的预后。

一项回顾性分析显示，FDG-PET/CT 所测定的基线肿瘤代谢体积（TMTV0）在 PTCL 患者中有显著性的生存预测价值，TMTV0>230cm^3 的患者，2 年无进展生存（PFS）率和总生存（OS）率为 26% 和 50%，而 TMTV0≤230cm^3 的患者，2 年 PFS 率和 OS 率则为 71% 和 80%（P<0.000 1）；研究提示，TMTV0 与 PTCL 指数联合使用能更好预测患者 PFS 和 OS。一项 Ⅲ 期随机对照研究显示，中期 PET 可预测 PTCL 患者至治疗失败时间（TTTF）和 OS，预后良好的中期 PET 与预后不良的中期 PET 相比，2 年 TTTF 分别为 63% 对 21%（P<0.000 1）；2 年 OS 为 79% 对 25%（P<0.000 1）；中期 PET 预后差的患者，给予较强治疗方案也未能改善 TTTF 和 OS，反而显著增加毒性反应。

有研究发现，在诱导治疗结束时 PET/CT 阳性的 T/NK 细胞淋巴瘤患者是生存率低的一个强有力的预测因子，对于 PTCL-NOS 和 AITL 患者尤其如此。一些已发表的经验证明了 PET-CT 阴性对 OS，以及 PFS 是有利预测因子。但在一些其他研究中则显示缺乏预后价值。

还需要更多研究来探索 PET 在 T/NK 细胞淋巴瘤中的合理运用，必须制定合理的检查时间，因为检查过早有可能导致放弃本可以取得疗效的治疗方法，同时还需制定检查与化疗间隔的时间，因为治疗相关效应可能产生假阳性结果。由于 PET 和 PET/CT 检查对提示预后可能有重要作用，并且检查不受所用治疗方法的影响，未来 PET/CT 检查有可能成为判断预后的重要手段，并可指导 T/NK 细胞淋巴瘤的治疗选择。

IPI 评分仍是目前判断预后的有用工具。在免疫化疗时代既往已知的分子生物学标记物的预后价值需要进行再评价。PET 扫描可能成为新的评估预后和指导治疗的有效方法。对 T/NK 细胞淋巴瘤预后的评估需要结合病理学、免疫表型、分子生物学、PET/CT、临床相关指标以及治疗方案进行综合分析。

（赵东陆）

参考文献

1. MATTHEW J M, FREDRIK E, L S, et al. International Assessment of Event-Free Survival at 24 Months and Subsequent Survival in Peripheral T-Cell Lymphoma［J］. J Clin Oncol, 2017,

35（36）：4019-4026.

2. ELLIN F，LANDSTROM J，JERKEMAN M，et al. Real-world data on prognostic factors and treatment in peripheral T-cell lymphomas：a study from the Swedish Lymphoma Registry［J］. Blood，2014，124（10）：1570-1577.

3. XU P，YU D，WANG L，et al. Analysis of prognostic factors and comparison of prognostic scores in peripheral T cell lymphoma，not otherwise specified：a single-institution study of 105 Chinese patients［J］. Ann Hematol，2015，94（2）：239-247.

4. IQBAL J，WEISENBURGER DD，GREINER TC，et al. Molecular signatures to improve diagnosis in peripheral T-cell lymphoma and prognostication in angioimmunoblastic T-cell lymphoma［J］. Blood，2010，115：1026-1036.

5. WEISENBURGER DD，SAVAGE KJ，HARRIS NL，et al. Peripheral T-cell lymphoma，not otherwise specified：a report of 340 cases from the International Peripheral T cell Lymphoma Project［J］. Blood，2011，117：3402-3408.

6. PECHLOFF K，HOLCH J，FERCH U，et al. The fusion kinase ITK-SYK mimics a T cell receptor signal and drives oncogenesis in conditional mouse models of peripheral T cell lymphoma［J］. J Exp Med，2010，207：1031-1044.

7. VASMATZIS G，JOHNSON SH，KNUDSON RA，et al. Genome-wide analysis reveals recurrent structural abnormalities of TP63 and other p53-related genes in peripheral T cell lymphomas ［J］. Blood，2012，120：2280-2289.

8. LEMONNIER F，COURONNE L，PARRENS M，et al. Recurrent TET2 mutations in peripheral T-cell lymphomas correlate with TFH-like features and adverse clinical parameters［J］. Blood，2012，120：1466-1469.

9. COURONNE L，BASTARD C，BERNARD OA. TET2 and DNMT3A mutations in human T-cell lymphoma［J］. N Engl J Med，2012，366：95-96.

10. ODEJIDE O，WEIGERT O，LANE AA，et al. A targeted mutational landscape of angioimmunoblastic T-cell lymphoma［J］. Blood，2014，123：1293-1296.

11. CAIRNS RA，IQBAL J，LEMONNIER F，et al. IDH2 mutations are frequent in angioimmunoblastic T-cell lymphoma［J］. Blood，2012，119：1901-1903.

12. BOI M，RINALDI A，KWEE I，et al. PRDM1/BLIMP1 is commonly inactivated in anaplastic large T-cell lymphoma［J］. Blood，2013，122：2683-2693.

13. PIVA R，AGNELLI L，PELLEGRINO E，et al. Gene expression profiling uncovers molecular classifiers for the recognition of anaplastic large-cell lymphoma within peripheral T cell neoplasms［J］. J Clin Oncol，2010，28：1583-1590.

14. AGNELLI L，MEREU E，PELLEGRINO E，et al. Identification of a 3-gene model as a powerful diagnostic tool for the recognition of ALK-negative anaplastic large-cell lymphoma ［J］. Blood，2012，120：1274-1281.

15. BISIG B，DE REYNIES A，BONNET C，et al. CD30-positive peripheral T-cell lymphomas share molecular and phenotypic features［J］. Haematologica，2013，98：1250-1258.

16. PARILLA CASTELLAR ER，JAFFE ES，SAID JW，et al. ALK-negative anaplastic large cell

lymphoma is a genetically heterogeneous disease with widely disparate clinical outcomes [J].
Blood, 2014, 124: 1473-1480.

17. EL-GALALY TC, PEDERSEN MB, HUTCHINGS M, et al. Utility of interim and end-of-treatment PET/CT in peripheral T-cell lymphomas: A review of 124 patients [J]. Am J Hematol, 2015, 90 (11): 975-980.

18. TOMITA N, HATTORI Y, FUJISAWA S, et al. Post therapy 18F-fluorodeoxyglucose positron emission tomography for predicting outcome in patients with peripheral T cell lymphoma [J]. Ann Hematol, 2015, 94 (3): 431-436.

19. SOHN BS, YOON DH, KIM KP, et al. The role of 18F-fluorodeoxyglucose positron emission tomography at response assessment after autologous stem cell transplantation in T-cell non-Hodgkin's lymphoma patients [J]. Ann Hematol, 2013, 92 (10): 1369-1377.

20. HAM JS, KIM SJ, CHOI JY, et al. The prognostic value of interim and end-of-treatment PET/CT in patients with newly diagnosed peripheral T-cell lymphoma [J]. Blood Cancer J, 2016, 6: e395.

第七章

外周 T 细胞淋巴瘤-非特指型

外周 T 细胞淋巴瘤（peripheral T cell lymphoma，PTCL）是一组来自胸腺成熟 T 细胞转化的具有高度异质性的恶性肿瘤，占所有成人非霍奇金淋巴瘤（non-Hodgkin lymphoma，NHL）的 10%~12%。2017 年世界卫生组织（WHO）造血与淋巴组织肿瘤分类将成熟 T 细胞和 NK 细胞肿瘤分为 30 余种亚型。其中很大一部分 PTCL 在临床表现、形态学、免疫表型和遗传学方面均无特异性，因此暂时将无法进一步分类成任何类型的 PTCL 归类为外周 T 细胞淋巴瘤-非特指型（peripheral T cell lymphoma，not otherwise specified，PTCL-NOS）。PTCL-NOS 属于排除性诊断，需排除其他独立分型的 PTCL。

第一节　流行病学

PTCL-NOS 的发病率存在显著地域差异。PTCL-NOS 在欧美国家发病率较低，约占 PTCL 的 30%，占全部 NHL 的 4% 左右。其在我国及亚洲地区的发病率较高，占 PTCL 的 20%~25%，占全部 NHL 的 15%~20%。美国国立癌症研究所 SEER 数据显示，黑色人种的发病率最高，非西班牙语裔白人、西班牙语裔白人以及亚太裔中较低。中位诊断年龄为 60 岁，男性多见，男女发病比例约为 1.9∶1。

第二节　病因与发病机制

该病发病机制复杂，目前尚不清楚。研究显示，PTCL-NOS 发病危险因素包括乳糜泻病史、牛皮癣、吸烟 40 年或更长时间以及血液系统恶性肿瘤的家族史。Epstein-Barr 病毒（EBV）与 B 细胞淋巴瘤密切相关，但有研究显示其亦与 T 细胞淋巴瘤相关，尤其在日本和加勒比海地区常见。*SPII*、*STK6*、*PDGFRa* 和 *SH2DIA* 等癌基因的过度表达也是相关因素之一。

第三节　病理学

一、组织形态学

随着分子生物学及细胞遗传学的发展，淋巴瘤诊断手段不断改进，但 PTCL-NOS 仍然是一种异质性疾病。

PTCL-NOS 是由一组 T 细胞来源的恶性肿瘤细胞构成，具有多种不同的组织形态学。

镜下可见异型淋巴细胞弥散性分布,淋巴结正常结构消失,背景多见嗜酸性粒细胞、小淋巴细胞、浆细胞及大量的上皮样组织细胞等炎性细胞。瘤细胞无典型形态学特征,细胞核呈多形性、核染色质增多或空泡状,核仁明显,核分裂象多见。常有透明细胞,可提示 T 细胞表型。少数病例以小淋巴细胞为主,核形不规则,小血管增多,内皮细胞肥大,可见分支状血管。2008 年 WHO 造血和淋巴组织肿瘤分类中提出了三种变异形态,即淋巴上皮样细胞肿瘤、"滤泡"变异型和 T 区变异型。淋巴上皮样细胞肿瘤(Lennert 淋巴瘤)有较多上皮样组织细胞呈灶状分布,具有分散的 Reed-Sternberg(R-S)样细胞,部分 EBV 阳性,恶性度较低。肿瘤细胞围绕着反应性 B 细胞滤泡间生长,可见残留或增生的滤泡,即所谓的"T 区"变异型,形态学不易与典型的 T 区增生相区分。"滤泡"变异型则是以恶性 T 细胞在滤泡内聚集性生长为特征,由于其典型的病理特点、细胞遗传学特征和辅助 T 细胞起源,2016 年 WHO 分类将其命名为滤泡性 T 细胞淋巴瘤,成为一个新的暂定亚型。

二、免疫表型

PTCL-NOS 没有特征性的免疫表型,通常表达 CD2、CD3、CD4、CD8 等成熟 T 细胞相关抗原,其中较可靠的标记是 CD3 阳性;也可表达非特异性 T 细胞相关抗原,如 C1M5RO 及 CIM3,亦表达 CD56、CD57。多数大细胞形态的肿瘤细胞表达 CD30,但不具有特异性。一般不表达 B 细胞相关抗原,但少数肿瘤可表达 CD20、CD79a。多数病例存有一种或多种 T 细胞抗原的丢失,提示 T 细胞存在克隆性增殖。80% 的病例表达减少或缺失 CD5 和 CD7,提示预后不良。绝大部分淋巴结型病例表达 CD4 同时缺失 CD8,但有时也可见 CD4 和 CD8 双阳性或双阴性的病例。该肿瘤通常增生活跃,Ki-67 阳性指数可 >70%,是预后不良的特征。

三、细胞遗传学及分子生物学特征

PTCL-NOS 缺乏特异性细胞学遗传异常,通常伴有克隆性 T 细胞受体(T cell receptor, TCR)基因重排,α/β 型 TCR 多见(85%),少数表达 γ/δ 型 TCR。基因重排可导致的复杂核型出现,常见 7q、8q、17q 和 22q 染色体扩增,4q、5q、6q、9p、10q、12q 和 13q 染色体缺失,其中 5q、10q、12q 染色体缺失提示预后较好。具有滤泡辅助 T 细胞(T_{FH})表型的 PTCL 包括:滤泡性 T 细胞淋巴瘤、结外周 T 细胞淋巴瘤伴 T_{FH} 表型及血管免疫母 T 细胞淋巴瘤(AITL)。这几种亚型表达至少两种或三种 T_{FH} 相关抗原,包括 CD279/PD1、CD10、BCL6、CXCL13、ICOS、SAP 和 CCR5,可伴有 TET2、IDH2、DNMT3A、RHOA 和 CD28 等突变基因及 ITK-SYK 和 CTLA4-CD28 等融合基因。PTCL-NOS 的基因表达谱(gene expression profiles, GEPs)与活化的 CD4$^+$ 或 CD8$^+$ 外周 T 细胞密切相关。基于 GEP 分析,PTCL-NOS 有 2 种主要的预后亚型。一个亚型的特征是过表达 GATA 结合蛋白 3(GATA3)和靶向基因

（*CCR4*，*IL18RA*，*CXCR7*，*IK*），在调节 Th2 细胞分化中起关键作用。另一个亚型过表达转录因子 TBX21，部分 TBX21 亚型表达细胞毒性标志物（GNLY，PRF，GZM-K，–H–M，LYZ）和特异性细胞因子转录物（CXCR3，CXCL12 和 CCL–2，–3，–6，–11），与细胞毒性 CD8⁺T 细胞相关。GATA3 型预后较 TBX21 型差（5 年 OS 19% vs 38%）。下一代测序技术（NGS）也揭示了潜在的靶向突变，包括表观遗传突变（*KMT2D*［*MLL2*］，*TET2*，*KDM6A*，*ARID1B*，*DNMT3A*，*CREBBP*，*MLL* 和 *ARID2*），作用于信号通路中的基因（*TNFAIP3*，*APC*，*CHD8*，*ZAP70*，*NF1*，*TNFRSF14*，*TRAF3*）和抑癌基因（*TP53*，*FOXO1*，*BCORL1*，*ATM*）等等。一项大型研究报告结果显示，根据 GEP 表达谱和细胞遗传学特征，37% 的 PTCL-NOS 病例被重新归类为 AITL，约 22% 的 AITL 病例被重新归类为 PTCL-NOS，基因组分析有助于进一步精确区分此类异质性肿瘤。

第四节　临床特征

PTCL-NOS 的临床病程呈侵袭性，缓解后易复发。PTCL-NOS 最常发生于淋巴结，约半数患者同时合并结外病变。最常见的结外部位是皮肤和胃肠道，骨髓、肺、肝脏及外周血也可受累。半数以上患者诊断时为进展期，50%~70% 患者伴有预后不良因素。1/3 的患者伴 B 症状（发热、盗汗、体重减轻），部分可合并噬血细胞综合征。

第五节　实验室检查

一、血常规

伴或不伴有溶血的贫血、血小板减少、嗜酸性粒细胞增多。

二、生化检查

血清 β_2 微球蛋白、乳酸脱氢酶（LDH）和 C-反应蛋白升高及高钙血症。少数患者伴有高丙种球蛋白血症，有时伴有单克隆低丙种球蛋白血症。

三、病毒检测

部分患者出现 EBV 和人巨细胞病毒（HCMV）再激活。

四、骨髓检查

骨髓浸润时有核细胞增生多明显活跃,以淋巴细胞增生为主,成人 T 细胞白血病（ATL）细胞常大于 10%。粒系细胞、幼红细胞及巨核细胞常减少。

第六节　诊断

临床表现为侵袭性进展,组织形态学通常显示大量大小不等的异型淋巴细胞。表达异常的 T 细胞免疫表型,常伴有 CD5 和 CD7 缺失,*TCR* 基因重排阳性。但其在临床表现、形态学、免疫学、细胞遗传学方面均无特异性,需排除其他独立亚型的 T 细胞淋巴瘤后,方能做出 PTCL-NOS 的诊断。

第七节　鉴别诊断

一、淋巴组织反应性增生

某些免疫应答可导致 T 免疫母细胞为主的淋巴组织良性增生,与淋巴瘤表现相似,但结外浸润罕见。少数 PTCL-NOS 的 T 细胞可呈滤泡生长特征,类似于良性淋巴组织增生。二者的鉴别要点为,淋巴组织反应性增生的 T 细胞免疫表型正常,而 *TCR* 检测通常为多克隆性,与 PTCL-NOS 不同。

二、经典型霍奇金淋巴瘤

经典霍奇金淋巴瘤（CHL）的背景细胞可见大量 T 细胞,而 PTCL-NOS 的炎症背景中含有与 R-S 细胞相似的细胞,并且二者的可表达相同免疫表型,如 CD30、CD15,鉴别诊断存在困难。PTCL-NOS 伴有 *TCR* 克隆性重排,而 CHL 缺乏此类改变,可以鉴别。

三、富于 T 细胞和组织的大 B 细胞淋巴瘤

富于 T 细胞和组织细胞的大 B 细胞淋巴瘤（T cell and histiocyte rich large B cell lymphoma,THRLBCL）是大 B 细胞淋巴瘤的一种亚型,其组织学炎性背景主要是反应性 T 细胞和组织细胞,异型肿瘤细胞较少。THRLBCL 的恶性 B 细胞会表达 B 细胞标志物,且

IgH 基因重排阳性,而 PTCL-NOS 伴有 *TCR* 克隆性重排。

四、血管免疫母细胞性 T 细胞淋巴瘤

AITL 是来源于滤泡辅助性 T 细胞的 PTCL,临床表现与 PTCL-NOS 相似。其典型形态学特征为滤泡树突细胞增多和高内皮静脉树枝状显著增生,也可见于 PTCL-NOS。不同于 PTCL-NOS 的免疫表型,AITL 的肿瘤细胞表达 CD10、BCL6、PD1 和 CXCL13,其中 CXCL13 是 AITL 较灵敏的指标,在 AITL 中的表达率 >80%。AITL 还可伴有 *DNMT3A*、*TET2*、*IDH2* 和 *RHOG* 等基因突变。

五、ALK 阴性间变性大细胞淋巴瘤

2016 年 WHO 分类系统中仍将 ALK 阴性间变性大细胞淋巴瘤(ALK⁻ALCL)作为 PTCL 的单独分型,与 CD30 阳性 PTCL-NOS 不易鉴别。ALK⁻ALCL 的典型 CD30 表达为弥漫性,部分病例具有 *DUSP22* 和 *TP63* 染色体重排。初步研究报告表明,伴有 *DUSP22* 重排的 ALCL 患者的预后与 ALK⁺ALCL 患者相似,比伴有 *TP63* 异常的 ALCL 患者更好。

第八节　分期与预后评估

一、分期

采用 Ann Arbor 分期,推荐全身 CT 检查及 PET/CT 检查进行疾病分期。

二、预后评估

由于标准联合化疗方案(如 CHOP 方案)缓解率较低,缓解持续时间较短,PTCL-NOS 的预后较 B 细胞非霍奇金淋巴瘤差。目前最常用于 PTCL-NOS 的两种预后模型为国际预后指数(IPI)和 T 细胞淋巴瘤预后指数(PIT)。IPI 来源于 DLBCL 的预后评分系统,已证明适用于 PTCL 患者的预后评估。Gisselbrecht 等回顾性比较了 IPI 对 288 例 PTCL 患者和 1 595 例 B 细胞 NHL 患者的预后评估能力。结果显示两组患者 IPI 评分的分布相似,IPI 为 0/1 分的 PTCL 患者与 B 细胞 NHL 患者的 5 年 OS 率相近(0 分:82% vs 81%;1 分:73% vs 71%)。IPI 为 2/3 分及以上的 PTCL 患者的 5 年 OS 率差于 B 细胞 NHL 患者(2 分:58% vs 63%;3 分及以上:35% vs 52%)。一项国际 T 细胞淋巴瘤研究显示,对 340 例 PTCL-NOS

患者进行预后分析,IPI 能够同时预测 PFS 和 OS(P<0.001)。2004 年意大利淋巴瘤协作组提出一种用于 PTCL-NOS 的新预后指数,称为 PTCL-U(PIT)预后指数。根据多变量分析确定的危险因素包括:年龄超过 60 岁、LDH 水平升高、体能状态级别≥2 以及骨髓受累。有 2 项危险因素患者的 5 年 OS 率为 33%,有 3 或 4 项危险因素的患者为 18%。这种模式还筛选出了一个无不良风险因素、预后相对较好的亚组。该组占所有患者的 20%,5 年 OS 达到 62%。另还有改良后的 PIT 指数(m-PIT)和国际 PTCL 指数(IPTCLP)等预后评分系统,其中 m-PIT 将患者分为低危、中危和高危三组,IPTCLP 则分为低危、低中危、中高危和高危组。一项回顾研究显示,IPTCLP 是 PTCL-NOS 患者 OS 的最佳预后评分系统。25%~58% 的 PTCL-NOS 患者合并 EBV 阳性,与较差的生存率相关。也有研究则认为 EBV 阳性仅影响年龄小于 60 岁的 PTCL-NOS 患者。高增殖指数(Ki-67>80%)是一个强生存预测因子,但由于再现性差,临床使用受到限制。其他预后因素包括 B 症状、大包块(>10cm)、血清 C 反应蛋白、循环肿瘤细胞以及低丙种球蛋白血症等。病理预后因素包括细胞毒性标记物(TIA1,GranB,Perforin)、CCR4、GATA3 和 γδNK/T 细胞特征。CD30 的表达在部分研究被认为是有利的预后指标,部分研究则认为是不利因素。

第九节　治疗

一、诱导治疗

CHOP 或 CHOP 样方案仍然是 PTCL-NOS 患者常用的一线治疗方案,总体反应率为 50%~60%,但缺乏持久缓解,长期生存率较低。加拿大不列颠哥伦比亚省癌症中心一项回顾性研究显示,接受 CHOP 或 CHOP 样方案治疗的 PTCL-NOS 患者的 5 年 OS 率仅为 35%,IPI 评分低危患者的 5 年 OS 率明显高于高危患者(64% vs 22%)。德国高级别非霍奇金淋巴瘤研究组进行了一项随机研究,比较了 CHOP 方案与 CHOP+ 依托泊苷(CHOEP)方案在非霍奇金淋巴瘤中的疗效,其中 PTCL-NOS 患者占 2.5%。结果显示,年龄小于 60 岁的患者中,CHOEP 组 3 年 EFS 为 75.4%,较 CHOP 组好(51.0%)。亚组分析显示,PTCL-NOS 患者 3 年 EFS 和 OS 分别为 41% 和 54%,这项研究认为 CHOEP 可能改善年龄小于 60 岁 PTCL 患者的预后。一项回顾性研究分析了美国 MD 安德森癌症中心接受治疗的 T 细胞淋巴瘤患者(其中 PTCL-NOS50 例),对 CHOP 和强化化疗方案(包括 Hyper-CVAD 方案)进行了比较,CHOP 方案组和强化治疗组的 3 年 OS 率分别为 62% 和 56%,强化治疗未显示生存获益。其他一些研究数据同样显示,比 CHOP 方案更强烈的化疗方案或联合依托泊苷均未改善 PTCL-NOS 患者的预后。

二、一线巩固治疗

（一）自体造血干细胞移植

常规化疗通常有较高复发率，促使多项研究探讨了大剂量化疗联合自体造血干细胞解救（HDT/ASCR）作为 PTCL 患者一线巩固治疗的效果。部分回顾性研究报告了在一线或后续治疗中接受 HDT/ASCT 治疗的 PTCL 患者的有利结局，3 年 PFS 率为 44%~50%，3 年 OS 率为 53%~58%。研究显示 PTCL-NOS 患者的预后明显差于其他亚型，其 3 年 OS 率和 PFS 率分别为 36% 和 36%，而其余亚型 3 年 OS 率为 69%（P=0.013），3 年 PFS 率为 61%（P=0.018）。北欧淋巴瘤研究组开展的最大前瞻性研究（NLG-T-01 研究），共调查了 166 例 PTCL 患者，其中包含 62 例 PTCL-NOS 患者，经 CTOEP 方案诱导治疗后达到完全缓解（CR）或部分缓解（PR）的 115 患者（72%）接受 ASCT。意向性分析显示，PTCL-NOS 患者的 5 年 OS 率为 47%，PFS 率为 38%。另外两项前瞻性研究的汇总结果（n=62）显示，中位随访时间为 76 个月，PTCL-NOS 亚组 10 年 EFS 率和 OS 率分别为 25% 和 37%。移植前达到 CR/PR 和低 IPI 指数的患者接受 ASCT 后获得更好的生存。有研究显示化疗敏感的年轻 PTCL 患者达到首次 CR 后进行 ASCT，长期生存率为 40%~50%。

（二）同种异基因造血干细胞移植

目前已经有研究探索了同种异基因造血干细胞移植（异基因 SCT）作为 PTCL 一线治疗的疗效。一项较新的 II 期研究结果显示 CHOP+ 阿仑单抗继以 ASCT 或异基因 SCT 作为初始治疗，中位随访 40 个月，4 年 OS 率和 PFS 率 ASCT 组分别为 92% 和 70%，异基因 SCT 组分别为 69% 和 69%，首次 CR 患者接受 ASCT 组的 4 年 OS 率为 84%，异基因 SCT 组为 83%，显示了潜在疗效。北欧淋巴瘤组开展的随机 III 期临床试验，评估了 CHOP+ 阿仑单抗对初治 PTCL 患者（ACT-1，18~60 岁年轻患者；ACT-2，年龄 >60 岁的患者）的疗效。ACT-1 试验中患者继以 HDT/ASCT，结果显示阿仑单抗组疗效有所提高，但终点 EFS 无统计学差异。ACT-2 试验最终分析表明，CHOP+ 阿仑单抗组 CR 率升高（60% vs 43%），但是由于治疗相关毒性，PFS 和 OS 未获益。由于缺乏比较常规化疗与 HDT/ASCT 一线巩固治疗的大样本前瞻性随机临床试验，HDT/ASCT 仅在经诱导治疗缓解较好的患者中为合理的治疗选择。

三、复发难治患者的治疗

（一）对于二线治疗有效的 PTCL 患者，序贯 HDT/ASCT 或异基因 SCT 仍然是目前优先考虑的治疗策略

几项回顾性研究显示复发难治性 PTCL 患者进行 HDT/ASCT，5 年 OS 介于 33%~45% 之间。移植前状态和既往接受化疗数是影响预后的重要因素，化疗敏感患者的预后优于复发难治的患者，但 PTCL-NOS 患者预后仍明显差于 PTCL 的其他亚型，需寻求更有效

的治疗方案。利用清髓性或降低强度预处理（RIC）的异基因SCT可用于复发或难治性PTCL患者的治疗。来自法国接受进行清髓性预处理的异基因SCT治疗患者（$n=77$例，PTCL-NOS占35%）的回顾性分析数据显示，5年EFS和OS率分别为53%和57%。多因素分析，移植时为耐药性状态（未达到PR）或严重急性移植物抗宿主病（graft-versus-host disease，GVHD）是预后较差的重要独立预测因素。一项对复发/难治性PTCL患者（$n=52$例，PTCL-NOS 23例）经RIC异基因SCT治疗后的远期回顾性数据分析研究报告显示，5年PFS率和OS率分别为40%和50%。5年NRM率为12%，广泛慢性GVHD与NRM风险升高相关。5年累积复发率为49%，移植时疾病未缓解、既往多线治疗与更高的复发风险相关。对于确定异基因SCT（清髓预处理或RIC）在复发/难治性PTCL患者中的作用，仍需要进一步的前瞻性数据。CIBMTR的一项数据分析评估了HDT/ASCT和异基因SCT对T细胞淋巴瘤患者的疗效，PTCL-NOS患者（$n=102$例）采用HDT/ASCT的预后欠佳，该组患者采用HDT/ASCT或异基因SCT在3年PFS率（29% vs 33%）或OS率（45% vs 42%）方面未发现存在显著差异。100天的整体非复发死亡率在HDT/ASCT组、清髓性异基因SCT和RIC异基因SCT组分别为2%、19%和18%。基于患者移植的适合程度，RIC异基因SCT更适用于大多数复发或难治性PTCL患者。

（二）二线联合化疗对于复发后未行造血干细胞移植挽救治疗的PTCL-NOS患者的中位OS只有6.5个月，首先推荐进入临床试验

传统二线治疗方案疗效均较差，长期生存率低。一项单药吉西他滨用于20例老年虚弱PTCL-NOS患者的长期随访研究结果显示，CR率为30%，总体缓解率（ORR）为55%，其中5例患者获得持久CR，中位缓解持续时间为34个月（15~60个月）。联合化疗包括基于吉西他滨的方案（GDP方案，GND方案）、ICE方案、DA-EPOCH方案，DHAP方案和ESHAP方案的治疗缓解率通常低于50%，少数患者可以达到CR，但生存期很短。

四、新型靶向药物

（一）二氢叶酸还原酶抑制剂

普拉曲沙是一种新型二氢叶酸还原酶抑制剂，与I型还原叶酸载体（RCF-1）具有很高的亲和力，抗肿瘤活性优于甲氨蝶呤，对复发/难治性PTCL患者具有明显疗效。PROPEL研究评估了普拉曲沙对已行大剂量治疗的复发或难治性PTCL患者的疗效，其中59例为PTCL-NOS患者，结果显示PTCR-NOS患者ORR为32%，中位缓解持续时间为10个月。

（二）组蛋白去乙酰化酶（HDAC）抑制剂

一项多中心II期研究评估了罗米地辛单药对130例复发/难治性PTCL患者（69例PTCL-NOS）的疗效，结果显示PTCL的3种亚型都达到了较长时间缓解。中位随访22.3个月，PTCL-NOS患者的ORR为29%，CR/CRu率为14%，所有缓解者的中位PFS为20个月。基于这项研究，2011年6月，美国FDA批准罗米地辛用于治疗复发难治性PTCL患

者。BELIEF 试验评估了贝利司他对 129 例复发或难治性 PTCL 患者的疗效,120 例可评估患者的 ORR 为 25.8%,中位缓解持续时间、中位 PFS 和中位 OS 分别为 13.6 个月、1.6 个月和 7.9 个月。1 年 PFS 率为 19.3%,PTCL-NOS 患者 ORR 为 23.3%。2014 年 7 月,美国 FDA 批准贝利司他用于难治或复发性 PTCL 患者。西达本胺是由我国自主研发的一种口服剂型组蛋白去乙酰化酶(HDAC)抑制剂,可以选择性抑制第 Ⅰ 类 HDAC 中的 1、2、3 亚型和第 Ⅱb 类的 10 亚型,通过表观遗传学调控及调节肿瘤微环境抑制肿瘤细胞生长。西达本胺单药治疗复发/难治性 PTCL 患者的 Ⅱ 期临床研究显示,83 例患者入组,接受每周两次 30mg 西达本胺。79 例可评估患者中,22 例患者(28%)达到 OR,11 例患者达到 CR(14%),证实西达本胺单药对复发难治 PTCL 治疗有效。西达本胺于 2014 年经中国 FDA 批准用于治疗复发/难治性 PTCL,目前在国内仍处于临床研究阶段。

(三) CD30 单抗

维布妥昔单抗(brentuximab vedotin)是一种抗体-药物偶联剂,与表达 CD30 的肿瘤细胞结合,最终导致细胞周期内化和细胞凋亡。约 25% 的 PTCL-NOS 患者在高达 50% 的肿瘤细胞中表达 CD30,但 CD30 表达与临床反应的相关性并不一致。一项 Ⅱ 期多中心研究评估了维布妥昔单抗对复发/难治性 CD30 阳性 NHL 的疗效和安全性,PTCL-NOS 患者 ORR 为 33%,中位 PFS 为 1.6 个月,表明其在复发/难治性 PTCL-NOS 中有一定疗效。

(四) CD52 单抗

阿仑单抗是一种人源化细胞表面 CD52 克隆抗体。一项 Ⅱ 期研究初步结果显示,既往接受过治疗的 T 细胞淋巴瘤患者(6 例 PTCL)使用低剂量阿仑单抗治疗后毒性较低,PTCL-NOS 亚型患者的 ORR 为 50%(CR 为 33%)。中位缓解持续时间为 7 个月,只有 10% 的患者出现 CMV 激活。

其他靶向药物如硼替佐米、来那度胺等药物也被证实治疗复发或难治性 PTCL 有效,但仍需进一步临床验证。

(温晓莲　苏丽萍)

参考文献

1. SWERDLOW S H,CAMPO E,PILERI S A,et al. The 2016 revision of the World Health Organization classification of lymphoid neoplasms [J]. Blood,2016,127(20):2375-2390.

2. ADAMS S V,NEWCOMB P A,SHUSTOV A R. Racial Patterns of Peripheral T-Cell Lymphoma Incidence and Survival in the United States [J]. J Clin Oncol,2016,34(9):963-971.

3. HEN Y,ZHENG X,CHEN B,et al. The clinical significance of Epstein-Barr virus DNA in peripheral blood mononuclear cells in patients with non-Hodgkin lymphoma [J]. Leuk Lymphonm,2017,8(10):2349-2355.

4. HSI E D,HORWITZ S M,CARSON K R,et al. Analysis of peripheral T-cell lymphoma

diagnostic workup in the United States [J]. Clin Lymphoma Myeloma Leuk, 2017, 17 (4): 193-200.

5. XU P, YU D, WANG L, et al. Analysis of prognostic factors and comparison of prognostic scores in peripheral T cell lymphoma not otherwise specified: a single-institution study of 105 Chinese patients [J]. Ann Hematol, 2015, 94 (2): 239-247.

6. ELADL A E, SATOU A, ELSAYED A A, et al. Clinicopathological study of 30 cases of peripheral T-cell lymphoma with hodgkin and reed-sternberg-like B-cells from Japan [J]. Am J Surg Pathol, 2017, 4l (4): 506-516.

7. AL-ZAHRANI M, SAVAGE K J. Peripheral T-cell lymphoma, not otherwise specified: a review of current disease understanding and therapeutic approaches [J]. Hematol Oncol Clin North Am, 2017, 31 (2): 189-207.

8. CASULO C, O'CONNOR O, SHUSTOV A, et al. T-cell lymphoma: recent advances in characterization and new opportunities for treatment [J]. J Natl Cancer Inst, 2017, 109 (2): 10.

9. SCHMITZ N, DE LEVAL L. How I manage peripheral T-cell lymphoma not otherwise specified and angioimmunoblastic T-cell lymphoma: current practice and a glimpse into the future [J]. Br J Haematol, 2017, 176 (6): 851-866.

10. SAKATA-YANAGIMOTO M, CHIBA S. Molecular pathogenesis of peripheral T cell lymphoma [J]. Curr Hematol Malig Rep, 2015, 10 (4): 429-437.

11. PALOMERO T, COURONN'E L, KHIABANIAN H, et al. Recurrent mutations in epigenetic regulators, RHOA and FYN kinase in peripheral T cell lymphomas [J]. Nat Genet, 2014, 46 (2): 166-170.

12. PARRILLA CASTELLAR E R, JAFFE E S, SAID J W, et al. ALK-negative anaplastic large cell lymphoma is a genetically heterogeneous disease with widely disparate clinical outcomes [J]. Blood, 2014, 124 (9): 1473-1480.

13. MEHTA N, MARAGULIA J C, MOSKOWITZ A, et al. A retrospective analysis of peripheral T-cell lymphoma treated with the intention to transplant in the first remission [J]. Clin Lymphoma Myeloma Leuk, 2013, 13 (6): 664-670.

14. DHAWALE T M, SHUSTOV A R. Autologous and allogeneic hematopoietic cell transplantation in peripheral T/NK-cell lymphomas: a histology-specific review [J]. Hematol Oncol Clin North Am, 2017, 31 (2): 335-357.

15. CORRADINI P, VITOLO U, RAMBALD I A, et al. Intensified chemoimmunotherapy with or without stem cell transplantation in newly diagnosed patients with peripheral T-cell lymphoma [J]. Leukemia, 2014, 28 (9): 1885-1891.

16. TRUMPER L H, WULF G, ZIEPERT M, et al. Alemtuzumab added to CHOP for treatment of peripheral T-cell lymphoma (pTNHL) of the elderly: Final results of 116 patients treated in the international ACT-2 phase III trial [J]. J Clin Oncol, 2016, 34: 7500.

17. DODERO A, SPINA F, NARNI F, et al. Allogeneic transplantation following a reduced-intensity conditioning regimen in relapsed/refractory peripheral T-cell lymphomas: long-term

remissions and response to donor lymphocyte infusions support the role of a graft-versus-lymphoma effect［J］. Leukemia,2012,26（3）:520-526.

18. SMITH S M,BURNS L J,VAN BESIEN K,et al. Hematopoietic cell transplantation for systemic mature T-cell non-Hodgkin lymphoma［J］. J Clin Oncol,2013,31（25）:3100-3109.

19. MAK V,HAMM J,CHHANABHAI M,et al. Survival of patients with peripheral T-cell lymphoma after first relapse or progression:spectrum of disease and rare long-term survivors ［J］. J Clin Oncol,2013,31（16）:1970-1976.

20. DREYLING M,THIEBLEMONT C,GALLAMINI A,et al. ESMO consensus conferences: guidelines on malignant lymphoma. part 2:marginal zone lymphoma,mantle cell lymphoma, peripheral T-cell lymphoma［J］. Ann Oncol,2013,24（4）:857-877.

21. COIFFIER B,PRO B,PRINCE H M,et al. Romidepsin for the treatment of relapsed/ refractory peripheral T-cell lymphoma:pivotal study update demonstrates durable responses ［J］. J Hematol Oncol,2014,7:11.

22. O'CONNOR O A,HORWITZ S,MASSZI T,et al. Belinostat in patients with relapsed or refractory peripheral T-cell lymphoma:Results of the Pivotal Phase II BELIEF（CLN-19） Study［J］. J Clin Oncol,2015,33:2492-2499.

23. SHI Y,DONG M,HONG X,et al. Results from a multicenter,open-label,pivotal phase II study of chidamide in relapsed or refractory peripheral T-cell lymphoma［J］. Ann Oncol, 2015,26（8）:1766-1771.

24. HORWITZ S M,ADVANI R H,BARTLETT N L,et al. Objective responses in relapsed T-cell lymphomas with single-agent brentuximab vedotin［J］. Blood,2014,123（20）:3095-3100.

第八章

结外 NK/T 细胞淋巴瘤，鼻型

结外 NK/T 细胞淋巴瘤，鼻型（extra-nodal NK/T-cell lymphoma，ENKL，nasal type）是非霍奇金淋巴瘤中一种少见类型，但在东南亚、南美洲地区并不少见。该病以结外病变为主，约 90% 侵及鼻腔或面中线部，10% 侵及鼻腔外，如胃肠道、睾丸等，临床过程呈高度侵袭性、进行性、破坏性病变。病理以血管损害、破坏、坏死为特征，伴细胞毒性表型和 EB 病毒阳性。该病肿瘤细胞来源于成熟 NK 细胞或 NK 样 T 细胞，因此命名为 NK/T 细胞淋巴瘤。2001 版 WHO 分类将鼻腔内病变定义为鼻腔 NK/T 细胞淋巴瘤，超出鼻腔的结外 NK/T 细胞淋巴瘤纳入鼻型，2008 版和 2016 版 WHO 淋巴细胞肿瘤分类中将该病归类于成熟 T 和 NK 细胞肿瘤，命名为 ENKL。

第一节 流行病学

本病有一定区域性和种族易感性,东南亚及墨西哥、中美洲、南美洲的原住居民高发,这种差异除了与 EBV 感染有关外,还可能与 HLA-DP 有关。男性明显多于女性,男女比例约为 2:1,中位发病年龄为 44~55 岁。

第二节 病因与发病机制

该病与 EBV 感染有强烈的相关性,几乎所有的病例均能检出 EBV,特别是 EBV A 型,但确切致病机制尚不明了。很多研究显示,EBV-DNA 滴度高与疾病播散、对化疗反应差和预后差相关。

第三节 病理表现

一、组织学

病变累及各部位的形态学改变相似。黏膜部位常有广泛溃疡和弥漫性异型淋巴细胞浸润,破坏黏膜腺体,瘤细胞围绕或侵入血管内,导致广泛凝固性坏死。肿瘤细胞呈多形性,有大、中、小细胞,甚至出现间变性细胞。细胞核不规则,染色质为细颗粒状,大细胞有泡状核,核仁不明显或小,胞质中等,胞质淡染或透亮,核分裂象易见。一般炎症背景较重,易误诊为炎症,肿瘤还可伴有明显的假上皮瘤样增生,可误诊为鳞癌,因此对于可疑的 ENKL 患者,建议在全麻下行病灶活检术,减少误诊。

二、免疫表型

(一) 来源于 NK 细胞者的典型免疫表型

$CD20^-$、$CD2^+$、$cCD3\varepsilon^+$($sCD3^-$)、$CD4^-$、$CD5^-$、$CD7^{-/+}$、$CD8^{-/+}$、$CD43^+$、$CD45RO^+$、$CD56^+$、$TCR_{\alpha\beta}^-$、$TCR_{\delta\gamma}^-$、EBV-EBER$^+$、细胞毒性颗粒蛋白如穿孔素阳性、颗粒酶(GrB)阳性、T 细胞限制性细胞内抗原-1(TIA-1)阳性。

(二) 来源于 T 细胞者的典型免疫表型

$CD2^+$、$cCD3\varepsilon^+$、$sCD3^+$、CD4/CD5/CD7/CD8 表达不定、$TCR_{\alpha\beta}^+$ 或者 $TCR_{\gamma\delta}^+$、EBV-EBER$^+$、细胞毒性颗粒蛋白阳性。

（三）用原位杂交方法检测 EBV 编码的 RNA（EBER-ISH）

在本病的诊断中具有十分重要的价值，EBER-ISH 阴性时应该考虑是否是其他疾病。

（四）CD30$^+$ 见于 70%ENKL 患者，还有部分患者 CD38$^+$，成为潜在的治疗靶点

第四节　遗传学

一、基因异常

多数患者 *TCR* 和 *Ig* 基因重排阴性，*TP53* 基因突变发生率为 24%~48%，高于其他淋巴瘤。其他基因异常包括：凋亡调节基因表达紊乱；*Fas* 基因变异；bcl-2 蛋白过表达；*p73* 基因（*p53* 基因家族的一个新成员）低水平表达或阴性；*survivin* 基因表达上调，且与细胞凋亡指数呈负相关等。绝大多数病例有肿瘤细胞 EBV 阳性（EBER$^+$），多数肿瘤细胞 *EBV* 基因序列阳性。

二、染色体异常

最常见的染色体丢失为 1p–、6q–、11q–、13q–、17p–，常见获得性染色体异常为 +2q、+7q、+17q、+20q。比较基因组杂交研究显示 6q–（6q21–6q25）见于 40%~50% 的 ENKL。

第五节　临床表现

主要临床表现为鼻和面部中线的毁损性病变，早期主要发生于鼻腔内，逐渐侵及鼻腔外及附近的鼻旁窦、上腭、眼眶、鼻咽、口咽、喉咽部，病变可以很快播散至颈部淋巴结，也可侵及胃肠道、骨髓等，甚至向皮肤、肺、睾丸播散。

一、鼻咽部表现

慢性或亚急性起病，症状及体征进行性加重。患者常有鼻塞、鼻溢液、鼻出血、鼻部异味、鼻黏膜糜烂、坏死、鼻息肉、鼻中隔穿孔及口腔硬腭骨质破坏穿孔、甚至鼻骨塌陷等症状，可伴头痛、嗅觉减弱、颜面部肿胀等；部分患者可表现为口腔溃疡或包块、部分脑神经瘫痪、声嘶，侵及区域淋巴结时可有淋巴结肿大等。

二、其他部位侵犯

全身播散部位依次为皮肤（58.8%）、肝（41.2%）、淋巴结（35.3%）、肺（17.6%）、胃肠道（17.6%）、睾丸（11.8%）、骨髓、脾、中枢神经系统（均为5.9%）等，还可侵及眼眶，依受累器官不同出现相应症状。皮肤侵犯表现为多发斑块或肿块，溃疡亦常见，主要侵犯躯干和四肢皮肤。

三、噬血细胞综合征（hemophagocytic syndrome，HPS）

全身播散的患者可并发HPS。此综合征可发生于疾病的任何时期，一旦发生预后很差，诊断可参照HPS的诊断标准。

四、全身症状

无论局限型还是播散型多伴有B症状，发热可达39~40℃以上，常有盗汗及体重减轻。

第六节　实验室及影像学检查

一、血常规

大多数患者无异常，若肿瘤侵及骨髓可出现血常规一系或多系异常。鼻腔病灶处常并发细菌感染，可继发中性粒细胞增多等感染性血象异常。合并HPS的患者可出现一系或多系血细胞减少。

二、生化检查

部分患者有血清LDH、β_2微球蛋白、尿酸水平升高、血沉加快等，常见于肿瘤负荷大、临床分期晚的患者。部分患者可有血清白蛋白降低。合并HPS的患者常有肝功能异常。

三、骨髓检查

所有患者都应行骨髓穿刺及活检，大约9%的患者存在ENKL累及骨髓。骨髓涂片或病理切片中很难见到淋巴瘤细胞侵及骨髓，但是如果FISH检查有EBER⁺，则可认为是

ENKL 有骨髓累及。流式细胞免疫分型检测 CD3$^+$CD56$^+$NK/T 细胞,有助于发现累及骨髓的病例。合并 HPS 时骨髓内可见噬血现象。

四、血清 EBV-NDA 拷贝数检测

需用定量 PCR 检测,有助于判断预后,初诊时血清 EBV-DNA 拷贝数$\geq 6.1\times 10^7$/ml 是不良预后指标。

五、影像学(CT、MRI 及 PET/CT)检查主要表现

1. 病变常为鼻腔前部或鼻前庭的软组织病灶,沿鼻腔及鼻中隔边缘蔓延,范围广。病变以一侧鼻腔为主,可通过鼻中隔缺损处或鼻后孔累及对侧鼻腔。

2. 鼻腔或咽部不规则软组织密度影,与周围正常组织界限不清;肿块形状难以确定,增强扫描后强化效果不定。

3. 骨质破坏不明显,骨质破坏呈吸收侵蚀改变,常见于鼻中隔中下部、上颌窦内壁上部、中下鼻甲等处。

4. 骨质破坏与软组织块范围严重不相符。

5. PET/CT 可比较准确全面地显示全身病灶,特别是鼻腔和鼻旁窦有软组织病灶,病灶部位代谢活性异常增高,SUV 值可高达 20,甚至 30 以上。

第七节　诊断

一、诊断依据

病理组织学及免疫表型是主要诊断依据,CD2$^+$、cCD3ε$^+$、CD56$^+$、EBV$^-$EBER$^+$、细胞毒性颗粒蛋白(穿孔素、GrB、TIA-1)$^+$,结合临床表现可做出诊断。

诊断要点有:

1. 临床表现　鼻或面中线部位破坏性病变,可以侵及淋巴结及皮肤、胃肠道、睾丸、肺和其他软组织等。

2. 病理特征　为血管中心性病变,瘤细胞广泛浸润血管壁形成洋葱样或球状病变,组织缺血和广泛坏死。

3. 免疫表型　主要为 CD56$^+$、cCD3ε$^+$、细胞毒性颗粒蛋白阳性。如有 TCR$^+_{αβ}$ 或者 TCR$^+_{γδ}$ 则提示肿瘤细胞来源于 T 细胞,否则提示肿瘤细胞来源于 NK 细胞。常有 Ki67 表

达比例明显增高。

4. EBV 检测　原位杂交技术检测 EBER⁺,在形态学、免疫组化诊断难以确定的情况下具有非常重要的诊断意义。

5. CT、MRI、PET/CT 检查　可见典型表现。

二、分期

根据 Ann Arbor 分期,ENKL 分为ⅠE 期、ⅡE 期、ⅢE 期、ⅣE 期。有专家建议将ⅠE 期患者再根据原发病变范围再分为ⅠE 局限组(病变局限于鼻腔内)和ⅠE 超腔组(病变范围超出鼻腔),以便充分估计预后。

三、预后评估

曾经提出过不同的预后评估系统,目前常用的有 NK 细胞淋巴瘤预后指数(prognostic index of nature killer cell lymphoma,PINK),危险因素包括:年龄 >60 岁、疾病Ⅲ或Ⅳ期、有远处淋巴结累及、有非鼻部病灶,每个危险因素积 1 分,0 分为低危,1 分为中危,≥2 分为高危。还可采用 PINK-E 系统(prognostic index of nature killer cell lymphoma with Epstein-Barr virus DNA,PINK-E),即在 PINK 系统中增加 EBV-DNA 拷贝数,0~1 分为低危,2 分为中危,≥3 分为高危。

第八节　鉴别诊断

一、侵犯鼻部的外周 T-NHL

临床表现与 ENKL 类似,但 EBER、CD56 阴性,TCR 多阳性。

二、发生于鼻咽部的 B 细胞淋巴瘤

患者常有不同程度的颈部淋巴结肿大,结合免疫表型和 EBER 原位杂交检测不难诊断。

三、其他细胞来源恶性肿瘤

鼻腔低分化癌、恶性黑色素瘤、胚胎性横纹肌肉瘤等,可结合病理形态及相关肿瘤细

胞分化抗原检测进行区别,借助细胞角蛋白 CK、HMB45 和结蛋白等标记可进行鉴别。

四、Wegener 肉芽肿

一种自身免疫性纤维素性坏死性血管炎,主要表现以鼻腔中线部位坏死性巨细胞肉芽肿及肺部呼吸道脉管炎、局灶性坏死性肾炎及全身关节炎为特征,未见异形细胞浸润,检测 ANCA 可以协助诊断。

五、良性淋巴增生性疾病

良性反应性增生疾病临床上表现为黏膜表面粗糙或有多数细颗粒状突起,病理检查在黏膜下常可见淋巴滤泡或以小淋巴细胞为主的混合细胞浸润,无周围组织及骨质破坏。免疫表型检测没有单克隆细胞群出现,EBER 原位杂交多为阴性或仅有个别细胞呈阳性。

第九节　治疗

由于病例数较少及存在地域差别,目前没有统一的标准治疗方案。治疗方式主要有放疗、化疗及放化疗结合。

一、放疗

放疗是早期 ENKL 的重要治疗方法。

(一)单纯放疗

是早期(ⅠE 期)ENKL 的主要治疗手段,肿瘤细胞对放疗敏感。对于病灶局限的早期患者,单用放疗,也能获得良好的效果。放疗剂量≥54Gy 者的 OS 及 DFS 明显优于放疗剂量 <54Gy 者。由于不能完全排除存在目前影像学方法检测不到的微小病灶,对于Ⅰ/Ⅱ患者,除非不能耐受化疗,仍建议接受放疗 + 化疗的联合治疗。

(二)挽救性放疗

Ⅰ、Ⅱ期化疗失败后,如果肿瘤较局限,也可以选择挽救性放疗。根治性照射剂量为 50~55Gy。建议同时也应进行系统的全身化疗。

二、化疗

本病适合短疗程化疗。有研究认为,由于该淋巴瘤细胞存在 P 糖蛋白的高表达,蒽环类药物对于 ENKL 效果欠佳。目前临床上推荐的化疗方案如下。

（一）左旋门冬酰胺酶（或培门冬酶）为主的化疗方案

①LVP（培门冬酶、长春新碱、泼尼松）方案；②AspMetDex（培门冬酶、甲氨蝶呤、地塞米松）方案；③改良 SMILE 方案（地塞米松、甲氨蝶呤、异环磷酰胺、培门冬酶、依托泊苷），常用于复发/难治患者的治疗；④P-GEMOX（吉西他滨、培门冬酶、奥沙利铂），常用于不能耐受强烈化疗的患者。

（二）吉西他滨为主的化疗方案

近期采用吉西他滨为主的联合化疗方案，获得了良好的效果，常用的有 GELOX（吉西他滨、左旋门冬酰胺酶、奥沙利铂）、GEMOX（吉西他滨、奥沙利铂）、GDP（吉西他滨、地塞米松、顺铂）等。

（三）其他方案

由于该病尚无统一的标准治疗方案，所以仍建议有条件时参加临床试验。

三、放、化疗联合治疗

放、化疗联合仍是目前应用最多的治疗方法。联合治疗的模式如下。

（一）先放疗后化疗

对于病变局限的早期患者，首先给予放疗诱导 CR，后行全身化疗预防局部复发和远处播散，对ⅠE 期患者是否需要化疗巩固，目前仍有争议。

（二）先化疗后放疗

对病灶范围超过鼻腔的患者为了防止病变继续播散，可先化疗 2~4 个疗程，再给予病灶累及部位的局部放疗；部分患者由于化疗中病变进展而进行放疗。

（三）"三明治"法

即化疗 2~4 疗程后加入放疗，然后再完成化疗，在病情尚能控制的情况下较为常用。

（四）同时放化疗

由于受到放疗设备及患者耐受性的限制，在日本和韩国以外的国家并未常规开展。

四、造血干细胞移植

鉴于该病为侵袭性淋巴瘤，总体预后不佳，所以对于初诊时存在不良预后因素或Ⅱ期以上的患者，初始治疗达到 CR 或 PR 后可行自体造血干细胞移植（ASCT）。目前的研究数据表明，ASCT 能改善患者的预后，移植前达到 CR 患者的长期预后较好。对于复发/难治的患者可尝试异基因造血干细胞移植（allo-HSCT）。

五、难治复发患者的治疗

对于难治复发患者治疗比较困难,特别是早期复发进展且合并噬血细胞综合征的患者,预后极差。晚期复发患者可以考虑原化疗方案再次化疗,也可以尝试其他治疗方案,如抗 PD-1 或 PD-L1 单克隆抗体、抗 CD30 单克隆抗体、西达本胺等。

第十节　预后

本病复发率较高,复发时常合并 HPS,治疗困难,预后不良。结外复发主要为皮肤、肝脏、肺、骨髓、睾丸、脾等器官;局限期[Ann Arbor 分期(Ⅰ、Ⅱ期)]5 年总生存率 60%~70%,晚期(Ⅲ、Ⅳ期)患者 5 年生存率为 20%~40%。

(魏立强　王景文)

参考文献

1. SUN J,YANG Q,LU Z,et al. Distribution of lymphoid neoplasms in China:analysis of 4 638 cases according to the World Health Organization classification [J]. Am J Clin Pathol,2012,138(3):429-434.

2. YANG Q P,ZHANG W Y,YU J B,et al. Subtype distribution of lymphomas in Southwest China:analysis of 6 382 cases using WHO classification in a single institution [J]. Diagn Pathol,2011,6:77.

3. STEVEN H S,ELIAS C,STEFANO A P,et al. The 2016 revision of the World Health Organization classification of lymphoid neoplasms [J]. Blood,2016,127(20):2375-2390.

4. LI Z,XIA Y,FENG L N,et al. Genetic risk of extranodal natural killer T-cell lymphoma:a genome-wide association study [J]. Lancet Oncol,2016,17(9):1240-1247.

5. HUANG Y,RAO H,YAN S,et al. Serum EBV EA-IgA and VCA-IgA antibodies can be used for risk group stratification and prognostic prediction in extranodal NK/T cell lymphoma:24-year experience at a single institution [J]. Ann Hematol,2017,96(8):1331-1342.

6. SABATTINI E,PIZZI M,TABANELLI V,et al. CD30 expression in peripheral T-cell lymphomas [J]. Haematologica,2013,98(8):e81-82.

7. HAVERKOS B M,COLEMAN C,Gru A A,et al. Emerging Insights on the Pathogenesis and Treatment of Extranodal NK/T Cell Lymphomas(ENKTL)[J]. Discov Med,2017,23(126):189-199.

8. HAVERKOS B M,PAN Z,GRU A A,et al. Extranodal NK/T-cell lymphoma,nasal type(ENKTL-NT):An update on epidemiology,clinical presentation,and natural history in North American and European cases [J]. Curr Hematol Malig Rep,2016,11(6):514-527.

9. ZHOU Z,CHEN C,LI X,et al. Evaluation of bone marrow involvement in extranodal NK/T cell lymphoma by FDG-PET/CT［J］. Ann Hematol,2015,94（6）:963-967.

10. LEE J,SUH C,HUH J,et al. Effect of positive bone marrow EBV in situ hybridization in staging and survival of localized extranodal natural killer/T-cell lymphoma,nasal type［J］. Clin Cancer Res,2007,13（11）:3250-3254.

11. KANAKRY J A,HEGDE A M,DURAND C M,et al. The clinical significance of EBV DNA in the plasma and peripheral blood mononuclear cells of patients with or without EBV diseases ［J］. Blood,2016,127（16）:2007-2017.

12. TSE E,KWONG Y L. Nasal NK/T-cell lymphoma:RT,CT,or both［J］. Blood,2015,126（12）: 1400-1401.

13. TSE E,KWONG Y L. The diagnosis and management of NK/T-cell lymphomas［J］. J Hematol Oncol,2018,10（1）:85.

14. KIM S J,YOON D H,JACCARD A,et al. A prognostic index for natural killer cell lymphoma after non-anthracycline-based treatment:a multicenter,retrospective analysis［J］. Lancet Oncol,2018,17（3）:389-400.

15. YAMAGUCHI M,SUZUKI R,OGUCHI M,et al. Treatments and outcomes of patients with extranodal natural killer/T-Cell lymphoma diagnosed between 2000-2013:A cooperative study in Japan［J］. J Clin Oncol,2018,35:32-39.

16. LI Y Y,FENG LL,NIU S Q,et al. Radiotherapy improves survival in early stage extranodal natural killer/T cell lymphoma patients receiving asparaginase-based chemotherapy［J］. Oncotarget,2017,8（7）:11480-11488.

17. YAHALOM J,ILLIDGE T,SPECHT L,et al. Modern radiation therapy for extranodal lymphomas:field and dose guidelines for the international Lymphoma Radiation Oncology Group［J］. Int J Radiat Oncol Biol Phys,2015,92（1）:11-31.

18. YANG Y,ZHU Y,CAO J Z,et al. Risk-adapted therapy for early-stage extranodal nasal-type NK/T-celllymphoma:analysis from a multicenter study［J］. Blood,2015,126（12）:1424-1432.

19. LI X,CUI Y,SUN Z,et al. DDGP versus SMILE in newly diagnosed advanced natural killer/T-cell lymphoma:a randomized controlled,multicenter,open-label study in China［J］. Clin Cancer Res,2016,22（21）:5223-5228.

20. YANG L,LIU H,XU X H,et al. Retrospective study of modified SMILE chemotherapy for advanced-stage,relapsed,or refractory extranodal natural killer（NK）/T cell lymphoma, nasal type［J］. Med Oncol,2013,30（4）:720.

21. WANG J H,WANG H,WANG Y J,et al. Analysis of the efficacy and safety of a combined gemcitabine,oxaliplatin and pegaspargase regimen for NK/T-cell lymphoma［J］. Ocontarget, 2018,7（23）:35412-35422.

22. WEI W,WU P,LI L,et al. Effectiveness of pegasparagase,gemcitabine,and oxaliplatin （P-GEMOX）chmemotherapy combined with radiotherapy in newly diagnosed,stage IE to IIE,nasal-type,extradnodal natural killer/T-cell lymphoma［J］. Hematology,2017,22（6）: 320-329.

23. LIANG J H, WANG L, PETER GALE R, et al. Efficacy of pegaspargase, etoposide, methotrexate and demamethasone in newly diagnosed advanced-stage extra-nodal natural killer/T-cell lymphoma with the analysis of the prognosis of whole blood EBV-DNA [J]. Blood Cancer J, 2017, 7 (9): e608.

24. WANG L, WANG Z H, CHEN X Q, et al. First-line combination of GELOX followed by radiotherapy for patients with stage IE/IIE ENKL: An updated analysis with long-term follow-up [J]. Oncol Lett, 2015, 10 (2): 1036-1040.

25. LI J W, LI Y J, ZHONG M Z, et al. Efficacy and tolerance of GELOXD/P-GEMOXD in newly diagnosed nasal-type extranodal NK/T-cell lymphoma: A multicenter retrospective study [J]. Eur J Haematol, 2018, 100 (3): 247-256.

26. QI S, YAHALOM J, HSU M, et al. Encouraging experience in the treatment of nasal type extra-nodal NK/T-cell in an non-Asian population [J]. Leuk Lymphoma, 2018, 57 (11): 2575-2583.

27. BI X W, JIANG W Q, ZHANG W W, et al. Treatment outcome of patients with advanced stage natural killer/T-cell lymphoma: elucidating the effects of asparaginase and postchemotherapeutic radiotherapy [J]. Ann Hematol, 2015, 94 (7): 1175-1184.

28. ZHANG L, JIANG M, XIE L, et al. Five-year analysis from phase 2 trial of "sandwich" chemoradiotherapy in newly diagnosed, stage IE to IIE, nasal type, extranodal natural killer/T-cell lymphoma [J]. Cancer Med, 2016, 5 (1): 33-40.

29. KIM S J, PARK S, KANG E S, et al. Induction treatment with SMILE and consolidation with autologous stem cell transplantation for newly diagnosed stage IV extranodal natural killer/T-cell lymphoma patients [J]. Ann Hematol, 2015, 94 (1): 71-78.

30. WANG J, WEI L, YE J, et al. Autologous hematopoietic stem cell transplantation may improve longterm outcomes in patients with newly diagnosed extranodal natural killer/Tcell lymphoma, nasal type [J]. Int J Hematol, 2018, 107 (1): 98-104.

31. FOX C P, BOUMENDIL A, SCHMITZ N, et al. High-dose therapy and autologous stem cell transplantation for extra-nodal NK/T lymphoma in patients from the Western hemisphere: a study from the European Society for Blood and Marrow Transplantation [J]. Leuk Lymphoma, 2015, 56 (12): 3295-3300.

32. YHIM H Y, KIM J S, MUN Y C, et al. Clinical outcomes and prognostic factors of up-front autologous stem cell transplantation in patients with extranodal natural killer/T cell lymphoma [J]. Biol Blood Marrow Transplant, 2015, 21 (9): 1597-1604.

33. TSE E, CHAN T S, KOH LP, et al. Allogeneic haematopoietic SCT for natural killer/T-cell lymphoma: a multicentre analysis from the Asia Lymphoma Study Group [J]. Bone Marrow Transplant, 2014, 49 (7): 902-906.

34. KWONG Y L, CHAN T S Y, TAN D, et al. PD1 blockade with pembrolizumab is highly effective in relapsed or refractory NK/T-cell lymphoma failing l-asparaginase [J]. Blood, 2018, 129 (17): 2437-2442.

35. JO J C, KIM M, CHOI Y, et al. Expression of programmed cell death 1 and programmed cell death ligand 1 in extranodal NK/T-cell lymphoma, nasal type[J]. Ann Hematol, 2017, 96 (1): 25-31.

36. POON L M, KWONG Y L. Complete remission of refractory disseminated NK/T cell lymphoma with brentuximab vedotin and bendamustine [J]. Ann Hematol, 2016, 95 (5): 847-849.

37. KIM H K, MOON S M, MOON J H, et al. Complete remission in CD30-positive refractory extranodal NK/T-cell lymphoma with brentuximab vedotin [J]. Blood Res, 2015, 50 (4): 254-256.

第九章

血管免疫母细胞性 T 细胞淋巴瘤

第一节　概述

血管免疫母细胞性 T 细胞淋巴瘤（angioimmunoblastic T-cell lymphoma，AITL）是一种侵袭性外周 T 细胞淋巴瘤（peripheral T-cell lymphoma，PTCL），占所有 NHL 的 1%~2%。AITL 与 PTCL 的其他亚型相比具有相反的地域聚集倾向，欧洲比亚洲更常见，分别占 PTCL 的 28.7% 和 17.9%。但也有学者认为，这一现象与亚洲 NK/T 细胞淋巴瘤发病和诊断率的升高有关。

第二节　临床表现

发病以老年人多见，中位发病年龄 65 岁，没有显著的性别差异。患者常以 B 症状（发热、体重减轻、盗汗）及全身浅表淋巴结肿大就诊。影像学检查显示肿大淋巴结大小多为 1.5~3cm，PET/CT 病灶代谢 SUV 值差异较大。约 70% 的病例在诊断时合并骨髓浸润，早期 AITL 仅占 10%。20%~50% 的患者伴有皮疹表现，多在抗生素输注后出现，从荨麻疹样皮炎到肿瘤性结节均有发生。其他结外侵犯较少见。

AITL 患者的实验室检测可见血沉升高、血液学、生化和/或免疫学的异常，从而伪装成自发免疫性疾病。贫血（常为溶血性贫血伴 Coombs 实验阳性）、多克隆性高 γ-球蛋白血症、嗜酸性粒细胞增多是就诊时最常见的改变。

第三节　病理诊断

一、细胞来源

AITL 来源于滤泡辅助性 T 细胞（T follicular helper，T_{FH}），与周围的 B 细胞、树突状细胞及其他免疫细胞存在相互作用。在正常免疫调控中，T_{FH} 是生发中心 B 细胞激活和分化的关键免疫检查点。T_{FH} 免疫耐受对于防止自发免疫紊乱十分重要，T_{FH} 调控异常导致生发中心紊乱继发 AITL 的发生。

二、形态学特征

形态学上表现为：①淋巴结结构全部或部分破坏，可有残存或萎缩的滤泡。②副皮质区灶性或弥漫肿瘤细胞浸润，瘤细胞以中等大小为主，胞质淡染或透明，胞核一般呈圆形或椭圆形,染色质细粉尘样。③血管增生明显,呈树枝状常伴血管内皮肿胀。周围可以出现成簇的肿瘤细胞浸润。④背景细胞复杂,包括免疫母细胞、B 细胞、浆细胞、小淋巴细胞、嗜酸性粒细胞、中性粒细胞、上皮样组织细胞,少数病例有小片状坏死。其中,以第二、第三点最为重要,是诊断 AITL 关键的形态学特点。原位杂交显示大部分大 B 细胞伴有 EBV 激活,而肿瘤 T_{FH} 细胞则没有。

三、免疫表型特点

AITL 的免疫标记大致有 3 种:①AITL 表达多种 FDC 标志物,几乎所有病例瘤细胞胞质表达 CXCL13,其他 FDC 标志物包括 PD-1(programmed death-1)、CD10、CXCR5、CDl54;ICOS(inducible costimulatory)和胞质 SAP(SLAM-associated protein)、BCL6;②此外常表达 CD2、CD3、CD5 等,大部分肿瘤细胞表达 CD4,为典型 T_{FH} 细胞表型;③FDC 间质抗原:CD23、CD35、CD21、CNA.42。上述免疫组织化学中,CXCL13、PD-1、ICOS 和 BCL6 是目前诊断 AITL 最常用的指标。

一项研究中 10 例 AITL 有 9 例伴有染色体异常,但是否为特异的克隆性 T 细胞仍有争议。最常见的染色体异常表现为 3 号和 5 号染色体的 3 倍体改变。*TP53* 的缺失不常见,但与预后不良相关。基因谱分析发现 AITL 存在多个位点基因突变,包括 *TET2*(47%~73%),*DNMT3A*(33%),*IDH2-R172*(20%~40%)。最近,AITL 中 T 细胞受体的基因功能获得性突变有所报道。*RHOA* 突变(*G17V*)突变发生在 60% 的 AITL 中,常见于发生 *TET2* 突变的 AITL。

第四节　自然病程与预后

AITL 的自然病程各异,偶有自然缓解者,但多数研究报道,即使使用高强度的治疗,其中位生存期 <3 年。多因素分析提示,男性、纵隔淋巴结病和贫血是影响长期生存的不良因素。

第五节　治疗

一、一线化疗

对于初治 AITL 患者,没有一线治疗方案的金标准。由于 AITL 的发病率不高,单纯就其一线治疗的研究仍较局限。即使回顾性研究认为含蒽环类的治疗方案疗效并不理想,

CHOP 方案仍然是习惯性最常用的一线治疗方案。CHOP 方案一线治疗 PTCL 的 CR 率为 39%，其中 AITL 亚型的 CR 率为 53%。目前，含蒽环类的方案 ACVBP、CHOP、mBACOD 的总体生存率未见差异，其长期生存均率未超过 30%。

淋巴瘤专家尝试过增加剂量或增加联合用药的搭配，以提高 AITL 的治疗疗效。如在 CHOP 方案的基础上加入依托泊苷（VP-16），在 CHOP 的基础上联合 VP-16 治疗 PTCL，ORR 为 82%，CR 率为 51%（其中 30 例 AITL 患者的疗效未见报道）。或采用 MACOP（甲氨蝶呤、多柔比星、环磷酰胺、长春新碱、泼尼松和博来霉素）。只有一项 GELA 的研究显示 PTCL 病例采用 ACVBP 方案治疗的疗效优于 CHOP 方案。对于使用其他联合化疗作为一线治疗的也有报道，如 PEGS（顺铂、依托泊苷、吉西他滨、甲泼尼龙）治疗 AITL 均令人失望，ORR 为 33%，中位 PFS 仅 7 个月。

二、巩固治疗

对于诱导化疗敏感的患者，使用造血干细胞移植进行巩固治疗的报道逐渐增多。自体造血干细胞移植能否改善生存仍存在争议。欧洲血液和骨髓移植协作组的一项大型回顾性研究，报道了复发难治及一线治疗完全缓解的 146 例 AITL 病例，2 年 OS 率为 67%，4 年 OS 率为 59%，移植前取得 CR 的病例，2 年及 4 年预计 PFS 率为 70% 和 56%。其中化疗敏感的患者（接受移植时至少有 PR 以上的疗效）有生存获益。对于年轻患者，亦可考虑选择异基因移植，3 年 OS、PFS 率分别为 66% 及 64%。最近，一项前瞻性研究报道，CHOEP 诱导化疗联合 HDT-ASCR 治疗，意向性治疗分析（ITT）人群中 72% 的患者进行了一线移植巩固治疗。其中 AITL 患者的 5 年 PFS 和 OS 分别为 49% 和 52%，为了进一步提高生存，一项在造血干细胞移植后使用来那度胺维持治疗的研究正在进行（#NCT01035463）。对于敏感复发患者，如果身体条件允许，亦需考虑自体移植巩固治疗。

三、新药研究

鉴于 AITL 独特的免疫微环境，某些调控血管功能异常和 B 细胞异常增殖的药物如贝伐单抗和利妥昔单抗治疗 AITL 也有一定效果。免疫调节药物沙利度胺（thalidomide）、来那度胺（lenalidomide）近年来在 AILT 的治疗中备受瞩目，主要通过抑制肿瘤微环境中 NF-κB 通路的激活、IL-6 的产生、增强 TH1 免疫功能等机制起作用，对 AITL 的也有良好的效果，有效病例缓解期可达数个月至 2 年，现已广泛用于临床，尤其是临床缓解后的维持治疗。

（一）贝伐单抗（bevacizumab）

一项贝伐单抗联合 CHOP 一线治疗再予贝伐单抗维持治疗的研究，39 例 AITL 患者 CR 率为 49%，1 年 PFS 为 44%，但由于该组合有显著的心脏毒性已停止进一步研究。

（二）利妥昔单抗（rituximab）

一项利妥昔单抗联合 CHOP 治疗治疗 AITL 的 2 期研究，25 例患者使用 R-CHOP 方案化疗 6 个疗程，ORR 为 80%，CR 率为 44%，2 年 OS 为 62%。

（三）阿仑单抗（alemtuzumab）

是抗 CD52 单抗，与利妥昔单抗不同，可以同时标靶表达 CD52 的 T 细胞和 B 细胞。多项阿仑单抗单药或联合化疗的Ⅱ期临床试验结果提示，一线治疗效果令人鼓舞，而毒性可以耐受。然而，应密切注意阿仑单抗可引起免疫缺陷的毒性，每周期剂量不能超过 60mg。阿仑单抗联合 CHOP 方案的Ⅲ期临床试验正在进行中。

（四）地尼白介素-2（denileukin diftitox）

本品是白介素-2 和白喉毒素的融合剂，IL-2 可以介导白喉毒素的细胞毒作用，靶向杀伤表达 IL-2 受体的细胞。一项地尼白介素-2 联合 CHOP 方案治疗 PTCL 病例（包括 10 例 AITL 病例）研究结果示，AITL 有效率 86%（76%CR），预计 2 年 PFS 率为 41%。而且耐受好，毒性仅比单用 CHOP 方案略大。

（五）组蛋白乙酰化酶抑制剂（HDACi）

我国自主研发的 HDACi 西达本胺（chidamide）是拥有我国自主知识产权的亚型选择性 HDACi 口服药物。在关键性Ⅱ期研究中，入组 83 例复发或难治性 PTCL 患者，有效率达到 50%。国外报道，另外一种 HDACi 药物罗米地辛（romedepsin）的有效率为 38%，中位缓解期 9 个月。

（六）普拉曲沙（pralatrexate）

是一种新的抗叶酸药。其Ⅰ、Ⅱ期临床试验结果发现 4 例 PTCL 病例取得治愈。在 111 例复发难治的 PTCL（13 例 AITL）中有效率为 27%，中位缓解期 9 个月。普拉曲沙在 PTCL 中的疗效与 HDACi 相似。

批准用于治疗复发难治 PTCL 的 3 个单药罗米地辛（#NCT01796002）、贝利司他（belinostat）、普拉曲沙一线治疗 PTCL（包含 AITL）的研究也正在开展和进行中。在联合治疗方面，罗米地辛-CHOP 治疗 PTCL 的Ⅰ/Ⅱ期临床研究显示 35 个可评价疗效的患者 CR 率为 51%，中位 PFS 为 21 个月。贝利司他-CHOP 治疗 PTCL 的Ⅲ期研究显示，21 个可评价疗效的患者 CR 率可达 67%。普拉曲沙联合 CHOP 的Ⅰ期研究仍在入组患者，未公开相关信息。维布妥昔单抗（brentuximab vedotin）-CHOP（#NCT01777152）也在入组患者当中，目前 HDAC 抑制剂与常规化疗的联合应用，仍处于临床研究阶段，其远期疗效和不良反应有待进一步的观察随访。

（七）来那度胺

是一种免疫调节剂，广泛应用于 B 细胞淋巴瘤和骨髓瘤。一项小型的Ⅱ期研究认为其治疗 PTCL 有一定疗效。目前，T 细胞治疗联盟发起了一项来那度胺联合 CHOEP 治疗初治 PTCL（包含 AITL）的研究（#NCT02561273）。该项研究独特在一线治疗后联合自体造血干细胞移植巩固治疗和来那度胺维持治疗，结果值得期待。

四、复发难治 AITL 的治疗

复发难治 AITL 的治疗非常困难,对于不适合进行造血干细胞移植的患者中位 OS 仅 5.5 个月。ICE、DHAP、ESHAP、GDP 等联合化疗方案作为二线治疗均有报道,ICE 方案治疗复发难治 PTCL 的疗效较其他方案高,ORR 为 70%,然而由于其血液毒性大可能会造成 PFS 缩短。对于可以做造血干细胞移植的患者在达到二次缓解后需进行造血干细胞移植。

FDA 批准治疗复发难治 PTCL 的 3 个新药:第一个被 FDA 批准的新药是普拉曲沙,治疗 PTCL 的 ORR 为 29%,CR 率为 11%,AITL 的 ORR 为 8%;第二个被 FDA 批准的新药是罗米地辛,治疗 PTCL 的 ORR 为 25%~30%,中位缓解持续时间(DOR)为 17 个月;最后一个被 FDA 批准的为二代 HDAC 抑制剂贝利司他,治疗 PTCL 和 AITL 的 ORR 分别为 25.8% 和 45%。如前文所示,罗米地辛和贝利司他目前已被提到一线联合 CHOP 方案治疗,但哪一种新药联合 CHOP 能成为治疗 AITL 的金标准仍需继续探索。

其他治疗复发难治 AITL 的新药研究还包括维布妥昔单抗、环孢素和来那度胺。一项维布妥昔单抗治疗 AITL 的研究报道 ORR 为 54%,其中 7 例有效患者中 5 例获得 CR。环孢素是一种免疫抑制剂,用于降低器官移植后的免疫排斥,一项研究使用环孢素治疗 12 例 AITL,ORR 为 75%,Ⅱ期研究正在进行,环孢素限用于有明显免疫异常的患者,应用时必须高度重视其免疫抑制带来的严重不良反应。来那度胺治疗复发难治 PTCL 的Ⅱ期研究报道,ORR 为 29%。JAK-2 抑制剂和 IDH2 抑制剂等新药目前刚进入临床研究。

(黄慧强)

参考文献

1. CHO Y U,CHI H S,PARK C J,et al. Distinct features of angioimmunoblastic T-cell lymphoma with bone marrow involvement [J]. American Journal of Clinical Pathology,2009,131(5):640-646.

2. BASEGGIO L,BERGER F,MOREL D,et al. Identification of cir-culating CD10 positive T cells in angioimmunoblastic T-cell lymphoma [J]. Leukemia,2006,20(2):296-303.

3. ATTYGALLE A,AL-JEHANI R,DISS T C,et al. Neoplastic T cells in angioimm-unoblastic T-cell lymphoma express CD10 [J]. Blood,2002,99(2):627-633.

4. GROGG K L,ATTYGALLE A D,MACON W R,et al. Angioimmunoblastic T-cell lymphoma:a neo-plasm of germinal-center T-helper cells [J]. Blood,2005,106(4):1501-1502.

5. KRENACS L,SCHAERLI P,KIS G,et al. Phenotype of neoplastic cells in angioimmunoblastic T-cell lymphoma is consis-tent with activated follicular B helper T cells [J]. Blood,2006,108(3):1110-1111.

6. RONCADOR G,VERDES-MONTENEGRO JF G,TEDOLDI S,et al. Expression of two markers of germinal center T cells(SAP and PD-1)in angi-oimmunoblastic T-cell lymphoma [J]. Haematologica,2007,92(8):1059-1066.

7. XERRI L, CHETAILLE B, SERIARI N, et al. Programmed death 1 is a marker of angi-oimmunoblastic T-cell lymphoma and B-cell small lymphocytic Lymphoma/chronic lymphocytic leukemia [J]. Human Pathology, 2008, 39 (7): 1050-1058.

8. RODRIGUEZ-JUSTO M, ATTYGALLE A D, MUNSON P, et al. Angioimmunoblastic T-cell lymphoma with hyperplastic germinal centres: a neoplasia with origin in the outer zone of the germinal centre Clinicopathological and immunohistochemical study of 10 cases with follicular T-cell markers [J]. Modern Pathology, 2009, 22 (6): 753-761.

9. ATTYGALLE A D, KYRIAKOU C, DUPUIS J, et al. Histologic evolution of angioimmunoblastic T-cell lymphoma in consecutive biopsies: clinical correlation and insights into natural history and disease progression [J]. Am J Surg Pathol, 2007, 31 (7): 1077-1088.

10. THORNS C, BASTIAN B, PINKEL D, et al. Chromosomal aberrations in angioimmunoblastic T-cell lymphoma and peripheral T-cell lymphoma unspecified: A matrix-based CGH approach [J]. Genes Chromosomes Cancer, 2007, 46 (1): 37-44.

11. HUSSON H, FREEDMAN A S, CARDOSO A A, et al. CXCL13 (BCA-1) is produced by follicular lymphoma cells: role in the accumulation of malignant B cells [J]. Br J Haematol, 2002, 119 (2): 492-495.

12. DUPUIS J, BOYE K, MARTIN N, et al. Expression of CXCL13 by neoplastic cells in angioimmunoblastic T-cell lymphoma (AITL): a new diagnostic marker providing evidence that AITL derives from follicular helper T cells [J]. Am J Surg Pathol, 2006, 30 (4): 490-494.

13. DE LEVAL L, RICKMAN D S, THIELEN C, et al. The gene expression profile of nodal peripheral T-cell lymphoma demonstrates a molecular link between angioimmunoblastic T-cell lymphoma (AITL) and follicular helper T (TFH) cells [J]. Blood, 2007, 109 (11): 4952-4963.

14. PICCALUGA PP, AGOSTINELLI C, CALIFANO A, et al. Gene expression analysis of angioimmunoblastic lymphoma indicates derivation from T follicular helper cells and vascular endothelial growth factor deregulation [J]. Cancer Res, 2007, 67 (22): 10703-10710.

15. MARINOVA E, HAN S, ZHENG B. Germinal center helper T cells are dual functional regulatory cells with suppressive activity to conventional CD4+ T cells [J]. J Immunol, 2007, 178 (8): 5010-5017.

16. TRIPODO C, GRI G, PICCALUGA P P, et al. Mast cells and Th17 cells contribute to the ymphoma-associated pro-inflammatory microenvironment of angioimmunoblastic T-cell lymphoma [J]. Am J Pathol, 2010, 177 (2): 792-802.

17. GERLANDO Q, BARBERA V, AMMATUNA E, et al. Successful treatment of angioimmunoblastic lymphadenopathy with dysproteinemia-type T-cell lymphoma by combined methotrexate and prednisone [J]. Haematologica, 2000, 85 (8): 880-881.

18. FEREMANS W W, KHODADADI E. Alpha-interferon therapy in refractory angioimmunoblastic lymphadenopathy [J]. Eur J Haemat, 1987, 39 (1): 91.

19. MURAYAMA T, IMOTO S, TAKAHASHI T, et al. Successful treatment of angioimmunoblastic

lymphadenopathy with dysproteinemia with cyclosporin A［J］. Cancer,1992,69（10）:2567-2570.

20. KARAKAS T,BERGMANN L,STUTTE H J,et al. Peripheral T-cell lymphomas respond well to vincristine,adriamycin,cyclophospha-mide,prednisone and etoposide（VACPE）and have a similar out-come as high-grade B-cell lymphomas［J］. Leuk Lymphoma,1996,24（1-2）: 121-129.

21. TILLY H,LEPAGE E,COIFFIER B,et al. Intensive conventional chemotherapy（ACVBP regimen）compared with standard CHOP for poor-prognosis aggressive non-Hodgkin lymphoma［J］. Blood,2003,102（13）:4284-4289.

22. ESCALON M P,LIU N S,YANG Y,et al. Prognostic factors and treatment of patients with T-cell non-Hodgkin lymphoma:the M. D. Anderson Cancer Center experience［J］. Cancer, 2005,103（10）:2091-2098.

23. DELMER A,MOUNIER N,GAULARD P,et al. Intensified induction therapy with etoposide （VP16）and high-dose cytarabine（Ara-C）in patients aged less than 60 years with peripheral T cell/NK lymphoma:preliminary results of the phase II GELA study LNH98T7［J］. Proc Am Soc Clin Oncol,2003,22:Abstract 2375.

24. KYRIAKOU C,CANALS C,GOLDSTONE A,et al. High-dose therapy and autologous stem-cell transplantation in angioimm-unoblastic lymphoma:complete remission at transplantation is the major determinant of Outcome-Lymphoma Working Party of the European Group for Blood and Marrow Transplantation［J］. J Clin Oncol,2008,26（2）:218-224.

25. CORRADINI P,DODERO A,ZALLIO F,et al. Graft-versus-lymphoma effect in relapsed peripheral T-cell non-Hodgkin's lymphomas after reduced-intensity conditioning followed by allogeneic transplantation of hematopoietic cells［J］. J Clin Oncol,2004,22（11）:2172-2176.

26. RAMASAMY K,LIM Z,PAGLIUCA A,et al. Successful treatment of refractory angioimmunoblastic T-cell lymphoma with thalidomide and dexamethasone［J］. Haematologica,2006,91（8 Suppl）:ECR44.

27. BECKERS MM,HULS G. Therapy refractory angioimmunoblastic T-cell lymphoma in complete remission with lenalidomide［J］. Eur J Haematol,2013,90（2）:162-163.

28. GALLAMINI A,ZAJA F,PATTI C,et al. Alemtuzumab（Campath-1H）and CHOP chemotherapy as first-line treatment of peripheral T-cell lymphoma:results of a GITIL（Gruppo Italiano Terapie Innovative nei Linfomi）prospective multicenter trial［J］. Blood,2007,110 （7）:2316-2323.

29. FOSS F,SHAK-SHIE N,GOY A,et al. Phase II study of Denileukin Diftitox with CHOP in PTCL［J］. Ann Oncol,2008,19（Suppl 4）:Abstract 096.

30. O'CONNOR O A,PINTER-BROWN L,POPPLEWELL L,et al. PROPEL:A Multi-Center Phase 2 Open-Label Study of Pralatrexate（PDX）with Vitamin B12 and Folic Acid Supplementation in Patients with Relapsed or Refractory Peripheral T-Cell Lymphoma［J］. Blood,2008,112:261a.

31. DELMER A,FITOUSSI O,GAULARD P,et al. A phase II study of bortezomib in combination with inten-sified CHOP-like regimen（ACVBP）in patients with previously untreated T-cell lymphoma：results of the GELA LNH05-1T trial［J］. J Clin Oncol,2009,27（Suppl 15）: S8554.

32. FUJISAWA M,SAKATA-YANAGIMOTO M,NISHIZAWA S,et al. Activation of RHOA-VAV1 signaling in angioimmunoblastic T-cell lymphoma［J］. Leukemia,2018,32（3）:694-702.

33. SCOURZIC L,COURONNÉ L,PEDERSEN M T,et al. DNMT3A（R882H）mutant and Tet2 inactivation cooperate in the deregulation of DNA methylation control to induce lymphoid malignancies in mice［J］. Leukemia,2016,30（6）:1388-1398.

34. ZANG S,LI J,YANG H,et al. Mutations in 5-methylcytosine oxidase TET2 and RhoA cooperatively disrupt T cell homeostasis［J］. J Clin Invest. 2017,127（8）:2998-3012.

第十章

间变性大细胞淋巴瘤

第一节　概述

间变性大细胞淋巴瘤（anaplastic large cell lymphoma, ALCL）是一组侵袭性、CD30 阳性 T 细胞非霍奇金淋巴瘤。肿瘤细胞体积大，明显异型性，片状分布，排列紧密，易侵犯淋巴结窦，肿瘤细胞均表达 CD30。在 2017 年世界卫生组织（WHO）造血与淋巴组织肿瘤分类中，ALCL 包括四个亚型：原发性皮肤 ALCL（primary cutaneous ALCL, pcALCL）、ALK（anaplastic lymphoma kinase, 间变性淋巴瘤激酶）阳性原发系统性 ALCL、ALK 阴性原发系统性 ALCL 和乳房植入物相关 ALCL（breast implant-associated ALCL, BIA-ALCL）。原发系统性 ALCL（system ALCL, sALCL）是本章重点讨论的内容。

1985 年 Stein 等首次描述了 ALCL，肿瘤细胞具有间变形态并表达 Ki-1 抗原（后被命名为 CD30）。瘤细胞形态各异，类似于癌细胞，胞质丰富，胞核呈肾形或马蹄形，肿瘤细胞排列紧密，易侵犯淋巴结窦，曾被称作"间变细胞癌、恶性组织细胞增多症"。Stein 将其命名为 ALCL，分为 T 细胞型和 B 细胞型。1988 年 Kiel 分类将该淋巴瘤命名为"Ki-1 阳性间变性大细胞淋巴瘤"，并归类于高级别 B 细胞或 T 细胞淋巴瘤。1994 年欧美淋巴组织肿瘤修订版（Revised European-American Lymphoma REAL）将 T/ 裸细胞表型的 ALCL 收录为淋巴瘤的独立类型，而 B 细胞表型 ALCL 归类到弥漫大 B 细胞淋巴瘤或原发纵隔弥漫大 B 细胞淋巴瘤中。第 3 版 WHO 淋巴瘤分类将 sALCL 分为 ALK⁺ ALCL 和 ALK⁻ ALCL 两种，ALK⁺ ALCL 存在 *ALK* 基因重排和 ALK 融合蛋白表达，被认为是成熟 T 细胞淋巴瘤的一种独立类型，ALK⁻ ALCL 形态学类似 ALK⁺ ALCL 但缺乏 ALK 融合蛋白表达，在第 3 版及第 4 版 WHO 分类中仅作为一种暂定类型。随着遗传学研究的深入，发现 ALK⁻ ALCL 的基因特征、分子病理与其他外周 T 细胞淋巴瘤（peripheral T-cell lymphoma PTCL）存在明显差别，结合其临床进程及预后，在修订的第 4 版 WHO 淋巴瘤分类中，认为 ALK⁻ ALCL 也是 PTCL 的一种独立类型。

第二节　原发系统性间变性大细胞淋巴瘤

一、病因与流行病学

ALCL 发病率占成人非霍奇金淋巴瘤的 3%，PTCL 的 25%。在成人淋巴结性 T 细胞淋巴瘤中，sALCL 发病率位于第三，低于外周 T 细胞淋巴瘤-非特指性（PTCL-NOS）和血管免疫母细胞淋巴瘤（AITL）。ALCL 是儿童 T 细胞淋巴瘤的最常见的类型，占所有儿童非霍奇金淋巴瘤的 10%。ALK⁺ ALCL 多发于儿童和青少年，中位年龄 30 岁，而 ALK⁻ ALCL 多发于老年人，中位年龄 55 岁。两种类型均男性多发，男女比例 1.2~3.0∶1。ALCL 发病原因不详,与已知淋巴瘤相关病毒及遗传性免疫缺陷病无关,与使用有机溶剂、杀虫剂和肥料可能相关。

ALK⁺ ALCL 典型的遗传学表现即 2 号染色体与 5 号染色体易位。很多研究证实 *NPM-ALK* 融合基因及 ALK 融合蛋白在 ALK⁺ ALCL 的发病机制中起重要作用。1989 年,Rimokh 和 Kaneko 等首次确认 ALCL 中存在 t(2;5)(p23;q35)染色体易位,随后 Morris 及同事克隆出了易位的基因,证实 ALCL 中存在 NPM-ALK 融合蛋白。t(2;5)(p23;q35)易位产生 80kDa 的 NPM-ALK 融合蛋白,导致 ALK 激酶组成性活化。ALK 蛋白是一种受体酪氨酸激酶,除了中枢神经系统,ALK 蛋白在正常组织中不表达。*ALK* 基因位于 2p23 染色体上,编码包含 1 620 个氨基酸的 ALK 蛋白。涉及 *ALK* 基因的遗传学异常包括形成 *ALK* 融合基因,拷贝数异常和基因突变,其中形成融合基因是 *ALK* 基因最常见的基因异常。除了 *NPM* 之外,与 *ALK* 融合的其他伙伴基因还包括 *TFG*、*TPM3*、*TPM4*、*ATIC*、*RNF213*、*CLTC*、*MSN*、*MYH9*、*TRAF* 等。ALCL 中最常见的是 *NPM-ALK* 融合基因(70%~80%),其次是 *TPM3-ALK*(12%~18%),其他融合基因较罕见。*ALK* 基因在多种肿瘤中都是致癌基因,可能通过 RAS-MAPK、PI3K-AKT-mTOR、JAK-STAT 通路促进肿瘤细胞的增殖和生存,通过 bcl-2 影响线粒体抗凋亡途径。但单一的 *NPM-ALK* 融合基因导致的 ALK 融合蛋白异常表达不足以引起 ALK⁺ ALCL 发病,因为在少部分健康人外周血也可以检测到 *ALK/NPM* 转录。

二代测序技术全基因组测序发现 18% 的 ALK⁻ ALCL 中存在 *JAK1* 和 *STAT3* 突变。*STAT3* 突变呈现组成性的磷酸化和致瘤性。而 *JAK1* 突变可以刺激野生型 *STAT3*。RNA 序列鉴定出新的酪氨酸激酶融合基因 *NFkB2-ROS1*、*NCOR2-ROS1*、*NFkB2-TYK2* 和 *PABPC4-TYK2*,这些融合基因能活化 JAK/STAT3 通路。沉默 ALK⁺ ALCL 细胞系中的 *ALK* 或者 *STAT3* 基因后的基因表达谱(GEP)显示 2/3 的 *ALK* 调节基因依赖 *STAT3*。由于 *STAT3* 介导的致癌机制同时存在于 ALK⁺ ALCL 和 ALK⁻ ALCL 中,针对 JAK/STAT3 通路的抑制剂可能为治疗 sALCL 带来新的希望。

二、临床表现

ALK⁺ ALCL 年轻患者多见,中位年龄 30 岁。Ⅲ~Ⅳ期病变占一半以上,75% 的患者可有 B 症状。ALK⁺ ALCL 病变多累及淋巴结,但有 60% 的病例存在结外侵犯,其中骨和软组织是结外侵犯的最常见部位。IPI 评分 0~1 分的低危患者占 ALK⁺ ALCL 的 50% 左右。少部分患者可出现骨髓侵犯及中枢神经系统侵犯。一个报道显示仅 HE 染色检测 ALK⁺ ALCL 骨髓侵犯的发生率为 17%,而结合免疫组化后 ALCL 骨髓侵犯的发生率高达 40%,因此结合免疫组化染色可提高 sALCL 骨髓侵犯的诊断率。ALK⁻ ALCL 多发生于老年患者,中位年龄 54~61 岁。与 ALK⁺ ALCL 类似,ALK⁻ ALCL 患者发病时Ⅲ~Ⅳ期多见,常伴随 B 症状。多数 ALK⁻ ALCL 患者的 IPI 评分及 LDH 水平高,临床上呈侵袭性病变。ALK⁻ ALCL 多侵犯淋巴结,结外侵犯比例小于 ALK⁺ ALCL,占 20% 左右。与 ALK⁺ ALCL 最常见结外侵犯部位不同,ALK⁻ ALCL 最常见结外侵犯部位为皮肤、肝脏及肺。儿童间变大细胞淋巴瘤和成人不同,绝大部分为 ALK⁺ ALCL,具有 t(2;5)(p23;q25)染色体易位。临床上通常表现为广泛的病变、B 症状、累及骨和皮肤的结外侵犯。10% 的患者可合并噬血细胞综合征。

三、病理诊断

(一)组织细胞学

ALK⁺ ALCL 和 ALK⁻ ALCL 具有相似的形态学表现,细胞学的共同之处是存在体积较大的 "hallmark" 标志性细胞。细胞核呈现偏心的马蹄形或肾形。核仁呈嗜碱性,核周有嗜酸性区,胞质丰富。肿瘤细胞成片状紧密排列,破坏淋巴结和淋巴组织结构。

ALK⁺ ALCL 有 5 种组织细胞学表现:普通型、淋巴组织细胞型、小细胞型、霍奇金型、混合型。最常见的组织学类型是普通型,占 60%,主要特征为标志性细胞呈片状分布,也可见多核细胞及花环状细胞。普通型中 75% 的病例可见淋巴瘤细胞侵犯淋巴结窦,并沿血管分布,类似于转移癌的表现。淋巴组织细胞型占 10%,瘤细胞混杂在大量的组织细胞和淋巴细胞的炎性背景中,易被误诊为不典型性炎症或噬血细胞综合征。瘤细胞常沿血管分布,体积小于普通型中的淋巴瘤细胞。肿瘤组织中的组织细胞胞质苍白或嗜酸性,核圆形,也可见浆细胞和小淋巴细胞,但嗜酸性粒细胞和中性粒细胞少见。淋巴组织细胞型和小细胞变异型儿童常见,可被误认为良性疾病。小细胞型占 5%~10%,包含小到中等大小的肿瘤细胞,易被误诊为 PTCL-NOS。肿瘤细胞可能 CD30 阴性或者弱阳性,但 ALK 表达阳性,这一点可以和 PTCL-NOS 鉴别。霍奇金型占 3%,形态学类似结节硬化型经典型霍奇金淋巴瘤,表现为肿瘤结节周围绕着纤维带。标志性细胞和侵犯淋巴结窦是 ALCL 典型表现,但霍奇金淋巴瘤(HL)中也可出现这两种表现,ALCL 中同样可出现类似 HL 中的 RS 细胞,所以 ALCL 和 HL 鉴别有一定难度。但大的肿瘤细胞增殖是 ALCL 的特征性病变,该特征有助于二者的鉴别诊断。混合型包含一种以上组织学类型,在 ALK⁺ ALCL 的组织学类型中占 30% 左右。例如普通型和小细胞型混合或者和淋巴组织细胞型混合。ALK⁻ ALCL 形态学上和 ALK⁺ ALCL 很难区分,但组织学类型不包括小细胞型。一项伴 *DUSP22* 重排 ALK⁻ ALCL 的组织形态学研究显示,具有 *DUSP22* 重排的 ALCL 较易观察到所谓的 "doughnut cell" 甜甜圈样细胞(23% vs 5%;*P*=0.039),不易观察到多形性细胞(23% vs 49%;*P*=0.042),组织学中多存在片状生长区域(类似普通型)。

(二)免疫组化

免疫组化在 ALCL 诊断和分类中具有重要的意义。ALCL 肿瘤细胞 CD30 表达强阳性。除小细胞型以外,CD30 均呈现细胞膜和核周高尔基区一致性的强表达,这个特征有助于 ALCL 与其他 CD30 阳性的淋巴瘤鉴别,特别是 CD30 阳性的 PTCL-NOS。在 ALK⁺ ALCL 小细胞型中,体积较小的肿瘤细胞 CD30 表达弱阳性或者阴性,但 ALK 表达阳性。一些高级别 B 细胞淋巴瘤或者 T 细胞淋巴瘤,尤其是存在大的多形细胞或 EB 病毒相关的淋巴瘤细胞,也可以表达 CD30,但结合其他免疫组化可鉴别诊断。推荐所有 PTCL 病例检测 CD30,如果 CD30 阳性,进行 ALK 检测。

CD30 是一种 1 型跨膜蛋白,又称为肿瘤坏死因子受体超家族 8(tumor necrosis factor receptor superfamily 8,TNFRSF8)。通常由 PHA 或者 EB 病毒感染诱导,在活化的 B 细胞及 T 细胞上表达。CD30 通常在血液系统肿瘤中表达,如 CHL、ALCL 和弥漫大 B 细胞淋巴瘤。CD30 可以活化 NF-κB 通路和 MAPKs,包括 ERK、JNK 和 p38。胸腺细胞和成熟 T 细胞通过 CD30 信号通路经历凋亡,此过程又诱导活化 T 细胞增殖及死亡。在 ALK$^+$ ALCL 中,CD30 活化的数据存在矛盾。早期研究中,CD30 活化不能诱导 NF-κB 活化,而是诱导凋亡。同时又有研究证实 CD30 可以诱导 NF-κB 活化,上调凋亡的细胞抑制剂从而抑制凋亡。现在认为短的生理性的刺激可以诱导凋亡,而组成性的刺激可以诱导 NF-κB 活化抑制凋亡。ALK$^-$ ALCL 中 CD30 的作用尚不明确。

t(2;5)(p23;q35)染色体易位导致 *NPM* 和 *ALK* 基因融合,继而形成 ALK/NPM 融合蛋白导致 ALK 激酶活化,是 ALK$^+$ AKCL 特征性的遗传学表现。*NPM-ALK* 融合基因是 ALK$^+$ ALCL 中最常见融合基因,与其他伙伴基因融合的情况占 20% 左右。因为 *ALK* 基因易位和 ALK 蛋白表达具有高度的同步性,免疫组化检测 ALK 蛋白已经代替 *ALK* 基因检测成为诊断常规。*NPM-ALK* 融合基因导致的 ALK 融合蛋白同时定位在胞质和胞核,而其他伙伴基因与 *ALK* 基因融合产生的 ALK 融合蛋白组化染色常定位在细胞质或细胞膜。ALK 阳性还见于其他肿瘤,如 ALK$^+$ 弥漫大 B 细胞淋巴瘤、炎性肌纤维母细胞瘤、肺癌等。极少数的 pcALCL 中也可以出现 ALK 蛋白。

TCR 基因重排阳性证实 ALCL 来源于 T 细胞,但许多 ALCL 表现为 T 细胞抗原缺失。泛 T 细胞标记如 CD3、CD5、CD7 在大多数病例中表达阴性,CD2 和 CD4 表达阳性,CD8 通常阴性。ALK$^+$ ALCL 中 CD3 多数阴性,ALK$^-$ ALCL 中的 CD3 阳性率高于 ALK$^+$ ALCL。大部分 ALCL 表达细胞毒标记 TIA1、颗粒酶 B 和穿孔素,提示 sALCL 可能来源于细胞毒性 T 细胞,伴 *DUSP22* 重排的 ALK$^-$ ALCL 一般不表达细胞毒标记。上皮膜抗原(epithelial membrane antigen,EMA)通常在上皮细胞上表达,但大部分 ALCL 中 EMA 阳性。其中 ALK$^+$ ALCL 中 EMA 阳性率 80%,而 ALK$^-$ ALCL 阳性率 50%。EMA 在 sALCL 中多阳性,而在经典型 HL 和 PTCL-NOS 多为阴性,在 ALCL 的鉴别诊断中具有重要意义。ALCL 中 EBV 检测阴性,包括 FISH 检测 EBER 或者免疫组化检测潜伏膜蛋白 1 抗原(LMP1)。髓系抗原 CD13、CD33、CD68 偶有阳性,借助其他免疫组化可以跟髓系肿瘤或者组织细胞来源肿瘤鉴别。CD15 在 75% 的经典型 HL 中表达,在 ALCL 中阴性,极少数表达阳性。ALCL 不表达 B 细胞标记,这一点可以和包括经典型 HL 的 B 细胞肿瘤鉴别。但也有极少数 ALCL 表达 B 细胞标记如 PAX-5,增加了与 HL 的鉴别诊断难度。

四、遗传学表现

二代测序技术确认在 ALK⁻ ALAL 中存在两种重现性的基因重排,一种为存在于 6p25.3 染色体上的 *DUSP22/IRF4* 重排(30%),另一种是 3p28 染色体上的 *TP63* 基因重排(8%)。这两种基因重排具有排他性,二者一般不同时存在,也不会出现在 ALK⁺ ALCL 中。*DUSP22* 和 *TP63* 基因重排还和预后相关,具有 *DUSP22* 重排的 ALK⁻ ALCL 预后与 ALK⁺ ALCL 类似,而具有 *TP63* 基因重排的 ALK⁻ ALCL 预后很差,*DUSP22*、*TP63* 和 *ALK* 均阴性的 sALCL 预后介于二者之间。Erb-B2 受体酪氨酸激酶 4(ERBB4)在 24% 的 ALK⁻ ALCL 病例中表达,在 ALK⁺ ALCL 及 PTCL-NOS 中不表达。ERBB4 阳性病例显示霍奇金样组织形态学表现,预后类似经典的 ALK⁻ ALCL。表达 ERBB4 的病例不伴 *TP63*、*DUSP22*、*ROS1* 及 *TYK2* 重排,说明 ALK⁻ ALCL 中可能存在 ERBB4 阳性亚群。

除了基因重排,sALCL 中还存在重现性染色体拷贝数异常。据报道,58% 的 ALK⁺ ALCL 和 65% 的 ALK⁻ ALCL 存在染色体不平衡。17p 和 17q24-qter 获取异常,4q13-q21 和 11q14 缺失异常在 ALK⁺ ALCL 中常见。而 6p21 和 1q 获取异常在 ALK⁻ ALCL 中常见。7p 和 6q 染色体的获取异常,13q 染色体的缺失异常在 ALK⁺ ALCL 和 ALK⁻ ALCL 均可见到。染色体不平衡现象在 ALK⁻ ALCL 和 PTCL-NOS 中的表现不同。PTCL-NOS 中常见的 5q 和 9p 缺失异常在 ALK⁻ ALCL 中极少出现,有助于二者鉴别诊断。

GEP 是鉴定差异调节基因、信号通路及预后基因的重要工具。Piva 等报道了对 16 例 ALK⁺ ALCL、20 例 ALK⁻ ALCL、PTCL-NOS、AITL 及正常 T 细胞比较的全转录分析。结果显示 *IL1RAP*、*GAS1*、*PRF1*、*TMEM158* 和 *IL2RA* 在 ALK⁺ALCL 中具有重要意义。而 CD86 和 *ZNF267* 在 ALK⁻ ALCL 中高表达。同时一组含 30 个基因的差异性表达分析显示 ALK⁺ ALCL 与 ALK⁻ ALCL 可能存在共同的基因特征。一项微阵列基因表达谱分析了 32 例临床标本和 5 个 ALCL 细胞系,发现 ALK⁺ ALCL 和 ALK⁻ ALCL 存在不同的基因表达谱,ALK⁺ ALCL 中可见 *BCL6*、*PTPN12*、*CEBPB* 和 *SERPINA1* 基因过表达,而 *CCR7*、*CNTFR*、*IL22* 和 *IL21* 基因在 ALK⁻ ALCL 中过表达。但两种类型的 ALCL 均高表达 *IRF4* 基因并诱导 MYC 表达。Agnelli 等也报道了 309 名 PTCL 患者的转录谱 meta 分析,其中包括 54 例 sALCL。ALK⁺ ALCL 中上调的基因包括 *PRF1*、*IL1RAP*、*CCND3*、*BCL3* 和 *GAS1*,ALK⁻ ALCL 中则高表达 *CD80*、*CD86*、*CCND2* 和 *MIR155HG* 基因。Agnelli 及同事还确立了一个三基因模型(*TNFRSF8*,*BATF3* 和 *TMOD1*),可以鉴别 PTCL-NOS 和 ALK⁻ ALCL,准确率 97%。

虽然绝大多数 ALCL 病例中存在 *TCR* 基因重排,但 TCR 及相关分子通常不表达,这种现象可能与 *NPM-ALK* 过表达后,STAT3 诱导 CD3ε、ZAP70、LAT、LAT 的 TCR 及相关分子下调或表观遗传学沉默有关。2016 年 Hassler 等报道涉及 T 细胞分化和免疫反应的分子(如 TCR 和 CTLA4)存在 DNA 甲基化的现象在 ALK⁻ ALCL 及 ALK⁺ ALCL 中同时存在。ALK⁺ ALCL 类似于早期胸腺祖细胞,ALK⁻ ALCL 类似于前 TCR 和双阳性 T 细胞(CD4⁺/CD8⁺)。

五、诊断与鉴别诊断

sALCL 诊断时应重视病理、分期及临床特点的结合。sALCL 可以累及皮肤，而 pcALCL 可以累及周围淋巴结。ALK$^+$ ALCL 因同时表达 CD30 和 ALK 因此诊断难度不大。而 ALK$^-$ ALCL 由于 ALK 阴性因此诊断具有一定的挑战性，尤其注意与其他 CD30 阳性淋巴瘤如 PTCL-NOS 的鉴别。国际 PTCL 研究组分析了 1 000 多例 PTCL 的诊断。发现 ALK$^+$ ALCL 的诊断符合率是 97%，PTCL-NOS 符合率 75%，ALK$^-$ ALCL 的诊断符合率 74%。

鉴于 ALCL 常出现 T 细胞抗原缺失，当 CD3 阴性时需检测 CD2、CD4、CD5、CD7、CD8 以证实肿瘤的 T 细胞来源。当病理显示裸细胞表型时，需要加作 *TCR* 基因重排证实 T 细胞来源。细胞毒性标记如穿孔素、TIA-1 在 ALCL 中常表达阳性。但伴 *DUSP22* 重排的 ALK$^-$ALCL 常表达阴性。EMA 也是 ALCL 中的一个重要标记。PAX5、CD15、CD45 有助于鉴别 HL。P63 蛋白表达有助于筛查 *TP63* 基因重排的病例，但免疫组化 P63 阳性的病例仅有部分病例存在 *TP63* 基因重排。已确诊的 ALK$^-$ ALCL 患者检测 *DUSP22* 重排有重要的预后意义；但存在 *DUSP22* 基因重排的病例不能以此作为 ALK$^-$ ALCL 的诊断依据，因为 28% 的 pcALCL 也存在 *DUSP22* 基因重排。

ALK$^-$ ALCL 和 CD30$^+$ PTCL-NOS 在鉴别诊断上存在一定的难度，二者组织形态学差别不大，尤其是伴 CD30 阳性的 PTCL-NOS。但是 ALK$^-$ALCL 缺乏小到中等大小的肿瘤细胞；CD30 表达强阳性；缺乏 T 细胞受体蛋白（PTCL-NOS 通常阳性）。PTCL-NOS 免疫组化多表现为 EMA$^-$，细胞毒标记阴性。RT-PCR 检测三基因模型（*TNFRSF8*、*BATF3*、*TMOD1*）可以区分 ALK$^-$ ALCL 和 PTCL-NOS。ALK$^-$ ALCL 还需要和 HL 鉴别。PAX-5 在 HL 中表达弱阳性，但在 ALK$^-$ ALCL 中表达阴性。HL 中的 CD30 表达相对于 sALCL 较弱。ALK$^-$ ALCL 中 ERBR 及 LMP1 阴性而 HL 中可阳性。HL 中 *TCR* 基因阴性而 ALK$^-$ ALCL 阳性。

六、预后

sALCL 是一个预后中等的侵袭性淋巴瘤，比大多数 B 细胞淋巴瘤预后差，比其他类型的 PTCL 预后好。国际预后评分（international prognostic index IPI）主要用于评价 B 细胞淋巴瘤的预后，在 PTCL 中同样适用。在一项临床研究中，IPI 低危、低中危、高中危及高危的 ALK$^+$ ALCL 和 ALK$^-$ ALCL 的 5 年 OS 分别是：90% vs 74%，68% vs 62%，23% vs 31%，33% vs 13%。ALK$^+$ ALCL 患者 IPI 评分 3 分以上的 5 年 PFS 仅 20%~30%，类似 PTCL-NOS。而低危的 ALK$^-$ ALCL 患者有较好的预后，生存期接近 ALK$^+$ ALCL。证实了除 ALK 状态以外，临床因素在 ALCL 预后评估中具有重要作用。年龄也是 sALCL 患者的重要预后因素。GELA 研究显示，年龄和 β_2 微球蛋白在 sALCL 中具有预后意义。小于 40 岁且 β_2 微球蛋白 <3mg/L 的病例 8 年 OS 为 84%，而大于 40 岁且 β_2 微球蛋白 ≥3mg/L 的病例 8 年 OS 仅有 22%。

存在 *MYC* 重排的 ALCL 病例临床更具有侵袭性,预后较差。得益于基因学研究的进展,ALK⁻ ALCL 中确认了一些新的基因重排并具有预后意义。Parrilla Castellar 等的一项研究结果显示具有 *DUSP22* 重排的 ALK⁻ ALCL 患者 5 年 OS 为 90%,而具有 *TP63* 基因重排的 ALK⁻ ALCL 患者 5 年 OS 为 17%。而所谓的"三阴性",即 *ALK*、*DUSP22*、*TP63* 均阴性的 ALCL 预后中等,5 年 OS 为 42%。

儿童 ALCL 的预后因素与成人患者略有不同。在成人患者中具有重要预后意义的 IPI 评分在儿童患者中应用欠佳。诊断时的分期/微小播散性疾病(minimal disseminated disease MDD)与儿童 ALCL 预后相关,MDD 指诊断时显微镜下骨髓侵犯阴性但流式细胞分析或 PT-PCR 检测骨髓侵犯阳性的情况。一项回顾性研究显示,RT-PCR 检测 MDD 阳性的患者累计复发率 46%,显著高于 MDD 阴性无骨髓侵犯的患者(15%)。MDD 阳性经两个疗程后微小残留阴性的患者预后中等,EFS 为 69%,而 MDD 和微小残留病灶阳性的患者 EFS 为 19%。组织学类型也是儿童 ALCL 的一项预后因素。淋巴组织细胞型及小细胞变异型的儿童 ALCL 预后不佳,多因素分析显示这两种组织类型与治疗失败的高风险相关。

七、治疗

ALCL 发病率低,缺乏大规模前瞻性临床试验,已有数据多来自回顾性研究结果或者是已完成的前瞻性临床试验的亚组分析。

ALK⁺ ALCL 患者中除了 IPI 评分高危者,使用 CHOP 及 CHOP 样方案后 5 年 OS 在 70% 左右,而 ALK⁻ ALCL 的 OS 在 15%~62%,从侧面反映了 ALK⁻ ALCL 的异质性。一项回顾性的临床研究中分析了 78 名 sALCL 患者的治疗结果,ALK⁺ ALCL 患者 53 名,ALK⁻ ALCL 患者 25 名。大部分患者使用了 CHOP 及 CHOP 样方案。结果显示 ALK⁺ ALCL 的 OS 显著优于 ALK⁻ ALCL,OS 71% vs 15%。预后分析显示 IPI≥2 的患者,不管 ALK 状态如何,OS 仅 41%±12%,明显低于 IPI 为 0~1 的患者(OS 94%±5%)。GELA 研究分析了 1997—2010 年参加了多个前瞻性临床试验的 138 名 sALCL 患者的治疗效果,其中 ALK⁺ ALCL 患者 64 名,ALK⁻ ALCL 患者 74 名。最常用的化疗方案为 ACVBP(环磷酰胺、长春地辛、博来霉素和泼尼松)序贯甲氨蝶呤、异环磷酰胺、依托泊苷和阿糖胞苷,部分病例进行了大剂量化疗 + 自体干细胞移植(HDT/ASCT)。结果显示 ALK⁺ ALCL 疗效优于 ALK⁻ ALCL。但在年龄 <40 岁的患者组中,ALK⁺ ALCL 和 ALK⁻ ALCL 两组的 8 年 OS 均超过 80%,显示在年轻低危患者中,ALK⁻ ALCL 患者的疗效接近 ALK⁺ ALCL。

CHOP 样方案中加入依托泊苷可以提高部分 PTCL 患者的疗效。德国高级别 NHL 研究组评估 289 名 PTCL 患者的治疗效果。包含 ALK⁺ ALCL 患者 78 名,ALK⁻ ALCL 患者 113 名。治疗方案包括 CHOP14、CHOP21、CHOPE14 及 CHOPE21 方案。ALK⁺ ALCL 患者 3 年无事件生存率(event-free survival,EFS)和 OS 分别是 75.8% 和 89.8%;而 ALK⁻ ALCL

患者为 45.7% 和 62.1%。60 岁以上的患者,不管组织类型如何,6 个疗程的 CHOP21 方案与其他方案相比疗效相似,副作用最小。小于 60 岁且 LDH 正常的低肿瘤负荷患者,无论组织类型,加入依托泊苷均能明显提高 EFS(75% vs 51%,P=0.003)。如果排除 ALK$^+$ ALCL 患者,加入依托泊苷组 EFS 仍高于 CHOP 方案组,但 P 值无统计学意义。提示 CHOPE 在缓解率上高于 CHOP 方案组,CHOPE 组的患者更容易获得 CR 或 PR 并因此受益于后续的造血干细胞移植。相对于 CHOP 及 CHOP 样方案,尚无证据证实高强度化疗能提高疗效和改善生存。

ALK$^-$ ALCL 患者获得 CR1 后可使用 HDC/ASCT 作为一线巩固治疗。目前已完成的临床试验 NLG-T-01 共纳入 160 名 PTCL 患者,其中 31 名 ALK$^-$ALCL。治疗方案为 6 周期的 CHOPE 或 CHOP14(年龄 >60 岁)序贯 BEAM 及 ASCT。有 70% 的患者进行了移植,中位随访期 4 年,总体 5 年 PFS 和 OS 为 44% 和 51%。ALCL 的生存明显优于非 ALCL 患者,5 年 PFS 和 OS 分别是 61% 和 70%,差异有统计学意义。DSHNHL 临床试验回顾性分析了 33 名 T 细胞淋巴瘤患者使用高剂量 CHOP 和 CHOPE 方案序贯 ASCT 的疗效,其中 ALK$^-$ ALCL 患者占 39%,结果显示 3 年 PFS 仅 26%。由于 ALK$^-$ ALCL 患者中有 30% 存在 DUSP22 重排,预后类似 ALK$^+$ ALCL。因此如何筛选 ALK$^-$ ALCL 中真正需要移植的高危患者是我们面临的重要问题。IPI 评分高危的 ALK$^+$ ALCL 使用 CHOP 样方案疗效欠佳,使用 HDC/ASCT 是否能提高疗效有待进一步研究。

(一) sALCL 患者的一线治疗

对于 ALK$^+$ ALCL 患者,局限期推荐 4~6 个疗程的 CHOP 或 CHOPE 方案化疗,合并大包块者联合累及区域放疗。IPI 评分高危组的患者可以考虑更高强度的治疗方案。进展期 ALK$^+$ ALCL 患者,推荐 6 个疗程的 CHOP 方案化疗,IPI 评分高危的患者建议 CHOPE 方案。对于 ALK$^-$ ALCL,首选临床试验,或 6 个疗程 CHOPE 方案化疗,CR 患者可序贯高剂量化疗及自体造血干细胞移植。

(二) 复发难治 sALCL

sALCL 中约 30% 的患者一线化疗后会出现疾病复发,HDC/ASCT 是挽救化疗敏感患者的标准治疗,移植后的长期 PFS 从 25% 到 75% 不等。国际血液和骨髓移植研究中心评估了 241 名 PTCL 患者接受 ASCT 和异基因造血干细胞移植(allo-ASCT)的治疗结果。其中 ALCL 患者 112 名,14 名 ALK$^+$ ALCL,8 名 ALK$^-$ ALCL,其余 ALK 状态不明。61 名 ALCL 患者进行了 ASCT,39 名患者在 CR2 以后进行。在 39 名超过 CR1 期进行 HDC/ASCT 的患者中,3 年 OS 和 PFS 分别是 65% 和 50%。与之相对的另一项临床研究评估了 16 名复发难治 ALK$^-$ ALCL 患者 ASCT 后疗效,中位 PFS 仅 12 周,分析原因可能与患者中混有 CD30 阳性的 PTCL-NOS 及较多的早期复发患者有关。

Allo-ASCT 治疗复发难治性 ALCL 的数据较少,3 到 5 年的 PFS 为 30%~60%,而移植相关死亡率约 30%。来自国际血液骨髓移植研究中心的数据显示,如果比较所有 ALCL 患者干细胞移植结果,ASCT 的 PFS(55% vs 35%;P=0.0319)和 OS(68% vs 41%;P=0.0034)

优于 allo-ASCT。另一项包含 77 名 PTCL 患者的回顾性研究中,ALCL 患者 27 名(至少 8 名 ALK+ALAL 患者),5 年 OS 为 29%,提示部分化疗耐药的 PTCL 可以从 allo-ASCT 中获益。对于复发难治但不适合移植的 ALCL 患者,挽救化疗失败后的预后很差,一项研究评估了 PTCL 患者(其中包含 sALCL)化疗后第一次复发或进展的预后,中位 OS 和 PFS 分别是 3 个月和 1.8 个月。对于这些患者的治疗可能需要寄希望于新药的使用。

总之,复发难治患者预后差,挽救化疗敏感患者推荐进行自体或者异基因造血干细胞移植。新药的应用可能有助于提高挽救治疗成功率,可以作为复发难治患者进行造血干细胞移植的桥接治疗。

儿童和青少年 ALCL 的 5 年 EFS 为 70% 左右,没有统一的治疗方案。欧洲儿童血液肿瘤工作组通常采用短疗程脉冲式方案,以侵袭性 B 细胞 NHL 化疗方案为基础。方案通常为持续 4~6 个月。联合化疗药物包括环磷酰胺、多柔比星、长春新碱、糖皮质激素、异环磷酰胺和依托泊苷,大剂量甲氨蝶呤和阿糖胞苷进行中枢预防。代表方案为 BFM90 方案及 ALCL99 方案。北美学者通常采用长疗程类似急性淋巴细胞白血病的化疗方案治疗儿童 ALCL。代表方案为 CCGS-5941,方案持续 48 周,包括 3 周诱导治疗,3 周巩固治疗及 42 周的维持治疗,5 年 EFS 和 OS 分别是 68% 和 80%。对于 I/II 期儿童 ALCL 患者,还可以采用 POG-8314/POG-8719/POG9219 方案。POG-9219 方案使用 CHOP 方案 3 疗程治疗早期 ALCL 和弥漫大 B 细胞淋巴瘤,5 年 EFS 为 88%。

(三)新药

1. 维布妥昔单抗(brentuximab vedotin,BV)又称为 SGN35,是一种 CD30 抗体-抗微管药物结合物。CD30 在 ALCL 的肿瘤细胞上高表达,在正常组织中不表达或低表达,是一个理想的治疗靶点。以前曾使用单纯 CD30 单抗 SGN30 治疗 ALCL,但疗效欠佳。为提高 CD30 靶向治疗的疗效,使用裂解酶将抗微管药物 MMAE 与 SGN30 连接形成 SGN35。与单纯 CD30 抗体比较,联合 MMAE 的 CD30 单抗明显增强药物的细胞毒作用,在动物实验中能诱导剂量依赖肿瘤消退和延长生存期。BV 主要毒性为外周神经毒性和中性粒细胞减少。最近公布的一项 BV 治疗复发难治 sALCL 患者的 2 期临床试验结果,评估了 BV 治疗 58 名复发难治 ALCL 接受 SGN35 的反应持续时间、无进展生存期、总生存期和安全性。结果显示中位观察期 6 年,入组患者超过 40 个月无疾病进展,66% 的患者获得 CR。5 年 PFS 为 57%,5 年 OS 为 79%。最常见的毒性为外周神经毒性,但 91% 的患者经对症治疗后症状获得缓解。因此推荐复发难治患者使用 BV 治疗,获得缓解后进行干细胞移植。BV 也被用于 ALCL 的初始治疗中。Fanale 等报道了在美国和欧洲进行的 I 期临床试验。入组患者为 39 名 CD30 阳性的淋巴瘤患者,大部分是 ALCL。患者分为两组,一组 2 周期 BV 序贯 6 周期 CHOP,另一组 6 周期 BV 联合 CHP(环磷酰胺、多柔比星、泼尼松,为避免外周神经毒性重叠,方案中无长春新碱)。治疗有效的患者可以继续接受 8~10 个疗程的 BV。32 名 ALCL 患者中 ALK⁺ALCL 患者 6 名,ALK⁻ALCL 患者 26 名,IPI 评分 2~3 分。入组的 39 名患者中序贯组 ORR 患者 85%,CR 患者 62%;联合治疗组患者 19 名,16 名患者

CR，3 名患者 PR。联合治疗组的 4 年预计 PFS 和 OS 分别是 52% 和 80%。外周神经毒性发生率 69%。

2. 克唑替尼（crizotinib）是一种小分子 ALK 酪氨酸激酶抑制剂，已经被批准用于治疗 ALK 阳性的非小细胞肺癌。近几年的研究证实其在 ALK⁺ ALCL 中也显示出显著疗效。2017 年 ASH 会议报道了两个关于克唑替尼的临床试验。一项是正在进行的单臂Ⅰ期临床试验，共入组 44 例 ALK 阳性恶性肿瘤患者，其中 18 例 ALK⁺ ALCL。ALK⁺ ALCL 患者的 ORR 为 52.9%，8 例 CR，1 例 PR。估计的 2 年 PFS 为 63%，试验截止时 72.2% 的患者仍然存活，最常见的治疗相关副作用为腹泻和视觉障碍。另一项临床试验是法国国家癌症研究所进行的多肿瘤Ⅱ期临床试验。2014 年至 2017 年共入组 17 例复发难治 ALK⁺ALCL 患者。共 15 例接受了克唑替尼治疗。其中 10 名患者曾接受过维布妥昔单抗治疗，3 名患者接受过干细胞移植，7 名患者在前期治疗中被定义为难治患者，6 名患者经历了 1 次以上的复发。结果显示使用克唑替尼后 ORR 为 67%（9 例 CR，1 例 PR），中位随访时间 12 个月，中位无进展生存时间为 11.6 个月。截至试验结束 4 例患者死亡，11 例患者依然存活，且所有治疗中进展的患者均发生在治疗的前 3 个月。这些临床试验都证实了克唑替尼在复发难治 ALK⁺ ALCL 中的有效性且患者能很好耐受。

3. 叶酸代谢拮抗剂普拉曲沙（pralatrexate），组蛋白乙酰化酶抑制剂罗米地辛（romidepsin）、贝利司他等在 ALCL 的整体反应率为 25%~35%。免疫抑制点 PD1 抑制剂及 CTLA4 抑制剂的治疗效果还有待进一步评价。

第三节 乳房植入物相关间变性大细胞淋巴瘤

乳房植入物相关间变性大细胞淋巴瘤（breast implant-associated anaplastic large cell lymphoma，BIA-ALCL）表现为乳房植入物周围渗出相关的纤维囊，是 2016 年淋巴造血疾病中的一个暂定类型。淋巴瘤中位发生时间为盐或硅胶种植后 10 年左右。目前普遍认为 BIA-ALCL 与乳腺植入继发的炎症反应及抗原刺激 T 细胞慢性激活有关。

一、病因与流行病学

到目前为止，美国食品药品管理局共接到乳房植入物相关间变性大细胞淋巴瘤报告 300 余例，一半患者为乳腺癌术后乳房重建，另一半为乳腺美容手术患者。共 9 例患者死亡。估计发病率为每年乳腺植入患者的 1/30 000，发生时间约为植入手术后的 10.7 年。在 Natrelle 等对 410 乳腺植入手术危险因素分析的一项前瞻性研究中，纳入的 17 656 名患者中 4 例发展为 BIA-ALCL，意味着发病率可能在 1/4 000。从 1997 年 BIA-ALCL 首次被报道，几乎所有病例都发生在乳腺纹理植入患者中。BIA-ALCL 可能是一个涉及多个因素的复杂过程,其发生发展过程可能和很多因素相关,如细菌生物膜生长、植入物表面纹理、免疫反应和患者本身的遗传倾向。

二、临床表现

系统综述显示 BIA-ALCL 的中位年龄 51 岁,其中乳腺重建的患者中位年龄 57 岁,而乳腺美容手术的患者中位年龄 46 岁。最常见的临床表现为植入物周围肿胀。其他的临床表现还有血清肿、肿块、血清肿合并肿块、包膜挛缩、腋窝淋巴结肿大、皮肤病变及 B 症状。BIA-ALCL 发病时间大概在乳腺植入术后 10 年,硅胶植入物发生 BIA-ALCL 机率(61%)显著高于盐水植入物(39%)。

三、诊断

超声检查或磁共振初步筛查可疑病例,PET/CT 可以进一步确定良恶性及监测疾病。超声引导下行粗针穿刺收集体液或活检获取组织标本后,行组织细胞学检查及免疫组化以明确诊断。细胞学检查多表现为大的多形性上皮样淋巴细胞,具有丰富的胞质,核呈偏心的肾型或马蹄状,类似 ALCL 中的标志性细胞。免疫组化显示 CD30$^+$、ALK$^-$、EMA$^+$。T 细胞抗原表达是可变的,其中最常表达的标志物是 CD4、CD3、CD45 和 CD2。组织学表现多种多样,血清肿型病例纤维囊上的肿瘤细胞层薄而不连续,可能导致组织学假阴性。部分惰性病例中,肿瘤细胞层往往被限制在纤维囊内层。病理类型呈肿块型时,细胞往往表现出片状生长,形成多结节外观,呈现出局部坏死和硬化的表现。

四、治疗

大多数乳腺假体相关的间变性大细胞淋巴瘤呈惰性临床进程,肿瘤细胞仅局限于肿胀的血清液体中,不侵犯纤维囊,通过局部切除和移除植入物可使患者可达到完全缓解,预后良好。有纤维囊侵犯或者临床表现为肿块的患者则可能出现淋巴结侵犯和系统性播散,预后差,需要移除植入物加化疗,必要时需要加用放疗。

第四节　原发性皮肤间变性大细胞淋巴瘤

原发性皮肤 ALCL(pcALCL)属于原发性皮肤 CD30 阳性淋巴增殖性疾病的一种,另一种是淋巴瘤样丘疹病(lymphomatoid papulosis,LyP),二者疾病特点有重叠。WHO 将其定义为原发皮肤类似其他 ALCL 的 CD30 阳性大 T 细胞恶性肿瘤。临床表现为孤立的皮肤结节或肿块,伴或不伴溃疡,多发皮肤病变占所有患者的20%,10%的患者存在皮肤外病变。当区域淋巴结受累时,皮肤病变和淋巴结病变出现的顺序及解剖部位在鉴别pcALCL和系统性ALCL的中起重要作用。20%~40%的pcALCL可以有自发性的肿瘤消退,但消退后一半患者仍会复发。自发性的消退和偶尔出现的丘疹样病变导致与LyP鉴别困难,表明二者存在难以鉴别的"灰区",有时只有对临床病程进行随访后才能确诊。一部分病例确属交界性病变,即使临床病程随访后也难以确诊属于pcALCL还是LyP。

早期pcALCL的5年OS是90%~97%,中期为93%,晚期为77%。有过自然消退病史及年龄小于60岁的患者预后好。有广泛肢体病变(5年OS仅50%)、皮肤外侵犯,及年龄超过60岁的患者预后较差。侵犯下肢也是不良预后因素,有下肢累及的患者5年OS仅76%。治疗后复发的患者通常仍局限于皮肤,但有约25%的患者可能出现皮肤外累及。

pcALCL的形态特征与系统性ALCL皮肤侵犯类似,典型的病变包括真皮内片状分布的肿瘤细胞,可以延伸到皮下组织,但无明显的嗜表皮性。瘤细胞大致分两种,一种类似于系统性ALCL中的标志性细胞(占75%~80%),细胞核圆形、椭圆形或多形性,核仁嗜酸性,胞质丰富。另一种肿瘤细胞由多形性细胞及免疫母细胞组成(20%~25%)。两种临床表现及预后无明显差别。

免疫表型类似于系统性ALCL,绝大部分肿瘤细胞表达CD30,同时表达CD4、CD3、CD5和细胞毒性蛋白如颗粒酶B、TIA-1和穿孔素(具有 *DUSP22* 基因重排的除外)。EMA表达率低于sALCL。已有报道局限皮肤的间变性大细胞淋巴瘤ALK阳性,这些病例属于系统性ALCL侵犯皮肤还是伴ALK表达的pcALCL无统一意见。但是疑似pcALCL的病例需要检测ALK及临床分期确定合适的治疗策略。

pcALCL病例中 *TCR* 基因重排通常阳性。最常见的重现性基因异常是 *DUSP22* 重排,占所有患者的28%。研究证实少数LyP及30%的ALK⁻ ALCL也存在 *DUSP22* 重排。但是伴 *DUSP22* 的LyP具有明显不同于pcALCL的临床病理特征,如局部丘疹、肿瘤细胞明显嗜表皮性、CD30在真皮强阳性表皮弱阳性的双向CD30染色表现。而伴 *DUSP22* 重排的系统性ALCL多表现为弥散病变合并皮肤侵犯。共同的基因重排意味着在这些疾病中存在着共同的临床和组织学谱。同样的,少数ALK阳性pcALCL和系统性ALK⁺ALCL二者之间可能存在某种联系。sALCL和pcALCL之间重叠的基因学改变显示存在一些不依赖于 *DUSP22* 重排的遗传学因素导致sALCL和pcALCL临床表现及结局的不同。

对于孤立性病灶一般采取手术切除或放疗的方式,但易复发。多发病灶可使用低剂量依托泊苷、甲氨蝶呤或沙利度胺治疗,也可使用CD30单抗。有皮肤外侵犯或病变呈侵袭性时可采用多药化疗。

(杜建伟　魏旭东)

参考文献

1. SWERDLOW S H, CAMPO E, PILERI S A, et al. The 2016 revision of the World Health Organization classification of lymphoid neoplasms [J]. Blood, 2016, 127 (20): 2375-2390.

2. FERRERI A J M, SILVIA G, PILERI S A, et al. Anaplastic large cell lymphoma, ALK-positive [J]. Crit Rev Oncol Hematol, 2012, 83 (2): 293-302.

3. BENGT H, PALMER R H. Mechanistic insight into ALK receptor tyrosine kinase in human cancer biology [J]. Nat Rev Cancer, 2013, 13 (10): 685-700.

4. HSI E D, SAID J, MACON W R, et al. Diagnostic accuracy of a defined immunophenotypic and molecular genetic approach for peripheral T/NK-cell lymphomas [J]. Am J Surg Pathol, 2014, 38 (6): 768-775.

5. CASTELLAR E R P, JAFFE E S, SAID J W, et al. ALK-negative anaplastic large cell lymphoma is a genetically heterogeneous disease with widely disparate clinical outcomes [J]. Blood, 2014, 124 (9): 1473-1480.

6. SCARFÒ I, PELLEGRINO E, MEREU E, et al. Identification of a new subclass of ALK-negative ALCL expressing aberrant levels of ERBB4 transcripts [J]. Blood, 2015, 127 (2): 221.

7. CRESCENZO R, ABATE F, LASORSA E, et al. Convergent mutations and kinase fusions lead to oncogenic STAT3 activation in anaplastic large cell lymphoma [J]. Cancer Cell, 2015, 27 (4): 516-532.

8. ANDRE W, MICHAEL G, TABEA E, et al. Essential role of IRF4 and MYC signaling for survival of anaplastic large cell lymphoma [J]. Blood, 2015, 125 (1): 124-132.

9. AGNELLI L, MEREU E, PELLEGRINO E, et al. Identification of a 3-gene model as a powerful diagnostic tool for the recognition of ALK-negative anaplastic large-cell lymphoma [J]. Blood, 2012, 120 (6): 1274-1281.

10. GEORGE V, JOHNSON S H, KNUDSON R A, et al. Genome-wide analysis reveals recurrent structural abnormalities of TP63 and other p53-related genes in peripheral T-cell lymphomas [J]. Blood, 2012, 120 (11): 2280-2289.

11. DAVID S, MARION F, JOSETTE B, et al. Long-term outcome of adults with systemic anaplastic large-cell lymphoma treated within the Groupe d'Etude des Lymphomes de l'Adulte trials [J]. J Clin Oncol, 2012, 30 (32): 3939-3946.

12. NORBERT S, LORENZ T, MARITA Z, et al. Treatment and prognosis of mature T-cell and NK-cell lymphoma: an analysis of patients with T-cell lymphoma treated in studies of the German High-Grade Non-Hodgkin Lymphoma Study Group [J]. Blood, 2010, 116 (18): 3418-3425.

13. CHRISTINE D W, LARA M, MARTIN Z, et al. Early assessment of minimal residual disease identifies patients at very high relapse risk in NPM-ALK-positive anaplastic large-cell lymphoma [J]. Blood, 2014, 123 (3): 334-337.

14. GREG H, SAVAGE K J. The biology and management of systemic anaplastic large cell

lymphoma ［J］. Blood,2015,126（1）:17-25.

15. DAMORE F,RELANDER T,LAURITZSEN G F,et al. Up-front autologous stem-cell transplantation in peripheral T-cell lymphoma:NLG-T-01 ［J］. J Clin Oncol,2012,30（25）: 3093-3099.

16. NICKELSEN M,ZIEPERT M,ZEYNALOVA S,et al. High-dose CHOP plus etoposide （MegaCHOEP）in T-cell lymphoma:a comparative analysis of patients treated within trials of the German High-Grade Non-Hodgkin Lymphoma Study Group（DSHNHL）［J］. Ann Oncol, 2009,20（12）:1977.

17. MARIA G,PAPADIMITRIOU C A. Peripheral T-cell lymphoma:the role of hematopoietic stem cell transplantation ［J］. Crit Rev Oncol Hematol,2014,89（2）:248-261.

18. HORWITZ S M,ADVANI R H,BARTLETT N L,et al. Objective responses in relapsed T-cell lymphomas with single-agent brentuximab vedotin ［J］. Blood,2014,123（20）:3095-3100.

19. JACOBSEN E D,KIM H T,HO V T,et al. A large single-center experience with allogeneic stem-cell transplantation for peripheral T-cell non-Hodgkin lymphoma and advanced mycosis fungoides/Sezary syndrome ［J］. Ann Oncol,2011,22（7）:1608-1613.

20. GOUILL S L,MILPIED N,BUZYN A,et al. Graft-Versus-Lymphoma Effect for Aggressive T-Cell Lymphomas in Adults:A Study by the Société Française de Greffe de Moëlle et de Thérapie Cellulaire ［J］. J Clin Oncol,2008,26（14）:2264-2271.

21. SEIDEMANN K,TIEMANN M,SCHRAPPE M,et al. Short-pulse B-non-Hodgkin lymphoma-type chemotherapy is efficacious treatment for pediatric anaplastic large cell lymphoma:a report of the Berlin-Frankfurt-Munster Group Trial NHL-BFM 90 ［J］. Blood,2001,97（12）: 3699-3706.

22. LOWE E J,SPOSTO R,PERKINS S L,et al. Intensive chemotherapy for systemic anaplastic large cell lymphoma in children and adolescents:final results of Children's Cancer Group Study 5941 ［J］. Pediatr Blood Cancer,2010,52（3）:335-339.

23. LAVER J H,KRAVEKA J M,HUTCHISON R E,et al. Advanced-stage large-cell lymphoma in children and adolescents:results of a randomized trial incorporating intermediate-dose methotrexate and high-dose cytarabine in the maintenance phase of the APO regimen:a Pediatric Oncology Group phase Ⅲ trial ［J］. J Clin Oncol,2005,23（3）:541.

24. PRO B,ADVANI R,BRICE P,et al. Brentuximab vedotin（SGN-35）in patients with relapsed or refractory systemic anaplastic large-cell lymphoma:results of a phase Ⅱ study ［J］. J Clin Oncol,2012,30（18）:2190.

25. FANALE M A,HORWITZ S M,ANDRES F T,et al. Brentuximab vedotin in the front-line treatment of patients with CD30+ peripheral T-cell lymphomas:results of a phase Ⅰ study ［J］. J Clin Oncol,2014,32（28）:3137-3143.

26. GAMBACORTI-PASSERINI C. Long-term effects of crizotinib in ALK-positive tumors （excluding NSCLC）:A phase 1b open-label study ［J］. Am J Hematol,2018,93（5）:607-614.

27. O'CONNOR O,HORWITZ S,MASSZI T,et al. Belinostat in Patients with Relapsed or

Refractory Peripheral T-Cell Lymphoma：Results of the Pivotal Phase II BELIEF（CLN-19） Study［J］. J Clin Oncol，2015，33（23）：2492-2499.

28. XU J，WEI S. Breast implant-associated anaplastic large cell lymphoma：review of a distinct clinicopathologic entity［J］. Arch Pathol Lab Med，2014，138（6）：842-846.

29. LIU H L，HOPPE R T，SABINE K，et al. CD30+ cutaneous lymphoproliferative disorders：the Stanford experience in lymphomatoid papulosis and primary cutaneous anaplastic large cell lymphoma［J］. J Am Acad Dermatol，2003，49（6）：1049-1058.

30. KIRAN T，DEMIRKESEN C，EKER C，et al. The significance of MUM1/IRF4 protein expression and IRF4 translocation of CD30（+）cutaneous T-cell lymphoproliferative disorders：a study of 53 cases［J］. Leuk Res，2013，37（4）：396-400.

第十一章

T$_{FH}$ 细胞来源的其他淋巴结淋巴瘤

2017 年世界卫生组织（WHO）造血与淋巴组织肿瘤分类将滤泡辅助 T 细胞（T$_{FH}$）来源为主的结内外周 T 细胞淋巴瘤分为一个总类。这一类淋巴瘤包括血管免疫母细胞性 T 细胞淋巴瘤（AITL）、滤泡性 T 细胞淋巴瘤（FTCL）以及其他伴有滤泡辅助 T 细胞表型的结内外周 T 细胞淋巴瘤（伴有 T$_{FH}$ 表型的 PTCL-NOS）。本章将着重讲述 FTCL 以及伴有 T$_{FH}$ 表型的 PTCL-NOS。

第一节 滤泡性 T 细胞淋巴瘤

伴有结节/滤泡模式的外周 T 细胞淋巴瘤首次报道于 1988 年。直到 2008 年第 4 版《世界卫生组织（WHO）肿瘤分类》出版，这种类型的 T 细胞淋巴瘤被正式确认，并被认为是一种形态变异的外周 T 细胞淋巴瘤/非特指型（PTCL-NOS）。曾用名结节性 T 细胞淋巴瘤、滤泡性 T 细胞淋巴瘤、有结节滤泡型或滤泡周围型外周 T 细胞淋巴瘤、伴滤泡受累的外周 T 细胞淋巴瘤和滤泡变异的外周 T 细胞淋巴瘤，现 WHO 正式定义为 FTCL。

FTCL 是来源于滤泡辅助 T 细胞（T_{FH}）的淋巴恶性肿瘤，病理形态学特征表现为以滤泡生长为主，但缺乏 AITL 的高内皮小静脉或滤泡外树突状细胞增殖等特征。

一、流行病学

FTCL 多见于中老年患者，男性的发病率略高于女性。这是一种罕见的肿瘤，真实的发病率尚不清楚，可能占所有 T 细胞肿瘤的 1% 左右。

二、病理

（一）组织病理学

淋巴结结构部分或完全被由肿瘤细胞构成的结节/滤泡增殖所破坏，肿瘤细胞呈中等大小，形态一致，其细胞核呈圆形至微不规则或锯齿状轮廓，核染色质呈小泡状至粗颗粒状，胞质通常中等或丰富，嗜酸性或淡色，胞膜不清。目前确认肿瘤呈两种不同的生长模式：一种模拟滤泡性淋巴瘤，另一种模拟生发中心的进行性转化。在滤泡性淋巴瘤样结构中，肿瘤细胞排列成界限清楚的结节，缺乏正常滤泡 B 细胞的形态学特征。在生发中心的进行性转化结构中，肿瘤细胞呈界限清楚的聚集，周围有大量小的 IgD^+ 套区 B 细胞排列，故而形成大的不规则结节。滤泡间区缺乏 AITL 的多形性浸润（嗜酸性粒细胞或浆细胞增生）和典型的血管（伴有内皮细胞增殖的血管）增生特征。然而，可以看到分散的免疫母细胞。在一组病例中呈现滤泡树突状细胞网络扩大。有病例报道中提到组织中可见到 Reed-Sternberg（RS）样细胞，通常被肿瘤 T 细胞包围呈玫瑰花环样表现，因此易被误诊为霍奇金淋巴瘤。在有限的几个病例中，研究了来自不同时间点的连续活检，观察到从 FTCL 到典型的 AITL 的形态学改变，或者相反，这表明这两者可能构成同一生物过程的不同形态学表征。

也有报道 FTCL 侵及部分结外部位，包括骨髓、肝脏、脾脏、皮肤、扁桃体、唾液腺和硬腭，但目前这些部位的组织学特征描述尚不清楚。除非已经在淋巴结中确定诊断，否则在结外位置诊断 FTCL 是极具挑战性的。

（二）免疫表型

肿瘤细胞表达成熟 T 细胞抗原 CD2、CD3 和 CD5（CD7 经常丢失），并具有 CD4⁺T 辅助性（T_h）细胞表型。与 T_{FH} 细胞起源一致，表达多个（至少 3 个）T_{FH} 细胞标志物［如 PD1（programmed death-1）、CXCL13（CXC ligand 13）、BCL6（B-cell lymphoma 6 protein）、CD10 和 ICOS（inducible T cell co-stimulator）］。与 AITL 类似，半数病例中存在滤泡间 CD20⁺B 免疫母细胞，通常 EB 病毒（EBV）阳性。当 RS 样大细胞存在时，它们可能表现为经典型霍奇金淋巴瘤的表型特征，表达 CD30、CD15、PAX5（弱表达），且经常为 EBV 阳性，但缺乏其他 B 细胞标记，且 RS 样大细胞周围的 T 细胞不是霍奇金淋巴瘤所表现的正常成熟 T 细胞，而是肿瘤细胞，表达多个 T_{FH} 细胞免疫标记，因此在没有典型的经典霍奇金淋巴瘤背景的情况下，不要轻易诊断为经典霍奇金淋巴瘤，可进一步行 T_{FH} 细胞免疫标记鉴别。CD21、CD23 和 CD35 免疫染色显示反应性滤泡树突状细胞网状结构扩大，但仅限于结节区。Ki-67 免疫染色评估的增殖指数变化很大（从 5% 到 70% 不等）。

（三）遗传学

FTCL 在大多数情况下显示克隆 T 细胞受体（*TCR*）基因重排，但均未发现单克隆 *IgH* 基因重排。约 20% 的病例携带 t（5；9）（q33；q22）易位，导致 2 种酪氨酸激酶基因 *ITK*（IL-2 诱导的 T 细胞激酶）和 *SYK*（脾酪氨酸激酶）的融合，即 *ITK-SYK* 融合。这种易位多见于滤泡性淋巴瘤样结构型 FTCL，而生发中心的进行性转化结构型 FTCL 少见，且似乎是 FTCL 特有的，因为除罕见的 AITL 及伴有 T_{FH} 表型的 PTCL-NOS 病例外，在其他周围 T 细胞淋巴瘤中未见。FTCL 病例的全面基因组分析还没有进行专门的研究，但可能有一些具有 T_{FH} 细胞样免疫表型，且显示 *TET2*、*RHOA* 和 *DNMT3A* 突变的外周 T 细胞淋巴瘤病例是 FTCL。

三、临床表现与实验室检查

FTCL 临床表现类似于 AITL，以晚期疾病、全身性淋巴结肿大、脾肿大、B 症状和皮疹为特征。病变呈侵袭性，发病时大多数患者为临床Ⅲ期或Ⅳ期患者，全身多发淋巴结肿大，颈部、腋窝或腹股沟区域淋巴结肿大多见，约 1/4 患者有脾大或骨髓浸润，约 1/4 患者有皮肤浸润，表现为皮肤红斑、丘疹或结节，不到 1/3 患者伴有 B 症状。但是，也有少数患者病变局限和/或没有 B 症状。

实验室检查发现约半数患者乳酸脱氢酶（LDH）升高，一部分患者具有典型的 AITL 实验室检查结果，如高丙种球蛋白血症、嗜酸性粒细胞增多症或 Coombs 实验阳性。

四、诊断

FTCL 是一种罕见但独特的 T 细胞淋巴瘤，最早被关注是源于其不寻常的病理形态学特征，后逐渐发现其源于滤泡辅助 T 细胞，且实验室检查及临床均有其独特之处，故 WHO

将其从 PTCL 中分出来单独罗列,具有以下特征可考虑诊断 FTCL。

1. 临床表现类似 AITL,病变呈侵袭性,以晚期疾病、全身性淋巴结肿大、脾大、B 型症状和皮疹为特征。

2. 实验室检查 LDH 多升高,可伴有高丙种球蛋白血症、嗜酸性粒细胞增多症或 Coombs 实验阳性。

3. 病理形态表现为淋巴结结构部分或完全被由肿瘤细胞构成的结节/滤泡增殖所破坏,滤泡间可见免疫母细胞,缺乏 AITL 的多形性浸润和典型的血管增生特征。

4. 免疫组化显示,表达成熟 T 细胞表型,同时表达多个(至少 3 个)T_{FH} 细胞标志物(如 PD1、CXCL13、BCL6、CD10 和 ICOS)。

5. FTCL 在大多数情况下显示克隆 *TCR* 基因重排,但均未发现单克隆 *IgH* 基因重排。部分病例伴有 t(5;9)(q33;q22)易位。

五、鉴别诊断

(一) AITL

FTCL 与 AITL 均源于滤泡辅助 T 细胞,免疫表型与临床表现均类似,且根据连续活检观察到的 FTCL 与典型的 AITL 的形态学转变,提示 FTCL 及 AITL 可能是构成同一生物过程的不同形态学表征,因此两者之间的鉴别困难。但 FTCL 有其特殊的病理形态学特征,即肿瘤细胞以滤泡/结节样生长为主,滤泡间缺乏 AITL 的多形性浸润和典型的血管增生特征,且部分病例伴有 AITL 罕见的 t(5;9)(q33;q22)易位,可有助 FTCL 与 AITL 鉴别。

(二) HL

FTCL 的结节性或滤泡性生长模式,以及肿瘤中 EBV 阳性的 RS 样细胞的存在,可导致对以结节性淋巴细胞为主的霍奇金淋巴瘤或淋巴细胞丰富的经典霍奇金淋巴瘤的误诊,FTCL 中的 RS 细胞也表达 CD30、CD15、PAX5(弱表达),其周具有类似 HL 的 T 细胞环绕形成玫瑰花环样结构,不同的是 HL 中 T 细胞是正常成熟 T 细胞,而 FTCL 中的 T 细胞为肿瘤细胞,表达 T_{FH} 细胞标志。

(三)淋巴结生发中心进行性转化(PTGC)

是一种淋巴结病变,常与非特异性淋巴结炎并存。患者多为 20~30 岁男性,临床表现多为孤立性、无症状性淋巴结肿大,其病理形态为直径增大的滤泡,至少为周围反应性滤泡的 2~3 倍,局部套区和生发中心的界限不清,转化的生发中心内可见残留的中心母细胞和中心细胞,并可见一些小淋巴细胞,形态与套细胞相似,花型 PTGC 中可见局灶性的 T 淋巴细胞花环(即 T 淋巴细胞围绕一些大的转化淋巴细胞),故从形态上看与 FTCL 相似。不同的是 PTGC 的形态改变是进行性的发展过程,早期形态仍接近于正常生发中心,可见生发中心内固有的中心母细胞和中心细胞,随着病变进展,大量小淋巴细胞不断进入生发中心,前两种细胞逐渐被替代,生发中心的直径逐渐增大并向成熟的 PTGC 转化,因此 PTGC 中可见到从正常滤泡到成熟 PTGC 滤泡发展的各个阶段,而 FTCL 不具有此种特征。且 PTGC 的滤泡中不具有表达 T_{FH} 细胞标志的肿瘤细胞,也无 TCR 重排,经过免疫组化可将两种疾病区别。

(四)原发皮肤 CD4⁺ 小/中等大小淋巴增殖性疾病

此病浸润的淋巴细胞为 CD4⁺T 淋巴细胞,表达 PD-1、CXCLl3 和 BCL6 抗原,提示来源于滤泡辅助 T 细胞,且 FTCL 部分病例首发于皮肤,故容易混淆,不同的是原发皮肤 CD4⁺ 小/中等大小淋巴增殖性疾病为惰性临床过程,80% 为单发皮损,且病理形态不具有滤泡样或结节样改变。

另外,有报道其他类型的 T 细胞淋巴瘤(如蕈样肉芽肿)和 B 细胞淋巴瘤(如慢性淋巴细胞白血病/小淋巴细胞性淋巴瘤)也可出现单独的 T_{FH} 标记阳性,给 FTCL 诊断带来困难,因此,目前病理界已达成共识,以任意最少 3 个标记为阳性来定义 T_{FH} 免疫表型,最大限度地缩小了源于滤泡辅助 T 细胞的淋巴瘤,减少误诊可能。

六、治疗与预后

由于病变的罕见性和回顾性研究的特点,关于 FTCL 患者的预后和治疗方案的全面研究在文献中没有,以下数据源于在已发表的个案或小病例系列的研究。

在一个关于 41 例 FTCL 患者的回顾性研究中,37 例(90%)接受化疗,在 22 例已知治疗方案的患者中,有 20 例接受了含有环磷酰胺、多柔比星、长春新碱和泼尼松的 CHOP 方案化疗。其中 6 名患者接受了自体干细胞移植,治疗后,部分患者达到完全或部分缓解,但大部分患者短期内复发。

有一例个案报道,为 74 岁老年患者,口服来那度胺(15mg/d)治疗 6 个月,症状缓解,生化检查提示 LDH 下降,PET-CT 提示仅有微小病灶残留,评估达 CR。提示免疫治疗可能改善 FTCL 的预后。

FTCL 具有侵袭性,半数患者在确诊后 24 个月内死亡。

第二节 伴有 T_{FH} 表型的 PTCL-NOS

伴有 T_{FH} 表型的外周 T 细胞淋巴瘤曾经是 PTCL-NOS 的一种变异体,2017 年世界卫生组织(WHO)造血与淋巴组织肿瘤分类将滤泡辅助 T 细胞(T_{FH})来源为主的结内外周 T 细胞淋巴瘤分为一个总类,其中具有滤泡样特殊形态学改变的外周 T 细胞命名为 FTCL,而无特殊形态学改变的伴有 T_{FH} 表型的外周 T 细胞淋巴瘤命名为伴有 T_{FH} 表型的 PTCL-NOS。

伴有 T_{FH} 表型的 PTCL-NOS 肿瘤 T 细胞均具有 T_{FH} 表型(即 CD4、PD1、CD10、BCL6、CXCL13 和 ICOS 阳性,且至少 3 个相关免疫标记阳性),显微镜下见这些肿瘤通常表现为弥漫性浸润,没有明显的炎症背景、血管增生或滤泡树突状细胞网状结构的扩张。但可具有 AITL 的一些病理特征(如副皮质区的浸润)。遗传学研究表明,此型具有与 AITL 相同的遗传改变,包括 *TET2*、*DNMT3A* 和 *RHOA* 突变。这些表型和遗传特征表明,伴有 T_{FH} 表型的 PTCL-NOS 可能与 AITL 有关,并可能是 AITL 的一个变异体。然而,在进一步的证据表明它们在生物学和临床上属于 AITL 的范围之前,目前仍将具有此类特征的淋巴瘤单独归类定义为伴有 T_{FH} 表型的 PTCL-NOS。

(王艳丽　赵东陆　苏丽萍)

参考文献

1. HUANG Y,MOREAU A,DUPUIS J,et al. Peripheral T-cell lymphomas with a follicular growth pattern are derived from follicular helper T cells(TFH)and may show overlapping features with angioimmunoblastic T-cell lymphomas[J]. Am J Surg Pathol,2009,33(5):682-690.

2. HU S,YOUNG K H,KONOPLEV S N,et al. Follicular T-cell lymphoma:a member of an emerging family of follicular helper T-cell derived T-cell lymphomas[J]. Human Pathology,2012,43(11):1789-1798.

3. AGOSTINELLI C,HARTMANN S,KLAPPER W,et al. Peripheral T cell lymphomas with follicular T helper phenotype:a new basket or a distinct entity? Revising Karl Lennert's personal archive[J]. Histopathology,2011,59(4):679-691.

4. LEMONNIER F,COURONNE L,PARRENS M,et al. Recurrent TET2 mutations in peripheral T-cell lymphomas correlate with TFH-like features and adverse clinical parameters[J]. Blood,2012,120(7):1466-1469.

5. MOROCH J,COPIE-BERGMAN C,DE LEVAL L,et al. Follicular peripheral T-cell lymphoma expands the spectrum of classical Hodgkin lymphoma mimics[J]. Am J Surg Pathol,2012,36(11):1636-1646.

6. NICOLAE A,PITTALUGA S,VENKATARAMAN G,et al. Peripheral T-cell lymphomas of follicular T-helper cell derivation with Hodgkin/ Reed-Sternberg cells of B-cell lineage:both EBV-positive and EBV-negative variants exist[J]. Am J Surg Pathol,2013,37(6):816-826.

7. RUIZ S J,COTTA C V. Follicular helper T-cell lymphoma:a B-cell-rich variant of T-cell lymphoma[J]. Annals of Diagnostic Pathology,2015,19(4):187-192.

8. KWONG Y L. Radiologic and molecular remission of follicular T cell lymphoma treated with lenalidomide[J]. Ann Hemato,2017,96(3):513-515.

9. HARTMANN S,GONCHAROVA O,PORTYANKO A,et al. CD30 expression in neoplastic T cells of follicular T cell lymphoma is a helpful diagnostic tool in the differential diagnosis of

Hodgkin lymphoma［J］. Modern Pathology, 2019, 32（1）:37-47.

10. CHOI S, GO J H. Follicular T-Cell Lymphoma with Concomitant Lennert Lymphoma［J］. J Pathol Transl Med, 2018, 52（6）:425-427.

11. SWERDLOW S H, CAMPO E, HARRIS N L. WHO classification of tumours of haematopoietic and lymphoid tissues［S］. Lyon: International Agency for Research on Cancer, 2017.

第十二章

胃肠道 T 细胞淋巴瘤

　　胃肠道是结外非霍奇金淋巴瘤最常见的受累部位。据统计,胃肠道原发淋巴瘤占所有非霍奇金淋巴瘤的 10%~15%,结外淋巴瘤的 30%~40%。近几十年来,原发性胃肠道淋巴瘤的发病率在世界范围内呈现不断上升的趋势。该部位淋巴瘤可累及消化道的任何部位,最常见的受累部位是胃(60%~70%),其次为小肠、结肠和直肠。组织学上,原发胃肠道淋巴瘤主要以非霍奇金淋巴瘤为主,并以 B 细胞淋巴瘤多见,T 细胞淋巴瘤较为少见(占 10%~30%)。而原发胃肠道 T 细胞淋巴瘤组织学分类包括外周 T 细胞淋巴瘤、NK/T 细胞淋巴瘤及肠病相关性 T 细胞淋巴瘤等。原发性胃肠道淋巴瘤在形态学和分子生物学上与原发结内淋巴瘤并无显著差别。故本章着重阐述几类原发胃肠道 T 细胞淋巴瘤中较为特殊的病理类型——肠病相关 T 细胞淋巴瘤(enteropathy-associated T cell lymphoma,EATL),单形性嗜上皮性肠道 T 细胞淋巴瘤(monomorphic epitheliotropic intestinal T-cell lymphoma,MEITL),以及易误诊为胃肠道 T 细胞淋巴瘤的胃肠道惰性 T 细胞淋巴增殖性疾病(indolent T-cell lymphoproliferative disorder of the gastrointestinal tract)。

第一节 肠病相关 T 细胞淋巴瘤

肠病相关 T 细胞淋巴瘤（EATL）最早名称为肠病型 T 细胞淋巴瘤（enteropathy- type T-cell lymphoma, ETTCL），1998 年由世界卫生组织（WHO）作为新的类型在恶性淋巴瘤分类中提出。之后，作为单独章节出现在 2001 年《WHO 肿瘤分类：造血和淋巴组织肿瘤病理学和遗传学》中。而在 2008 年第 4 版《WHO 肿瘤分类：造血和淋巴组织肿瘤病理学和遗传学》中，此类淋巴瘤被重新命名为"肠病相关 T 细胞淋巴瘤"。该类型淋巴瘤是一种原发于肠道的结外型 T 细胞淋巴瘤，临床罕见。文献报道其发病率非常低，不足非霍奇金淋巴瘤的 1%，且常常把 EATL 与其他肠道 T 细胞淋巴瘤混淆在一起，导致对其生物学特性了解有限，给 EATL 的深入研究带来困难。

近年来，病理已证实肠病相关 T 细胞淋巴瘤来源于肠道上皮内的淋巴细胞（intraepithelial lymphocytes），属外周 T 细胞型非霍奇金淋巴瘤。随着研究的深入，对肠道 T 细胞淋巴瘤的认识也逐步加深，既往认为该病是一种单一类型病患，而目前更多认为是一组异质性疾病。2008 版分类中 EATL 又分为两型（Ⅰ和Ⅱ型），其中Ⅰ型：肿瘤细胞形态多样，局限于腹腔，主要见于北欧人种，与 2016 版中的 EATL 相对应。2008 版分类中Ⅱ型：仅占 10%~20%，和 2016 版分类中"单形性嗜上皮性肠道 T 细胞淋巴瘤（MEITL）"相对应，主要发生于腹腔以外，细胞形态单一，多表达 CD8、CD56 和 MAPK，亚洲人和西班牙人多见。

一、病因与发病机制

（一）与肠病的关系

现有的临床研究表明，EATL 多发生于麦胶病基础之上。麦胶病（旧称非热带口炎性腹泻或乳糜泻）病因是对麦胶（小麦的一种蛋白质）过敏，导致空肠黏膜的绒毛发生萎缩而影响吸收功能的一种疾病。此类患者多为男性，常伴有难治性腹泻和吸收不良。在从麦胶病转化为 EATL 过程中，细胞免疫起着重要作用，推测在 α-麦胶蛋白抗原刺激下，上皮细胞间淋巴细胞增生，进而恶性转化。

（二）与 EB 病毒的关系

目前对 EB 病毒在 EATL 中的作用意见不一。Pan 等应用 Southern 杂交检测到 EBV 基因组与 EATL 相关（4/11），经原位杂交证实 EBV 基因组及其早期转录产物 EBER-1 的存在，并检测到 LMP-1 的表达，认为 EBV 可能在 EATL 的发病过程中具有病因学作用。而日本、英国、荷兰和爱尔兰等地区报道的 EATL 中 EBV 检出率均低，提示 EB 病毒感染可能是肿瘤的一种继发性改变。

二、病理学

（一）大体观察

肿瘤最常发生于空肠、回肠,极少见于十二指肠、胃、结肠及胃肠道以外的部位。受累肠管多出现扩张和水肿,通常表现为多发性环形溃疡、溃疡性肿块和狭窄。病变之间的黏膜可完全正常或包含增厚的皱褶。肠管可互相粘连,或与左右的结肠粘连,形成可触及的融合性肿瘤,并可出现肠穿孔。

（二）镜下观察

1. 经典型 EATL　①瘤细胞形态多样,大、中、小细胞均可见。中等至大细胞最常见,核圆形或多角形,呈泡状,核仁明显,胞质淡染,量中等。少数病例瘤细胞核多形性明显,并可见多核瘤细胞,形态与间变性大细胞淋巴瘤相似;②常伴炎性细胞浸润,包括大量的组织细胞和嗜酸性粒细胞。部分病例因大量炎性细胞浸润而掩盖了肿瘤的实质;③肿瘤旁小肠黏膜(尤其是十二指肠)常表现为肠病性的绒毛萎缩,隐窝上皮增生,固有层淋巴细胞和浆细胞增多,上皮内淋巴细胞增多。

2. EATL Ⅱ型（MEITL）　①瘤细胞形态较单一,小至中等大小,核圆形、深染,伴少量淡染胞质;②病变区小肠绒毛萎缩,上皮内和上皮下瘤细胞聚集,瘤细胞常浸润至肠管上皮内;③肿瘤旁黏膜常表现为肠病性的绒毛萎缩,隐窝上皮增生及上皮内淋巴细胞明显增多;④缺乏炎症性背景,坏死较经典型 EATL 不明显。

（三）免疫表型

经典型 EATL 瘤细胞:CD3 阳性,CD5 阴性,CD7 阳性,CD4 阴性,CD8 多数阴性,CD56 阴性,CD103 阳性,TCRβ 多数阳性,TIA-1 阳性,颗粒酶 B 阳性,穿孔素阳性,CD45RO 阳性,CD30 多数阳性。

EATL Ⅱ型（MEITL）瘤细胞:CD3 阳性,CD5 阴性,CD7 阳性,CD4 阴性,CD8 阳性,CD56 阳性,CD103 阳性,TCRβ 阳性,TIA-1 阳性,颗粒酶 B 阳性,穿孔素阳性,CD45RO 阳性。

（四）分子遗传学

大多数患者具有肠病特征性的基因型:*HLADQA1*0501*,*DQB1*0201* 和 *DRBl*0304*。几乎全部的 EATL 患者存在 *TCR* 基因重排(γ 较 β 多见)。并且 *TCR* 基因重排在伴有肠病病史的 EATL 患者中更易检测到。在肿瘤邻近的肠黏膜也可发现类似的克隆性重排,这提示免疫表型异常的上皮间淋巴细胞构成一个肿瘤性群体。在顽固性肠病患者上皮间的淋巴细胞也组成单克隆性群体,与后来发展的 T 细胞淋巴瘤具有相同的克隆性 *TCR* 基因重排。

关于 EATL 患者淋巴瘤细胞染色体异常的报道较少。Obermann 等最近发现染色体 9p21 杂合性丢失与 EATL 相关。一项报道证实 23 例 EATL 患者中的 22 例 p53 阳性,分离患者受累肠道的小淋巴细胞,发现 19 例中 9 例患者的小淋巴细胞表达 p53。但 p53 在

EATL 发病过程中的作用不明。多个报道证实 EBV 阳性(经 PCR 和 FISH 检出)与 EATL 相关,提示 EBV 感染可能在 EATL 的发病中起一定作用。但是这些病例多在南美、中美洲,欧洲的 EATL 患者很少发现 EBV 阳性。

经典型 EATL 和 II 型 EATL(MEITL)两者都可有 +9q31.1 或 –16q12.1,而经典型 EATL 常有 +1q32.2-q41 或 +5q34-q35.2,II型 EATL 则常有 +8q23(*MYC*)。

三、临床表现

EATL 的临床表现很不典型,一般与肿瘤的部位、大小、是否有梗阻、出血和是否累及其他脏器有关。主要的临床表现如下。

1. 腹痛　是常见的症状。部分原因是肠梗阻引起的。另外,肿瘤引起的肠管蠕动失调、溃疡、穿孔等,都可以引起腹痛。可为隐痛、胀痛、持续性剧痛或间歇痉挛性疼痛。肠梗阻所致腹痛多为间歇性剧痛,伴恶心呕吐。持续性剧痛常见于肠管溃破引起的腹膜炎。

2. 消化道出血和贫血　患者在病程的中晚期可出现消化道出血,以便血为主,有时便血可作为患者的首发症状,有的患者出血量很大,可导致失血性休克。患者的贫血症状可与出血有关,也可能是患者骨髓抑制的结果;随着病情的进展,患者往往表现为贫血进行性加重,可伴有白细胞及血小板的减少。

3. 肠梗阻　多因肿瘤所引起的肠套叠、肠管挛缩、狭窄或扭转等所致。

4. 腹内肿块　部分患者腹部可触及肿块。肿块的活动度往往较大,而且位置不定。临床触诊有时可触及肿块,而有时又扪不到,需多次反复检查,才能确定腹部有无肿块存在。当 EATL 累及邻近器官粘连成内瘘时,其肿块边界往往不清,且活动度低。

5. 穿孔　肠穿孔可以是急性的,引起弥漫性腹膜炎;也可以是慢性的,形成局限性脓肿和肠瘘。

6. 消化道其他症状　患者有时可出现类似溃疡病的上腹部不适和疼痛,同时伴有恶心、腹胀和消化不良等现象;有恶心及呕吐者约占半数,而便秘者亦属常见。此外,不少患者可有腹泻,乳糜泻。

7. 发热　可以为首发症状。热型不规则,随病情进展而加重,常表现为不可控制的高热,常规的抗感染及解热镇痛药往往效果欠佳。发热初期糖皮质激素类药物常可控制体温,但在病程晚期即使应用大剂量激素冲击也无法控制高热。

8. 消瘦和体重减轻　常与食欲减退、消化不良、腹泻、肠梗阻、慢性失血及发热等有关。晚期可出现恶病质。

9. 其他　有时因肿瘤累及肠系膜根部淋巴结,压迫静脉而发生下肢水肿;也可因腹膜的累及和营养障碍而有腹水症状。

四、诊断

EATL 临床表现以一些非特异性症状为主,如腹痛、腹泻、发热和消瘦,缺乏特异性临床表现,这给早期诊断带来困难。部分患者在病程中主要以急腹症,如肠出血、肠穿孔和肠梗阻而就诊,通过急诊手术剖腹探查取得组织病理而获得诊断,因而 EATL 的诊断要依据病史、临床表现、病理及与其他类型淋巴瘤肠内病灶的鉴别而获得,最终诊断主要依靠组织病理。以下几点对明确诊断有参考意义:①好发于成年男性,并多有谷蛋白过敏性肠病史;②长期的肠病病史,包括腹痛、腹泻、吸收不良,严重者可有肠出血、肠穿孔和肠梗阻;③多不伴有全身淋巴结肿大和骨髓侵犯;④肠镜或剖腹探查取得病理组织检查,可见小肠呈多灶性病变,组织形态学及免疫组化见前面病理诊断所述;⑤排除其他类型淋巴瘤。

在一项对 31 例 EATL 临床特性的分析研究中显示 25 例主要由于急腹症通过剖腹探查取得组织病理而获得诊断,剩下 6 例是经过钡餐造影配合纤维肠镜获取组织病理而获得诊断。

EATL 的诊断主要依据病理,但需要提醒的是临床内镜病理活检确诊率不高;原因是淋巴瘤病变位于黏膜下,较晚才侵犯黏膜,甚至穿孔时黏膜仍正常;因而为提高早期诊断率,必须注意以下几点:①镜下活检取材需不同部位多点取材,取材尽量深和多;②内镜下 EATL 病灶多为多形性、多灶性、弥漫性溃疡;③X 线双重对比造影发现肠壁僵硬,狭窄和蠕动受限;④仍不能明确诊断者应尽早剖腹探查,手术切除标本行病理检查。

EATL 明确诊断后,应按恶性淋巴瘤诊疗常规进行多项检查以对肿瘤进行分期,分期标准仍按 Ann arbor 分期方法。

五、鉴别诊断

淋巴瘤的其他病理类型也可发生于胃肠道,这就要求在明确 EATL 的过程中与其他类型的淋巴瘤进行鉴别。

(一)鼻型 NK/T 细胞淋巴瘤

其他结外部位原发,具有鼻腔 NK/T 细胞淋巴瘤临床病理特征的淋巴瘤,可发生于呼吸道、皮肤、软组织、胃肠道和睾丸等部位。当发生于胃肠道时,应注意与 EATL 相鉴别;主要是通过病理形态、免疫表型及原位杂交进行鉴别;鼻型 NK/T 细胞淋巴瘤表现为肿瘤组织以血管中心性病变、血管破坏和坏死为主,伴有大量炎性细胞的浸润;大部分患者肿瘤细胞为 NK 细胞表型,少部分为毒性 T 细胞表型,即 CD3 阳性,CD56 多数阳性,细胞毒性颗粒(TIA-1,颗粒酶 B,穿孔素)阳性;原位杂交显示 EBV 阳性。

(二)肠道非特殊性外周 T 细胞淋巴瘤

该类淋巴瘤患者缺乏相应的肠病症状,没有明确的麦胶病病史。主要见于青壮年男性,平均年龄 30~40 岁,不伴有全身淋巴结肿大和骨髓侵犯,可有贫血、慢性腹痛、腹泻、便血和 B 症状;病变好发于回盲部及结肠各段,并以肠道溃疡形成为主;肿瘤旁黏膜缺乏肠病性的绒毛萎缩、隐窝上皮增生、固有层淋巴细胞和浆细胞增多及上皮细胞间淋巴细胞增多等现象。瘤细胞 CD103、CD56、CD5 常为阴性。

(三)间变性大细胞淋巴瘤

主要累及淋巴结,其次皮肤、脾脏和口咽环,少数也可累及胃肠道。该型淋巴瘤一般有浅表及腹腔淋巴结肿大。免疫组化 CD30 阳性,T 细胞标记阳性。

(四)肠道黏膜相关淋巴组织边缘区 B 细胞淋巴瘤

发生于肠道的该类淋巴瘤可有腹痛和腹部包块等症状。发病年龄偏大,缺乏相应的肠病症状,自发性小肠穿孔和多灶性病变也很少见。免疫组化瘤细胞表达 B 细胞相关抗原,CD19、CD20、CD79a 均为阳性,而 CD5、CD10、CD23、Cyclin D1 均为阴性。

此外,本病仍需与克罗恩病、肠结核及小肠癌等相鉴别。

1. 克罗恩病(克隆病) 病变特点为胃肠道节段性分布的溃疡性病变。组织病理学检查为非特异性慢性炎症和非干酪样坏死性肉芽肿。

2. 肠结核或腹膜结核 病变主要位于回盲部和右侧结肠,少部分可有直肠、乙状结肠受累。活检找到干酪样坏死性肉芽肿或结核菌可确诊。

3. 结肠癌 以左半结肠,尤以直肠和乙状结肠多见。活检找到癌细胞可确诊。

4. 肠白塞病 其基本病变为纤维素性坏死性小血管炎与血栓性静脉炎及周围炎。临床常伴有口腔、外生殖器溃疡及虹膜炎。

六、治疗

由于 EATL 发病率低且恶性度高,目前尚无共识的治疗方案。治疗原则主要是手术和化疗。如何选择手术或化疗主要依据诊断获取的方式、肿瘤的分期、患者的 PS 状况及有无并发症。

(一)手术治疗

EATL 的诊断多是由于患者出现急腹症行剖腹探查而获得,同时根据术中肿瘤侵及的范围、有无肿瘤相关并发症及患者全身状况进行行式的选择。如果肠段病变范围小、无腹腔广泛播散、全身状况较好,可行病变肠段根治性手术,既减轻肿瘤负荷,又有利于明确病理类型和分期,并为下一步治疗提供参考;如果病变肠段范围广泛并有腹腔广泛播散,仅行肿瘤组织活检;而伴有肠穿孔、梗阻或出血并发症的情况下,应进行相应的手术处理。

近年来,由于影像学、内镜及超声内镜技术的发展,剖腹探查获取诊断不再是唯一手段。更由于手术切除病灶远期并发症较多,严重影响患者的生活质量,非手术治疗也是一种重要选择。

（二）化学治疗

化疗是 EATL 治疗的主要方法。化疗方案仍以 CHOP 为主,但疗效并不令人满意,主要原因是有效率不高、缓解期短、化疗期间并发症较高。

在一项对 31 例 EATL 治疗的回顾性研究中,采用以 CHOP 方案为主的化疗,24 例患者接受化疗,在可评价的患者中 10 例获得 CR,4 例 PR,4 例 SD,1 例 PD,有效率约 58%,5 例在接受化疗后由于各种并发症而在短期内死亡。在获得 CR 的患者中,缓解期在 2 个月到 60 个月不等;1 年生存率为 31%,5 年生存率 11%;进一步分析示,仅有不到一半的患者完成化疗疗程,主要原因是患者营养状况差,难以耐受化疗;而化疗期间分别有 4 例患者发生肠穿孔,1 例出现胃肠道出血,6 例患者发生粒细胞减少性败血症。

在另一项研究中,采用 CHOPE 方案治疗 10 例 EATL 患者,结果 3 例获得 CR,2 例 PR,5 例 PD。且有效者缓解期均较短,中位缓解时间 2~16 个月,中位随访 7 个月,仅 2 位生存;治疗期间发生肠穿孔 2 例,所有患者均出现了严重的骨髓抑制。研究认为,CHOPE 方案治疗 EATL 并不理想,不推荐常规用于 EATL 治疗。

化疗固然是 EATL 的主要治疗,但像其他类型的 T 细胞淋巴瘤一样,以 CHOP 为主的联合化疗方案并不是理想的选择,目前尚没有更理想的方案以取代之,需要进一步探索和研究。在 EATL 实施化疗时,应注意:①化疗前必须关注患者的全身状况和对治疗的耐受性,因为 EATL 患者由于长期的肠病导致营养不良,全身状况差,很难耐受强力化疗;且强力化疗目前看来并不能给患者带来生存方面的受益;②由于 EATL 化疗期间肠穿孔、消化道出血等并发症发生率较高,应密切观察并及时发现和治疗;③对化疗药物所产生的毒副作用要积极预防和及时对症治疗;④应积极给予患者支持治疗。

（三）自体干细胞移植

近期有研究报道通过自体造血干细胞移植可有效改善预后,延缓病程。如患者条件允许,建议高剂量化疗联合自体干细胞移植,可以使患者得到较好的预后。研究显示 IVE/MTX（异环磷酰胺,长春新碱,依托泊苷/高剂量 + 甲氨蝶呤 3g/m²）化疗后行自体造血干细胞移植,5 年 PFS 为 52%,5 年 OS 为 60%,远高于常规化疗者。

（四）靶向治疗

1. 阿仑单抗（alemtuzumab） 抗 CD52 单克隆抗体,有个案报道阿仑单抗联合吉西他滨、CHOP 方案或 DHAP 方案化疗对于复发难治患者可获得短期 CR。

2. 维布妥昔单抗（bentuximab vedotin,BV,SGN35）:抗 CD30 单克隆抗体,Khalaf 等报道复发的 EATL 采用 CD30 单抗解救治疗使患者获得长达 9 个月的缓解。

（五）放疗

目前 EATL 的可靠预后因素、标准治疗模式均未确立,文献记载多为个例报道或小宗病例回顾,多数 IE 或 ⅡE 患者单纯手术治疗后均出现复发,故认为此型淋巴瘤需综合治疗,但标准化疗方案也仍未确定。放疗的作用也不清楚,目前尚无随机对照研究的结论,因此对考虑有根治可能的患者,不宜采用放射治疗。对手术后或化疗后局部复发患者,可根据患者具体情况选择必要的姑息放疗,建议全腹照射 20~25Gy,每次 1~1.5Gy。

（六）支持治疗

EATL 患者不少有营养不良和贫血,在化疗期间易出现肠穿孔和出血、化疗后粒细胞减少,严重者发生败血症,这些均需要积极和及时的干预,包括营养支持、输血、抗感染、使用粒细胞集落刺激因子（granulocyte colony stimulating factor,G-CSF）等。这对于提高化疗疗效、保障化疗安全、改善患者生活质量均非常重要,也是 EATL 治疗中必不可少的组成部分。

另外,对于有谷蛋白过敏性肠病的患者应给予剔除谷蛋白膳食。

七、预后

EATL 预后差,其原因主要是:①早期病例少,多是晚期患者;②患者多有营养不良和全身状况差;③无有效的化疗方案,且化疗有效者缓解期短;④化疗期间并发症发生率较高;⑤肿瘤细胞自身的细胞毒性及 EB 病毒的作用。死亡的主要原因是:淋巴瘤复发、肠穿孔、全身衰竭。

第二节　单形性嗜上皮性肠道 T 细胞淋巴瘤

随着研究的不断深入,人们对肠道 T 细胞淋巴瘤的认识经历了从单一类型疾病到一组异质性肿瘤性疾病的过程。在 2008 版淋巴组织肿瘤分类中将 EATL 分为两型（Ⅰ和Ⅱ型）,其中Ⅰ型 EATL 多见于北欧等国,且多有乳糜泻相关肠病,在 2017 年世界卫生组织（WHO）造血与淋巴组织肿瘤分类中直接命名为 EATL。而在亚洲,如中国、日本及菲律宾等绝大多数患者为Ⅱ型 EATL,表现为腹部包块,腹痛,腹泻和发热等症状,无乳糜泻证据,在 2016 版分类中被暂定为"单形性嗜上皮性肠道 T 细胞淋巴瘤（MEITL）"。除发病地域、临床特点不同外,两型在病理特征、免疫表型及分子遗传学方面也各有特点。故在此章节中各自表述。

一、病理学

（一）大体观察

MEITL 病变部位以回肠最多见,其次为空肠,十二指肠、胃、结肠及胃肠道外罕见。肉眼观,送检肠管多表现为多发性的黏膜糜烂或溃疡性病变,严重的可见单灶或多灶的穿孔形成;部分病例以占位性病变为主,并可导致不同程度的肠腔狭窄、不完全性肠梗阻。

（二）镜下观察

表现为单一的异型淋巴样细胞弥漫分布,或呈梁索状浸润肠壁全层,可伴有坏死形成,坏死多位于溃疡或穿孔处;肿瘤细胞中等大小或中等略偏小,核圆或椭圆形,染色质深染,粗颗粒状,部分伴核周空晕,胞质中等量,淡染或嗜酸性;间质常有少量嗜酸性粒细胞、成熟浆细胞、小淋巴细胞浸润;肿瘤处及其附近肠黏膜内均可见上皮内淋巴细胞(IEL,采用肠病普遍使用的标准,即≥30 个/100 个肠上皮细胞),导致肠绒毛萎缩,肠隐窝增生,偶尔可见淋巴上皮样病变。

免疫表型方面,EATL 和 MEITL 均可表达 T 淋巴细胞标记物如 CD3、CD43,增殖指数 Ki-67 较高,均不表达上皮性标记物如 AE1/AE3、EMA,也不表达 B 淋巴细胞标记物如 CD20、CD79α。MEITL 一般表达 CD56、CD8,而二者在 EATL 中阴性。免疫组织化学 LMP-1 标记,原位杂交 EBER 检测,均提示 MEITL 与 EB 病毒感染无关。

分子遗传学方面,EATL 和 MEITL 均可出现 *TCRβ* 和 *TCRγ* 基因重排,也可见 9q31.3-qter 获得或 16q12.1 缺失。EATL 存在 *HLA-DQ8* 和 *HLA-DQ2* 或 *HLA-DQB1* 基因型,多显示 1q32.2-q41 和 5q34-q35.2 的获得,而在 MEITL 中无此现象;但 8q24 扩增多见于 MEITL。

二、临床表现

患者多为中老年人,主要表现为腹痛、腹泻或腹部占位,可出现急性或慢性的肠穿孔,伴发热、盗汗、消瘦等症状,表现为侵袭性的临床过程。早期即可伴有腹腔脏器的扩散,往往无乳糜泻或乳糜泻样肠病的临床证据。患者多在 1 年内因肿瘤进展或并发症而导致死亡。

三、诊断与鉴别诊断

EATL 和 MEITL 从临床表现、病理特征、免疫表型和遗传学方面都互有差异,较易鉴别。除此之外,MEITL 还要注意与胃肠道的其他类型淋巴瘤、低分化癌及恶性黑色素瘤等进行鉴别。

1. 黏膜相关结外边缘区淋巴组织淋巴瘤(MALT 淋巴瘤) 属惰性 B 细胞淋巴瘤,多与幽门螺杆菌(Hp)感染有关。镜下主要由小至中等大小单核样 B 细胞、中心细胞样细胞组成。免疫组化表达 B 淋巴细胞抗原,增殖指数较低。

2. 弥漫性大 B 细胞淋巴瘤(DLBCL) 属 B 细胞淋巴瘤。镜下瘤细胞中等偏大,由免疫母细胞、中心母细胞样细胞组成。免疫组化表达 B 淋巴细胞抗原,增殖指数较高。

3. 结外鼻型 NK/T 细胞淋巴瘤 与 EB 病毒感染有关。镜下瘤细胞形态多样,多形、异型血管浸润,大片状坏死多见,且背景中炎性细胞种类繁杂。免疫组化表达 CD3、CD56,穿孔素及 LMP-1 等,原位杂交 EBER 阳性。

4. 非特殊类型外周 T 细胞淋巴瘤 不能归入任何特殊类型的 T 细胞淋巴瘤,属排他性诊断。一般无典型的 EATL 临床表现及分子遗传学改变。瘤细胞可单形或多形,小血管内皮细胞增生明显。

5. 低分化癌　属上皮源性的恶性肿瘤,如低分化腺癌或神经内分泌癌。镜下癌细胞可出现腺管样结构或呈菊形团样排列。免疫组织化学表达上皮标记物如 AE1/AE3、EMA 等,不表达 B 或 T 淋巴细胞标记物如 CD3、CD20 等。

6. 恶性黑色素瘤　镜下瘤组织呈器官样排列,瘤细胞体积较大,胞质丰富,可含黑色素;胞核大,可见红染嗜酸性大核仁。免疫组织化学表达 S-100、HMB45 和 Melan-A,不表达 B 或 T 淋巴细胞标记物。

四、治疗与预后

目前针对 MEITL 尚无统一的治疗方案,常用的方法有手术切除、化疗、自体干细胞移植等;放疗使用较少,多与其他方法联合应用。

1. 手术　目前是否手术治疗并无统一标准,不过大多数患者由于急腹症手术后确诊,且手术对减少肠穿孔或缓解肠梗阻等并发症有积极意义。

2. 化疗　尚缺乏标准治疗方案,建议可采用 CHOP 方案进行化疗,但大多预后不良。

3. 自体干细胞移植　有个案报道高剂量化疗联合自体干细胞移植,可延长患者的生存期。

总之,MEITL 是多见于中老年人小肠的一种高侵袭性、预后较差的 T 细胞淋巴瘤。1 年和 5 年的总生存率分别是 38.7% 和 19.7%,平均中位生存时间仅为 7.5 个月。患者多因肠穿孔、出血、腹膜炎等并发症而死亡。

第三节　胃肠道惰性 T 细胞淋巴增殖性疾病

胃肠道惰性 T 细胞淋巴增殖性疾病(T-LPD)是最近被描述的一种罕见疾病,经常被误诊为炎症性肠病或累及胃肠道的侵袭性 T 细胞淋巴瘤。该病通常有一个良好的临床过程,不需要积极化疗。并且该病很少进展或向高级别转化。本文综述了胃肠道惰性 T 细胞淋巴增殖性疾病的临床、内镜下、病理及分子生物学特征,并着重强调了该病与肠病相关 T 细胞淋巴瘤的鉴别。

一、临床特征

该病可发生于任何年龄段,以中青年多见,男性明显多于女性。最常见的临床症状是腹泻,伴腹痛或腹部不适。其他的症状包括恶心、呕吐、消化不良或食物耐受不良。患者通常无乳糜泻的病史。病变可累及胃肠道的所有部位,以小肠和结肠居多。病变可累及一个部位,也可累及多个部位,通常以后者居多。

二、内镜下观察

由于受累部位不同,内镜下的病变表现并不统一。病变累及上消化道者,胃大体表现正常,而十二指肠显示皱襞增厚。累及下消化道者,结肠内可见多个伴有黏膜红斑的小息肉。此外,累及结肠者镜下亦可以表现为息肉糜烂、渗出、充血、红斑及质脆、易碎。CT示肠系膜或腹主动脉旁淋巴结轻度肿大或轻度脾大。少数患者PET-CT呈区域淋巴结低至中度氟脱氧葡萄糖摄取。骨髓检查通常是阴性。细胞流式检查T细胞数量无异常。某些病例外周血CD8阳性T细胞可轻度增加。

三、病理学表现

胃、小肠及结肠固有层可见致密、非破坏性淋巴样细胞浸润,偶尔可延伸到黏膜下层和肌层。黏膜腺体因淋巴细胞浸润可表现为移位、扭曲,而结肠隐窝和上皮无明显淋巴细胞浸润。浸润主要由小而单调的淋巴样细胞组成,细胞核略不规则,核染色质成熟,核仁不明显,细胞质稀少。偶有嗜酸性粒细胞与淋巴细胞混合。口腔病变表现为溃疡,伴有累及黏膜的淋巴细胞浸润,与其他胃肠道部位的浸润相似。

四、免疫组化与分子生物学

多数患者淋巴细胞 CD8$^+$/CD4$^-$,少数可表现为 CD8$^-$/CD4$^+$,CD8$^+$/CD4$^+$ 或 CD8$^-$/CD4$^-$。此外细胞通常表达 CD2,CD3,CD5,TIA1 和 TCR-BF1。通常不表达 CD30。部分病例可表达颗粒霉素 B。Ki-67 通常比较低(绝大多数 <10%)。EBER 原位杂交通常为阴性。绝大多数患者显示 *TCR-g* 链克隆性重排。未检测到 *STAT3* 基因突变或蛋白表达。

五、诊断与鉴别诊断

该病通常需与肠道相关T细胞淋巴瘤及炎症性肠病鉴别。主要根据腹泻的性质、内镜下观察以及组织学和免疫表型特征相鉴别。

1. 肠病相关T细胞淋巴瘤　该病多表现为肠黏膜弥漫性溃疡及肠壁深度浸润。通常为多灶性受累,可侵及腹腔邻近结构,并可导致腹水。相反,胃肠道惰性T细胞淋巴增殖性疾病通常表现为单个或多个黏膜溃疡伴红斑或多发性小息肉。结肠病变可融合,类似于炎症性肠病的内镜下表现。且在组织学上,这些病变是非破坏性的,主要累及固有层和黏膜肌层,主要是由小的、成熟的淋巴样细胞组成。而肠病相关T细胞淋巴瘤通常表现为大的破坏性的病变,主要是由核仁明显的中-大型多形性细胞组成。此外,EATL 中毗邻肿瘤的肠黏膜经常显示肠病症状,而 T-LPD 患者往往无乳糜泻病史或无肠病病史。

2. 单形性嗜上皮性肠道 T 细胞淋巴瘤(MEITL) 细胞形态比较单一,体积小到中等大小,病变也具有浸润性和破坏性。此外,MEITL 的特点是肠隐窝上皮及邻近黏膜淋巴瘤细胞的浸润。而胃肠道惰性 T-LPD 很少有肠道隐窝和上皮浸润。MEITL 有其特征性免疫表型,肿瘤细胞 CD3、CD8、CD56 表达阳性,CD4 表达阴性。相反,CD8 阳性 TLPD 患者不表达 CD56。CD56 表达缺失也有助于与临床和内镜表现相似的 NK 细胞肠病鉴别。

3. 炎症性肠病 常表现为黏膜多发糜烂、溃疡或息肉样变,活检标本 HE 染色镜下可见黏膜内多种炎性细胞(单核细胞、淋巴细胞、浆细胞、中性粒细胞、嗜酸性粒细胞等)混合浸润,可见隐窝不规则、绒毛萎缩、隐窝脓肿、隐窝炎或非干酪样肉芽肿性炎,TCR 重排检测阴性。

六、治疗与预后

如前所述,该病临床呈惰性过程,可长期带病生存,少部分病例多年后可进展为高级别 T 细胞淋巴瘤。目前的文献报道中,该病对化疗不敏感,而类固醇激素或 CD52 单抗具有一定的疗效。另有研究认为患者可从低剂量甲氨蝶呤或环孢素 A 治疗中获益。由于本病少见,临床和病理多诊断为炎症性肠病或胃肠道 T 细胞淋巴瘤,导致患者身心遭受不必要的伤害。截至目前,胃肠道惰性 T 细胞淋巴组织增殖性疾病的病因和发病机制仍然不清,缺乏有效的治疗措施,亟需进一步深入研究。

(喻经纬　李兰芳　张会来)

参考文献

1. PENG J C,ZHONG L,RAN Z H. Primary lymphomas in the gastrointestinal tract. J Dig Dis[J],2015,16(4):169-176.

2. GHIMIRE P,WU G Y,ZHU L. Primary gastrointestinal lymphoma[J]. World J Gastroenterol,2011,17(6):697-707.

3. KIM D H,LEE D,KIM J W,et al. Endoscopic and clinical analysis of primary T-cell lymphoma of the gastrointestinal tract according to pathological subtype[J]. J Gastroenterol Hepatol,2014,29(5):934-943.

4. SWERDLOW S H,CAMPO E,PILERI S A,et al. The 2016 revision of the World Health Organization classification of lymphoid neoplasms[J]. Blood,2016,127(20):2375-2390.

5. HO-YEN C,CHANG F,VAN DER WALT J,et al. Recent advances in refractory coeliac disease:a review[J]. Histopathology,2009,54(7):783-795.

6. CHANDESRIS M O,MALAMUT G,VERKARRE V,et al. Enteropathy-associated T-cell

lymphoma: a review on clinical presentation, diagnosis, therapeutic strategies and perspectives [J]. Gastroenterol Clin Biol, 2010, 34 (11): 590-605.

7. ZHANG W Y, LI G D, LIU W P, et al. Features of intestinal T-cell lymphomas in Chinese population without evidence of celiac disease and heir close association with Epstein-Barr virus infection [J]. Chin Med J (Engl), 2005, 118 (18): 1542-1548.

8. ZETTL A, OTT G, MAKULIK A, et al. Chromosomal gains at 9q characterize enteropathy-type t-cell lymphoma [J]. Am J Pathol, 2002, 161 (5): 1635-1645.

9. DAUM S, ULLRICH R, HEISE W, et al. Intestinal non-Hodgkin's lymphoma: a multicenter prospective clinical study from the German study group on intestinal non-Hodgkin's lymphoma [J]. J Clin Oncol, 2003, 21 (14): 2740-2746.

10. NOVAKOVIC B J, NOVAKOVIC S, FRKOVIC-GRAZIO S. A single-center report on clinical features and treatment response in patients with intestinal T cell non-Hodgkin's lymphomas [J]. Oncol Rep, 2006, 16 (1): 191-195.

11. DELABIE J, HOLTE H, VOSE J M, et al. Enteropathy associated T-cell lymphoma: clinical and histological findings from the international peripheral T-cell lymphoma project [J]. Blood, 2011, 118 (1): 148-155.

12. BROWN I S, SMITH J, ROSTY C. Gastrointestinal pathology in celiac disease: a case series of 150 consecutive newly diagnosed patients [J]. Am J Clin Pathol, 2012, 138 (1): 42-49.

13. CHAN J K, CHAN A C, CHEUK W, et al. Type II enteropathy-associated T-cell lymphoma: a distinct aggressive lymphoma with frequent γδ T-cell receptor expression [J]. Am J Surg Pathol, 2011, 35 (10): 1557-1569.

14. PERRY A M, WARNKE R A, HU Q, et al. Indolent T-cell lymphoproliferative disease of the gastrointestinal tract [J]. Blood, 2013, 122 (22): 3599-3606.

15. EDISON N, BELHANES-PELED H, EITAN Y, et al. Indolent T-cell lymphoproliferative disease of the gastrointestinal tract after treatment with adalimumab in resistant Crohn's colitis [J]. Hum Pathol, 2016, 57: 45-50.

16. ISOMOTO H, MAEDA T, AKASHI T, et al. Multiple lymphomatous polyposis of the colon originating from T-cells: a case report [J]. Dig Liver Dis, 2004, 36 (3): 218-221.

17. MARGOLSKEE E, JOBANPUTRA V, LEWIS S K, et al. Indolent small intestinal CD41 T-cell lymphoma is a distinct entity with unique biologic and clinical features [J]. PLoS ONE, 2013, 8 (7): e68343.

18. TAKEUCHI K, YOKOYAMA M, ISHIZAWA S, et al. Lymphomatoid gastropathy: a distinct clinicopathologic entity of self-limited pseudomalignant NK-cell proliferation [J]. Blood, 2010, 116 (25): 5631-5637.

19. MANSOOR A, PITTALUGA S, BECK P L, et al. NK-cell enteropathy: a benign NK-cell lymphoproliferative disease mimicking intestinal lymphoma: clinicopathologic features and follow-up in a unique case series [J]. Blood, 2011, 117 (5): 1447-1452.

20. JEREZ A, CLEMENTE M J, MAKISHIMA H, et al. STAT3 mutations unify the pathogenesis of chronic lymphoproliferative disorders of NK cells and Tcell large granular lymphocyte

leukemia [J]. Blood, 2012, 120 (15): 3048-3057.

21. KOSKELA H L, ELDFORS S, ELLONEN P, et al. Somatic STAT3 mutations in large granular lymphocytic leukemia [J]. N Eng J Med, 2012, 366 (20): 1905-1913.

22. LAMY T, LOUGHRAN TP J R. How I treat LGL leukemia [J]. Blood, 2011, 117 (10): 2764-2774.

23. PETRELLA T, MAUBEC E, CORNILLET-LEFEBVRE P, et al. Indolent CD8-positive lymphoid proliferation of the ear: a distinct primary cutaneous T-cell lymphoma [J] ? Am J Surg Pathol, 2007, 31 (12): 1887-1892.

24. BELTRAMINELLI H, MULLEGGER R, CERRONI L. Indolent CD8+ lymphoid proliferation of the ear: a phenotypic variant of the small-medium pleomorphic cutaneous T-cell lymphoma [J] ? J Cutan Pathol, 2010, 37 (1): 81-84.

25. SUCHAK R, O'CONNOR S, MCNAMARA C, et al. Indolent CD8-positive lymphoid proliferation on the face: part of the spectrum of primary cutaneous small-/medium-sized pleomorphic T cell lymphoma or a distinct entity [J] ? J Cutan Pathol, 2010, 37 (9): 977-981.

26. ZENG W, NAVA V E, COHEN P, et al. Indolent CD8-positive T-cell lymphoid proliferation of the ear: a report of two cases [J]. J Cutan Pathol, 2012, 39 (7): 696-700.

27. GREENSON J K, ODZE R D. Inflammatory disorders of the large intestine// ODZE R D, GOLDBLUM J R. Surgical Pathology of the GI Tract, Liver, Biliary Tract and Pancreas [M]. 2nd ed. Philadelphia: Saunders Elsevier, 2009: 357-364.

28. JIANG X, CLARK R A, LIU L, et al. Skin infection generates non-migratory memory CD8+ T (RM) cells providing global skin immunity [J]. Nature, 2012, 483 (7388): 227-231.

原发性皮肤 CD30⁺ 的 T 细胞增殖性疾病

原发性皮肤 CD30⁺ 的 T 细胞增殖性疾病（primary cutaneous CD30⁺T-cell lymphoproliferative disorders）是皮肤 T 细胞淋巴瘤（CTCLs）中最常见类型之一,占所有 CTCLs 的 25%~30%。根据 2017 年世界卫生组织（WHO）造血与淋巴组织肿瘤分类,原发性皮肤 CD30⁺ 的 T 细胞增殖性疾病包括原发性皮肤间变性大细胞淋巴瘤（primary cutaneous anaplastic large-cell lymphoma,pcALCL）、淋巴瘤样丘疹病（lymphomatoid papulosis,LyP）和交界性病变,这三种疾病有部分重叠的组织病理学和分子学特征,肿瘤细胞均表达 CD30 抗原,但临床表现不同。通过临床病理学相关特点可将其区分开来。本书第十章第四节已经对 pcALCL 做详细介绍,本章重点介绍 LyP。

第一节　流行病学

LyP 是一种罕见疾病,所有族群的患者都可发生,发病高峰在 40 岁左右,但也可发生于儿童或年龄大于 50 岁的个体中。在一项纳入 111 例患者的病例系列研究中,60% 的男性患者(而仅 25% 的女性患者)在诊断时年龄小于等于 18 岁。大部分有 6p25.3 染色体重排的 LyP 患者都是年长成人。

LyP 会导致恶性淋巴瘤的终生风险升高。在 5%~20% 的患者中,LyP 可能在恶性淋巴瘤之前、之后或伴随其发生,这些恶性淋巴瘤通常为 MF、皮肤或全身性间变性大细胞淋巴瘤(anaplastic large cell lymphoma,ALCL)或 HL。

第二节　病因与发病机制

LyP 的病因尚不明确,而病毒为诱因的假设尚未得到完全证实。在几项研究中,包括 EB 病毒,疱疹病毒 6、7、8 型和人类 T 细胞白血病/淋巴瘤病毒在内的致瘤病毒或嗜淋巴细胞病毒均未在 LyP 皮损中检出。

一、CD30 过表达

在皮损中发现的大而非典型 T 细胞上存在 CD30 过表达是 LyP 和 pcALCL 的特征。CD30 与其膜相关糖蛋白配体(CD30L)的相互作用会激活核因子-κB(nuclear factor-kappa B,NF-κB)信号转导通路,从而导致细胞增殖或凋亡。人们对造成 LyP 中 CD30 过表达的潜在遗传学异常了解甚少。

二、T 细胞的克隆性

在 40%~100% 的 LyP 皮损中检测到 *TCR* 基因的单克隆重排。已在合并相关淋巴瘤的 LyP 患者的 LyP 皮损和淋巴瘤细胞中检出相同的重排。

相关研究表明,LyP 中的 CD30⁺ 细胞是克隆性 T 细胞。然而,在疾病缓解期,克隆性 T 细胞是否持续存在于皮肤或外周血中仍属未知。

三、遗传学异常

通过经典的细胞遗传学检查,在 LyP 中发现的遗传学异常包括非整倍体和染色体畸变。全身性 ALCL 的特征性 t(2;5)(p23,q35)易位尚未在 LyP 细胞中检出。然而,有免疫组织化学证据表明致癌转录因子基因 *Fra2* 和分化抑制因子基因 *Id2*〔这些基因紧邻 t（2;5）断裂点〕在 LyP 细胞中表达增高,这提示 LyP 和全身性 ALCL 在发病机制上存在关联。

四、自发消退

LyP 皮损自发消退的潜在机制不明。比较流行的假说是:LyP 皮损中 CD30 和死亡受体 CD95（Fas）配体的共表达,可能通过促进增殖细胞的凋亡而使 LyP 皮损自行消退。当然,数项观察结果也支持这一假说:

1. 与更具侵袭性的皮肤淋巴瘤（如肿瘤期 MF、伴有肿瘤包块的皮肤 T 细胞淋巴瘤,或皮肤 B 细胞淋巴瘤）相比,LyP 和斑块期 MF 的凋亡/增殖比更高。

2. LyP 的非典型大 CD30$^+$ 细胞的抗凋亡蛋白 Bcl-2 表达较低。

3. 促凋亡蛋白 BAX 在 LyP 和 CD30$^+$ALCL 中比在全身性 CD30$^+$ 淋巴瘤中的表达水平更高,后者并不自发消退,并且具有侵袭性临床行为。

五、相关淋巴瘤

LyP 患者发生皮肤或淋巴结内恶性淋巴瘤的风险增高,包括 MF（最常见）、皮肤或淋巴结 ALCL 和 HL。5% 到超过 50% 的患者发生 LyP 相关淋巴瘤,可能在 LyP 起病之前、同时或之后发生。

在 LyP 和 LyP 相关淋巴瘤中发现相同的 *TCR* 基因重排,提示两种疾病源自共同的淋巴前体细胞。但 LyP 进展为恶性淋巴瘤的潜在分子机制尚属未知。LyP 进展为 ALCL 似乎是由细胞生长调节丧失所介导,这种丧失是由转化生长因子（transforming growth factor,TGF）β 的细胞表面受体失活突变所诱发。

尚无用来预测 LyP 进展为恶性淋巴瘤的临床或组织病理学标准。观察性研究已识别出一些风险增高的潜在标志,包括:单克隆 *TCR* 基因重排,单个患者同时存在不同组织学类型的 LyP,组织学亚型 B 型和 C 型,fascin 蛋白表达,或者血中可溶性 CD30、CD25、IL-6 和 IL-8 水平较高。然而,尚未确定这些因素在疾病进展中的作用。

第三节　病理学

一、组织学特点

不同时期的 LyP 病变有不同的组织学特点。

LyP 皮损有 6 种主要的组织学类型。

（一）A 型

A 型最常见（约 75% 病例），其特征为散在的或成簇的大型非典型 CD30$^+$ 细胞呈楔形浸润，混合大量炎症细胞，如小淋巴细胞、中性粒细胞、嗜酸性粒细胞和组织细胞。A 型与 HL 的多形性浸润类似。常见有丝分裂，且可能不典型。

（二）B 型

B 型表现出有脑形核的较小非典型 CD30$^+$ 或 CD30$^-$ 细胞显著的亲表皮性浸润，组织学上类似于 MF。和 MF 不同，B 型 LyP 浸润表现为可自发消退的丘疹皮损。

（三）C 型

C 型为大的非典型 CD30$^+$ 细胞在真皮较大范围成簇或成片分布，而炎症细胞相对较少。此型类似于皮肤 ALCL 的病灶，与 ALCL 的区分主要是基于临床表现。

（四）D 型

D 型（CD8$^+$ 细胞毒性 T 细胞淋巴瘤样）的特征是亲表皮性小至中等大小非典型 CD8$^+$ 和 CD30$^+$ 淋巴样细胞的 paget 病样浸润，类似于原发性皮肤侵袭性亲表皮性 CD8$^+$ 细胞毒性 T 细胞淋巴瘤。然而，临床上病变的外观和行为与 LyP 相同。

（五）E 型

E 型病变存在小、中型至大型多形性细胞一致的真皮血管中心性浸润，这些细胞一致表达 CD30 和局部表达 CD8，可浸润小至中型真皮血管的血管壁，有些病例中还可浸润皮下血管的血管壁。

（六）有 6p25.3 重排的 LyP

这一变异型具有独特的双相组织学特点，表现为小至中等大小的亲表皮性脑形核淋巴细胞和大型多形性真皮淋巴细胞。CD30 呈双相染色，相较于表皮细胞，真皮细胞的染色通常更深。非典型细胞通常 CD4 和 CD8 均为阴性或为 CD8$^+$。大部分有 6p25.3 重排的 LyP 患者为年长成人。

（七）毛囊性 LyP

是另一种罕见的组织病理学变异型，其特征为 CD30$^+$ 中至大型非典型淋巴样细胞的毛囊周围浸润，伴有不同程度的亲毛囊性、毛囊性黏蛋白病和毛囊漏斗部出现中性粒细胞。

二、免疫表型特点

LyP 的大型非典型免疫母细胞样细胞具有活化 T 细胞表型，表达 HL 相关抗原。在 A 型和 C 型 LyP 中，这些细胞具有异常的 T 细胞表型，缺失 1 种或多种常见的 T 细胞抗原（CD3、CD2、CD5 或 CD7），通常为 CD4$^+$，较少为 CD8$^+$。这些细胞表达 CD30、CD25、HLA-DR 和 CD71，偶尔表达 CD15 或 CD56。在 B 型 LyP 中，具有脑形核的非典型细胞具有

CD3$^+$、CD4$^+$和CD8$^-$的表型,而CD30表达情况不一。在大多数病例中,D型的大细胞为CD30$^+$CD8$^+$,E型的大细胞也为CD30$^+$和CD8$^+$。在具有6p25.3重排的LyP中,大细胞通常CD4和CD8均为阴性,但CD3和TCR-βF1为阳性。真皮细胞和较小的亲表皮性细胞中CD30均为阳性。在约50%的病例中,可在细胞质中发现细胞毒性颗粒[颗粒酶B、穿孔素、T细胞内抗原(T cell intracellular antigen,TIA-1)]。

三、遗传学特点

在40%~100%的LyP病例中可观察到*TCR*基因的克隆性重排。在LyP病变和相关淋巴瘤中已证实有相同的重排。涉及间变性淋巴瘤激酶(anaplastic lymphoma kinase,ALK)的t(2;5)(P23;q35)易位是全身性ALCL的标志,但未见于LyP或皮肤ALCL中。一项关于年长成人患者的小型研究报道,患者中出现的唯一再发重排(recurrent rearrangement)为6p25.3重排。

第四节　临床特征

LyP表现为丘疹和结节的慢性复发性皮疹,可自发消退。一些患者,尤其是儿童患者发疹时有瘙痒。LyP患者没有其他全身性症状,包括发热、发汗或体重减轻。若出现这些症状,应怀疑存在相关全身性淋巴瘤,并需做进一步评估。

一、分布

LyP皮损为群集或广泛性分布,且通常可见不同时期的皮损共存。早期皮损表现为较小的红斑状或紫红色丘疹,其后演变为较大的丘疹或结节,可能发生中央出血、坏死和结痂,3~8周后消失。

二、大小

LyP皮损直径一般小于2cm,偶见较大皮损,而较大皮损在临床上无法与原发性或继发性ALCL的皮损区分。

三、好发部位

LyP尚无好发部位。皮损通常发生于四肢,可能累及双手、面部和生殖器,黏膜(如口腔或阴道黏膜)极少受累。在少数患者中报道有局限性或区域性皮损,也有毛囊和脓疱变异型的报道。

四、病程

单个皮损的演变通常持续 3~8 周;较大的结节可能需要数月才能愈合。随着皮损的消退,可变为棕红色并最终消失,留下色素沉着增多的区域或瘢痕。溃疡和坏死性皮损可能会留下色素沉着过少/过多的凹陷性痘疮样瘢痕。

本病病程差异较大。皮损可能会成批地反复出现和消退,持续数个月、数年,甚至数十年。

第五节　诊断与鉴别诊断

一、诊断

(一)当患者出现以下表现时,临床上就需要考虑 LyP 诊断

1. 在无全身性 B 症状的情况下,自发进展并消退的复发性丘疹和结节皮疹病史。

2. 处于不同演变时期的群集或广泛性丘疹和结节,部分伴有中心性溃疡、结痂或焦痂需进行皮肤活检以评估组织病理学、免疫组织化学和分子遗传学,才能确诊该病。完全切除两处或两处以上无坏死或消退征象的炎症性皮损,可为病理学医生提供理想的病理学标本。

(二)基于临床表现与皮损病程之间的关联确诊,皮损具有以下组织学、免疫表型和细胞遗传学特征

1. 非典型大 T 细胞的楔形浸润,混有大量炎症细胞,包括小淋巴细胞、中性粒细胞、嗜酸性粒细胞和组织细胞(A 型 LyP)。

2. 经免疫组化法检查显示有 CD30 表达。

3. *TCR* 基因的克隆性重排(发生于 40%~100% 的病例)。

(三)诊断难点

以下几种原因可能造成一些患者的 LyP 诊断困难或延迟。

1. 组织学多变性　LyP 的组织学表现变化很大。LyP 的组织学亚型可能代表了皮损的不同演变时期,可见于就诊时或在病程不同时期的个体患者。

2. 组织学表现的重叠　LyP 和 pcALCL 在临床、组织学及免疫表型方面存在相当多的重叠。

3. 类似 CD30⁺LPD 的疾病　CD30⁺ 淋巴样细胞可见于多种炎性疾病和感染性疾病，以及其他淋巴组织瘤，这些疾病在临床上和组织学上可能难以与 LyP 区分。合适的临床病理关联对准确诊断至关重要。

二、鉴别诊断

LyP 的鉴别诊断包括其他表达 CD30⁺ 的 LPD，以及数种含有 CD30⁺ 细胞且在临床上和组织学上类似于 LyP 的炎性疾病和反应性疾病。应与 LyP 相鉴别的主要疾病的临床病理学特征见表 13-1。

表 13-1　淋巴瘤样丘疹病的鉴别诊断

类型	淋巴瘤样丘疹病	原发性皮肤间变性大细胞淋巴瘤	蕈样肉芽肿	苔藓糠疹	节肢动物叮咬	疥疮
临床表现	自愈性丘疹结节性继发性皮肤损伤	频繁的继发性皮损淋巴结病B 症状	皮屑,红皮病,斑片,斑块肿块,+/-淋巴结病	皮屑,斑片红皮病出血性病变	暴露史	瘙痒性病变对疥疮治疗反应好
组织病理学/免疫表型	非典型 CD30⁺CD4⁺ 细胞,周围炎性细胞浸润	缺乏亲表皮性浸润的脑形核的细胞,ALK⁺,EMA⁺;ALK⁻ 多大于 30 岁	脑形核的CD30⁺ 细胞亲表皮性浸润	界面性皮炎,坏死角质细胞,渗出的红细胞,CD8>CD4,少量 CD4⁺ 细胞	色斑,昆虫接触部位的多形炎症,可能有CD30⁺ 细胞	存在疥螨,CD30⁺ 细胞,B 细胞
遗传学	非整倍体和染色体畸变,缺乏 t(2;5)	通常有 t(2;5),克隆性 TCR 重排,无 IRF4 易位	缺乏 t(2;5),复杂核型,克隆或寡克隆 TCR 重排	50% 克隆性TCR 重排	无	无

(一) CD30⁺ 淋巴细胞增生性疾病

1. pcALCL　pcALCL 通常表现为孤立的坚实大结节,有时表现为溃疡性结节。约 20% 的患者为多灶性病变。至少 75% 的大型非典型 T 细胞会表达 CD30,而在 90% 的病例中发现有 *TCR* 基因克隆性重排。与全身性 ALCL 不同,pcALCL 通常没有上皮膜抗原(epithelial membrane antigen,EMA)和 ALK 的表达。然而,已在一些 pcALCL 病例中发现了一种 ALK 蛋白变体,其局限于细胞质,不同于由核仁磷酸蛋白(nucleophosmin,NPM)-ALK 易位引起的核/细胞质变体;这些病例部分也表达 EMA。当检出 NPM-ALK 核/细胞质染色时,应进行全面检查以排除结节性全身性 ALCL。LyP 中几乎没有 ALK 蛋白。如果检出 *ALK* 基因重排,应怀疑全身性 ALCL 的继发性皮损。

2. 全身性 ALCL 的继发性皮损　大多数全身性 ALCL 存在 t(2;5)(p23;q35)易位并

表达 ALK,而 LyP 中未见。

3. 转化性 MF 和 Sézary 综合征　约一半的转化性 MF 和 Sézary 综合征(Sézary syndrome,SS)为 CD30$^+$。既往有斑片或斑块期 MF 或红皮病病史可明确诊断。

4. 成人 T 细胞白血病-淋巴瘤　成人 T 细胞白血病淋巴瘤(adult T-cell leukemia-lymphoma,ATLL)是由人类逆转录病毒人嗜 T 细胞病毒 I 型(human T-cell lymphotropic virus 1,HTLV-1)引起的外周 T 细胞白血病-淋巴瘤。大多数病例为急性发病,并伴全身淋巴结肿大。所有 ATLL 患者均在血清学检查中发现 HTLV-1 的抗体。约 50% 的病例发生皮肤受累。大的母细胞样细胞可为 CD30$^+$,但为 ALK$^-$。

5. HL　HL 极少累及皮肤,原发性皮肤 HL 更加罕见。HL 的 Reed-Sternberg 细胞为 CD30$^+$ 和 CD15$^+$。后者在 LyP 中极少表达。

6. 其他　如没有适当的临床背景信息,其他可能具有表达 CD30 的肿瘤 T 细胞的淋巴组织肿瘤可能与 LyP 相混淆。

(1)γδT 细胞淋巴瘤:通常表现为成人肢体(通常为腿部)的溃疡性肿瘤。其病灶比 LyP 中的更大,且溃疡常暴露出皮下脂肪(LyP 中未见)。

(2)皮下脂膜炎样 T 细胞淋巴瘤(subcutaneous panniculitis-like T cell lymphoma,SPTCL):SPTCL 表现为成人和儿童中可触及的皮肤结节,但很少像 LyP 一样出现溃疡。SPTCL 特征性的肿瘤细胞环绕脂肪细胞偶尔可发生在 CD30$^+$ 皮肤 ALCL 中,但很少发生在 LyP 中(其 CD30$^+$ 细胞通常只限于真皮)。

(3)种痘样水疱病样淋巴瘤:一种由 EB 病毒引起的 LPD,累及亚洲、中南美洲和墨西哥的儿童及青少年。其临床特征包括累及面部和日光暴露区域的面部水肿和水疱、小的坏死区域、结痂及凹陷性瘢痕。EB 病毒可在该病的 CD30$^+$ 细胞中检出,但 LyP 中未见。

(4)E 型 LyP:可能具有与 γδ T 细胞淋巴瘤和 NK/T 细胞淋巴瘤类似的血管中心性病变。

(5)非特指型外周 T 细胞淋巴瘤(peripheral T cell lymphoma,not otherwise specified,PTCL-NOS):偶尔可表现为不伴有淋巴结肿大的原发性皮肤肿瘤。病灶含有成片分布的不同大小肿瘤细胞但无炎症细胞,炎症细胞是 LyP 的特征。

(二)CD30$^+$ 的炎性疾病和感染性疾病

一些炎性疾病和反应性疾病可能含有大量 CD30$^+$ 细胞,在临床上或组织学上类似于 LyP。然而,反应性或炎性疾病不太可能存在优势 T 细胞克隆,尤其是在多次活检中出现相同克隆。这些疾病有时被称为 CD30$^+$ 假性淋巴瘤,包括:

1. 苔藓样糠疹

(1)急性苔藓痘疮样糠疹(pityriasis lichenoides et varioliformis acuta,PLEVA)是一种病因不明的皮肤病,临床特征为分批出现的丘疹,可演变为坏死性皮损并最终消退形成痘疮样瘢痕。LyP 和 PLEVA 可能具有重叠的临床、组织病理学和分子学特征。除了少数例外情况,PLEVA 中的淋巴细胞浸润主要为 CD8$^+$ 细胞,伴少数大的非典型 CD30$^+$ 细胞。

(2)慢性苔藓样糠疹(pityriasis lichenoides chronica,PLC)可能更难与 LyP 区分,因为

其主要的淋巴浸润可能为 CD4$^+$。在儿童中,这两种疾病可能同时存在。

2. 对节肢动物叮咬的反应/疥疮结节　对昆虫叮咬的慢性反应和疥疮结节可能与 LyP 有相似的临床和组织学表现。真皮层有密集的淋巴样细胞和组织细胞的炎性浸润,还混有嗜酸性粒细胞、浆细胞及核深染的非典型单个核细胞。暴露史和症状(如剧烈瘙痒)的出现可能有助于区分节肢动物叮咬和 LyP。

3. 淋巴瘤样药疹　淋巴瘤样药疹是一种罕见的药物反应类型,临床特征为硬化的丘疹或斑块。曾有报道称,患者使用抗生素、抗癫痫药或生物药物之后,组织学检查发现存在大型非典型 CD30$^+$T 细胞。根据用药与出现皮疹以及停药后皮疹消失的时间关联可明确诊断。

4. 病毒感染　皮肤病毒感染(羊口疮病毒和挤奶工结节病毒、单纯疱疹、水痘-带状疱疹及传染性软疣)可在组织学检查中呈现大型非典型 CD30$^+$ 细胞。与 LyP 不同的是,病毒引起的皮损不是消长变化的临床病程,在分子遗传学检查中也不显示 *TCR* 基因重排。

5. 其他　特应性皮炎、分枝杆菌感染、梅毒和利什曼病的皮损中也可能发现 CD30$^+$T 细胞。通过病史和临床病程通常足以与 LyP 区分。

(三)诊断性评估

诊断为 LyP 的患者,其初始评估的方向是要排除相关恶性淋巴瘤,内容涉及病史采集、体格检查和实验室检查。

1. 增加恶性淋巴瘤发生风险的病史要素

(1)既往有淋巴组织肿瘤,尤其是 HL、全身性 ALCL 或 MF。

(2)有全身症状,如不明原因的体重减轻、发热、盗汗、呼吸急促和腹胀。

(3)HIV 感染或免疫抑制治疗。

2. 可能提示恶性淋巴瘤的检查结果

(1)皮损的形态、大小和范围(孤立性皮损或极少的皮损直径大于 2cm 更能提示为皮肤 ALCL,而不是 LyP)。

(2)红斑性、鳞屑性斑片和斑块(提示 MF)。

(3)淋巴结肿大。

(4)肝或脾大。

3. 有助于 LyP 患者治疗前评估的实验室检查

(1)全血细胞计数和分类计数。

(2)外周血涂片,检查是否存在非典型细胞。

(3)常规生化检查,包括乳酸脱氢酶(LDH)。

(4)在 HTLV-1 流行地区进行相关血清学检查。

4. 影像学检查　对于实验室检查结果正常,没有可触及的淋巴结肿大、肝脾大和全身性症状的典型 LyP 患者,可选的影像学检查包括:胸片、腹部及盆腔超声,或者计算机断层扫描(computed tomography,CT)。

第六节　治疗

LyP 呈慢性病程,可在数年至数十年间反复出现丘疹结节性皮损,并于出疹后数周或数月后自行消退。治疗可加速皮损愈合,降低严重程度,或预防出现新一批的皮疹。然而,现有的治疗方式无一可改变 LyP 的自然病程或降低发生相关淋巴瘤的风险。因此,对个体患者,应衡量治疗的短期获益与可能有害的副作用。

一、局限性或无症状性病变患者

1. 对于具有少量无症状性皮损且没有瘢痕或其他美观顾虑(如,皮损不在面部或双手)的患者,可采取等待和观察策略,这取决于患者的意愿。如果患者期望接受治疗以尽可能减轻皮损或促进其消退,可采用超强效局部用皮质类固醇。

2. 对于直径大于 2cm 且在 8 周内未自行消退的皮损,应行活检并送病理学检查,以排除 pcALCL。

二、广泛性或症状性病变患者

对于不想接受治疗的患者,可进行观察。一些患者可能单用局部用皮质类固醇来减轻症状,或联用以下列出的其他治疗方法。

1. 甲氨蝶呤　对于存在症状性或广泛性病变或病变累及部位很影响美观(如,面部或手)的成人患者,我们建议将低剂量甲氨蝶呤(每周 5~35mg,口服或皮下注射)作为初始治疗。剂量通常以每周 5~10mg 开始,如果 4~8 周未观察到临床改善,则以每周 2.5~5.0mg 的幅度或根据患者耐受情况增加剂量,最大剂量为每周 25~35mg。每周使用甲氨蝶呤的患者还应口服叶酸 1mg/d。

完全缓解指所有活动性皮损均清除,且无新发皮损。部分缓解定义为至少 50% 的活动性皮损消退且新发皮损较少。大多数患者通常需要维持治疗来长期控制疾病。通常在完全缓解后开始维持治疗,治疗剂量每周减少 2.5mg 或 5mg,逐渐减至最低有效剂量。

治疗和维持治疗的持续时间取决于临床反应、副作用以及患者偏好。甲氨蝶呤停药后复发的时间存在差异,应针对个体患者进行评估。

(1)有效性:尚无随机试验评估甲氨蝶呤治疗 LyP 的有效性。其应用是基于小型观察性研究中有关有效性的证据以及专家共识。

(2)禁忌证与不良反应:甲氨蝶呤治疗的重要禁忌证包括肝脏疾病、肾脏疾病以及妊娠或计划妊娠(包括女性和男性)。在开始进行长期甲氨蝶呤治疗前,推荐筛查乙型和丙型肝炎病毒感染。对于感染患者,筛查有助于决定是避免使用甲氨蝶呤,还是尝试在开始治疗之前根除病毒感染,亦或是在免疫抑制治疗期间抑制病毒复制。

大多数接受低剂量甲氨蝶呤治疗的患者会发生轻微不良反应,包括恶心、胃部不适、头痛和乏力。肝毒性、肺纤维化和骨髓抑制是甲氨蝶呤治疗的严重不良反应,低剂量下可能偶尔出现。

(3)监测:在甲氨蝶呤长期治疗期间,应在第1个月检查2次血清氨基转移酶和外周血细胞计数,之后每4~12周检查1次,以检测是否存在肝脏和血液系统毒性。应在一周1次甲氨蝶呤给药前日抽取患者的血液用于准确评估。

2. 光照疗法 对于甲氨蝶呤治疗无效或有甲氨蝶呤使用禁忌证的LyP患者,建议进行补骨脂素联合紫外线A段(psoralen and ultraviolet A,PUVA)治疗。PUVA治疗频率为一周2次,持续6~8周或直至皮损清除。为预防复发,可能需行一周1次的维持治疗。

尚未在临床试验中对PUVA治疗LyP的有效性进行评估。其应用得到一些病例系列研究和其他类型皮肤LPD(如MF)中有效性证据的支持。沐浴光化学疗法Bath PUVA已用于儿童LyP的治疗。

3. 其他疗法 对LyP采用多药化疗的激进治疗是不当做法。对于有相关淋巴瘤的患者,采用多药化疗治疗淋巴瘤不会改变LyP的临床病程。已在小型病例系列研究或单例患者中单独采用或与其他方法联用的疗法包括:①光动力疗法;②靶向光照疗;③口服或局部用维A酸类(贝沙罗汀);④局部用氮芥和卡莫司汀;⑤抗CD30单克隆抗体偶联药物(维布妥昔单抗)。

三、儿童患者的治疗

对儿童LyP的治疗尚未达成共识。在病例系列研究中,已经有不给予治疗或局部用皮质类固醇、口服抗生素(大环内酯类或四环素类)、UVB或自然阳光治疗的报道。其他治疗方法包括低剂量甲氨蝶呤和沐浴光化学疗法(bath PUVA)。

对于病变局限(少量或小皮损)的儿童,通常没必要进行治疗。当儿童因美观问题或同龄群体压力而需要治疗时,我们建议局部用皮质类固醇或窄谱UVB光照疗法。窄谱光照治疗每周2~3次,持续6~8周。

如果采用局部用皮质类固醇或窄谱UVB光照疗法治疗无效,可选择低剂量甲氨蝶呤(每周2.5~15mg)。

第七节 预后

绝大多数LyP患者的预后极佳。未出现恶性肿瘤的LyP患者具有正常的期望寿命。虽然LyP患者发生皮肤或淋巴结恶性淋巴瘤的风险很大,但据报道由相关淋巴瘤引起的死亡率较低。

存在克隆性 *TCR* 基因重排的 LyP 患者发生淋巴瘤的风险显著增高。随后发生淋巴瘤的其他危险因素包括高龄和 LyP 皮损的持续时间达 5 年或更久。LyP 皮损可能愈合并留下瘢痕，尤其是儿童。据小型儿科病例系列研究报道，约 80% 的儿童有痘疮样瘢痕。

第八节　随访

LyP 患者需要长期随访，以监测疾病病程和对治疗的反应，还需终生监测是否发生皮肤或全身性淋巴瘤。对于正接受治疗的患者，其随访频率取决于具体的治疗。为监测病程和进行患者监测，患者应每 6~12 个月进行 1 次复诊，目的是：①重新评估临床病史；②进行全面皮肤检查；③进行体格检查，重点为淋巴结、肝或脾是否肿大。

（郑美婧　苏丽萍）

参考文献

1. KARAI L J, KADIN M E, HSI E D, et al. Chromosomal rearrangements of 6p25.3 define a new subtype of lymphomatoid papulosis［J］. Am J Surg Pathol, 2013, 37（8）: 1173-1181.

2. PONTI R, BERGALLO M, COSTA C, et al. Human herpesvirus 7 detection by quantitative real time polymerase chain reaction in primary cutaneous T-cell lymphomas and healthy subjects: lack of a pathogenic role［J］. Br J Dermatol, 2008, 159（5）: 1131-1137.

3. HUMME D, LUKOWSKY A, STEINHOFF M, et al. Dominance of nonmalignant T-cell clones and distortion of the TCR repertoire in the peripheral blood of patients with cutaneous CD30+ lymphoproliferative disorders［J］. J Invest Dermatol, 2009, 129（1）: 89-98.

4. MIQUEL J, FRAITAG S, HAMEL-TEILLAC D, et al. Lymphomatoid papulosis in children: a series of 25 cases［J］. British Journal of Dermatology, 2014, 171（5）: 1138-1146.

5. BRAUN F K, HIRSCH B, AL-YACOUB N, et al. Resistance of cutaneous anaplastic large-cell lymphoma cells to apoptosis by death ligands is enhanced by CD30-mediated overexpression of c-FLIP［J］. J Invest Dermatol, 2010, 130（3）: 826-840.

6. WIESER I, OH C W, TALPUR R, et al. Lymphomatoid papulosis: Treatment response and associated lymphomas in a study of 180 patients［J］. J Am Acad Dermatol, 2016, 74（1）: 59-67.

7. DE SOUZA A, EL-AZHARY R A, CAMILLERI M J, et al. In search of prognostic indicators for lymphomatoid papulosis: a retrospective study of 123 patients［J］. J Am Acad Dermatol, 2012, 66（6）: 928-937.

8. CORDEL N, TRESSIÈRES B, D'INCAN M, et al. Frequency and risk factors for associated lymphomas in patients with lymphomatoid papulosis［J］. Oncologist, 2016, 21（1）: 76-83.

9. KADIN M E, PAVLOV I Y, DELGADO J C, et al. High soluble CD30, CD25, and IL-6 may

identify patients with worse survival in CD30+ cutaneous lymphomas and early mycosis fungoides [J]. J Invest Dermatol, 2012, 132 (3 Pt 1): 703-710.

10. SAGGINI A, GULIA A, ARGENYI Z, et al. A variant of lymphomatoid papulosis simulating primary cutaneous aggressive epidermotropic CD8+ cytotoxic T-cell lymphoma. Description of 9 cases [J]. Am J Surg Pathol, 2010, 34 (8): 1168-1175.

11. KEMPF W, KAZAKOV D V, SCHÄRER L, et al. Angioinvasive lymphomatoid papulosis: a new variant simulating aggressive lymphomas [J]. Am J Surg Pathol, 2013, 37 (1): 1-13.

12. KEMPF W, KAZAKOV D V, BAUMGARTNER H P, et al. Follicular lymphomatoid papulosis revisited: a study of 11 cases, with new histopathological findings [J]. J Am Acad Dermatol, 2013, 68 (5): 809-816.

13. SHARAF M A, ROMANELLI P, KIRSNER R, et al. Angioinvasive lymphomatoid papulosis: another case of a newly described variant [J]. Am J Dermatopathol, 2014, 36 (3): e75-77.

14. BENSLAMA L, ANDRE C V, CHARLOTTE F, et al. Mucosal lymphomatoid papulosis: 2 cases [J]. Rev Stomatol Chir Maxillofac Chir Orale, 2015, 116 (2): 111-113.

15. HSU Y J, SU L H, HSU Y L, et al. Localized lymphomatoid papulosis [J]. J Am Acad Dermatol, 2010, 62 (2): 353-356.

16. GONZÁLEZ-LÓPEZ M A, GONZÁLEZ-VELA MDEL C, CABALLERO C, et al. Localized lymphomatoid papulosis [J]. Int J Dermatol, 2015, 54 (4): e98-100.

17. CHAUDHARI P R, EMANUEL P, LEVITT J. Type B follicular lymphomatoid papulosis [J]. Cutis, 2010, 85 (6): 307-311.

18. KEMPF W, PFALTZ K, VERMEER M H, et al. EORTC, ISCL, and USCLC consensus recommendations for the treatment of primary cutaneous CD30-positive lymphoproliferative disorders: lymphomatoid papulosis and primary cutaneous anaplastic large-cell lymphoma [J]. Blood, 2011, 118 (15): 4024-4035.

19. PULITZER M, OGUNRINADE O, LIN O, et al. ALK-positive (2p23 rearranged) anaplastic large cell lymphoma with localization to the skin in a pediatric patient [J]. J Cutan Pathol, 2015, 42 (3): 182-187.

20. XUE D, LI X, REN Y, et al. Primary cutaneous anaplastic large cell lymphoma with positive ALK expression and a rapidly progressive cutaneous Nodule [J]. Int J Surg Pathol, 2015, 23 (4): 333-335.

21. YANG S, KHERA P, WAHLGREN C, et al. Cutaneous anaplastic large-cell lymphoma should be evaluated for systemic involvement regardless of ALK-1 status: case reports and review of literature [J]. Am J Clin Dermatol, 2011, 12 (3): 203-209.

22. LAMANT L, PILERI S, SABATTINI E, et al. Cutaneous presentation of ALK-positive anaplastic large cell lymphoma following insect bites: evidence for an association in five cases [J]. Haematologica, 2010, 95 (3): 449-455.

23. RODRÍGUEZ-PINILLA S M, ORTIZ-ROMERO P L, MONSALVEZ V, et al. TCR-γ expression in primary cutaneous T-cell lymphomas [J]. Am J Surg Pathol, 2013, 37 (3): 375-384.

24. MAGAÑA M, MASSONE C, MAGAÑA P, et al. Clinicopathologic Features of Hydroa Vacciniforme-Like Lymphoma: A Series of 9 Patients [J]. Am J Dermatopathol, 2016, 38(1): 20-25.

25. TAKATA K, HONG M E, SITTHINAMSUWAN P, et al. Primary cutaneous NK/T-cell lymphoma, nasal type and CD56-positive peripheral T-cell lymphoma: a cellular lineage and clinicopathologic study of 60 patients from Asia [J]. Am J Surg Pathol, 2015, 39(1): 1-12.

26. SAVAGE K J, FERRERI A J, ZINZANI P L, et al. Peripheral T-cell lymphoma-not otherwise specified [J]. Crit Rev Oncol Hematol, 2011, 79(3): 321-329.

27. KEMPF W, KAZAKOV D V, PALMEDO G, et al. Pityriasis lichenoides et varioliformis acuta with numerous CD30(+) cells: a variant mimicking lymphomatoid papulosis and other cutaneous lymphomas. A clinicopathologic, immunohistochemical, and molecular biological study of 13 cases [J]. Am J Surg Pathol, 2012, 36(7): 1021-1029.

28. JUNG J, LEVIN E C, JARRETT R, et al. Lymphomatoid drug reaction to ustekinumab [J]. Arch Dermatol, 2011, 147(8): 992-993.

29. ZELENETZ A D. Guidelines for NHL: updates to the management of diffuse large B-cell lymphoma and new guidelines for primary cutaneous CD30[+] T-cell lymphoproliferative disorders and T-cell large granular lymphocytic leukemia [J]. J Natl Compr Canc Netw, 2014, 12(Suppl 5): 797-800.

30. BRUIJN MS, HORVÁTH B, VAN VOORST VADER P C, et al. Recommendations for treatment of lymphomatoid papulosis with methotrexate: a report from the Dutch Cutaneous Lymphoma Group [J]. Br J Dermatol, 2015, 173(5): 1319-1322.

31. NEWLAND K M, MCCORMACK C J, TWIGGER R, et al. The efficacy of methotrexate for lymphomatoid papulosis [J]. J Am Acad Dermatol, 2015, 72(6): 1088-1090.

32. SHEN S, O'BRIEN T, YAP LM, et al. The use of methotrexate in dermatology: a review [J]. Australas J Dermatol, 2012, 53(1): 1-18.

33. DUVIC M, TETZLAFF M T, GANGAR P, et al. Results of a Phase II Trial of Brentuximab Vedotin for CD30[+] Cutaneous T-Cell Lymphoma and Lymphomatoid Papulosis [J]. J Clin Oncol, 2015, 33(32): 3759-3765.

34. YIP L, DARLING S, ORCHARD D. Lymphomatoid papulosis in children: experience of five cases and the treatment efficacy of methotrexate [J]. Australas J Dermatol, 2011, 52(4): 279-283.

第十四章

原发性皮肤外周 T 细胞淋巴瘤少见亚型

外周 T 细胞淋巴瘤（PTCL）很少累及皮肤，WHO-EORTC 分类中原发性皮肤外周 T 细胞淋巴瘤少见亚型包括 3 种疾病：原发性皮肤 γδT 细胞淋巴瘤、原发性皮肤侵袭性亲表皮 CD8 阳性细胞毒性 T 细胞淋巴瘤和原发性皮肤 CD4 阳性小/中等大小 T 细胞淋巴瘤。2017 年 WHO 修订版分类中将原发性皮肤 CD4 阳性小/中等大小 T 细胞淋巴瘤降级分类，命名为原发性皮肤 CD4 阳性小/中等大小 T 细胞增殖性疾病，同时提出一个新的暂定分类：原发性皮肤肢端 CD8 阳性 T 细胞淋巴瘤。

第一节　原发性皮肤 γδT 细胞淋巴瘤

一、概述

原发性皮肤 γδT 细胞淋巴瘤（primary cutaneous γδT cell lymphoma，PCGD-TCL）是一种直到 20 世纪 90 年代才被逐渐认识的淋巴瘤类型，它是由成熟活化的细胞毒性 γδT 细胞克隆性增生形成的侵袭性肿瘤。在 2001 年 WHO 淋巴造血组织肿瘤分类中，它和 αβ 来源的皮下脂膜炎样 T 细胞淋巴瘤（subcutaneous panniculitis-like T cell lymphoma，SPTCL）被合并为一组。在新的 WHO-EORTC 分类中，PCGD-TCL 被暂定为独立的疾病实体。本病包括原来的 γδ 皮下脂膜炎样 T 细胞淋巴瘤，有些可能原发于黏膜部位。目前这个疾病是否仅包括皮肤和黏膜 γδTCL 仍不明确。

二、流行病学

PCGD-TCL 是一种罕见的淋巴瘤类型，Ralfkiaer 等报道 62 例皮肤 T 细胞淋巴瘤，只有 2 例 PCGD-TCL，其发病率约占所有皮肤 T 细胞淋巴瘤的 1%，到目前为止大约有 50 例 PCGD-TCL 报道。多数发生于成人，偶见儿童病例的报道，无性别差异。

三、病因与发病机制

成熟 T 淋巴细胞绝大多数表达 TCRαβ，γδT 细胞仅占 T 细胞的 5% 左右。γδT 细胞亚群在外周血中低水平存在，大多数 γδT 细胞作为上皮内常驻细胞。PCGD-TCL 的分布特点正反映了正常 γδT 细胞的生理位置。虽然 γδT 细胞在免疫系统中的确切作用目前尚未清晰，但是已经明确 γδT 细胞具有细胞毒作用，对刺激具有增殖和生产细胞因子的反应。研究发现 PCGD-TCL 患者存在长期慢性抗原刺激的病史，由此推测与慢性抗原刺激有关的免疫功能受损诱导了黏膜和 PCGD-TCL 的发生。

已经证实 PCGD-TCL 中 EBV 常为阴性，而黏膜部位原发的 γδT 细胞淋巴瘤中可以阳性。

四、病理

PCGD-TCL 存在三种主要的组织学受累形态：嗜表皮、真皮和皮下；皮肤累及的深度和预后相关，皮下受累患者预后不佳。表皮浸润表现出嗜表皮或 Pagetoid 网状细胞增生症（Pagetoil reticulosis）样浸润。真皮乳头层内致密、带状淋巴细胞浸润，伴嗜表皮性，单个或小簇淋巴细胞沿真皮表皮交界处表皮侧分布，表皮轻度增生，极轻度或无海绵形成。受侵真皮示淋巴细胞浸润于真皮网状层。与未受侵表皮之间隔是无细胞浸润带。皮下病变常与真皮和表皮受累并存，同时伴嗜表皮性和真皮内淋巴细胞浸润。皮下结节可以是脂膜炎样或更加实性的形态，围绕脂肪细胞排列，类似于 αβSPTCL；但是 αβSPTCL 主要或仅累及皮下组织。PCGD-TCL 的肿瘤细胞通常为中等或大细胞，圆形或不规则形，具有粗糙、团块状染色质，不呈脑回状。很少能见到具有泡状核和突出核仁的母细胞。凋亡和坏死常见，可有血管侵犯。通常同一 PCGD-TCL 患者不同皮肤损害的组织病理检查标本可能显示不同的组织病理形态。

五、免疫分型

PCGD-TCL 源于免疫系统中成熟和活化的细胞毒性 γδT 细胞，与 γδT 细胞淋巴母细胞淋巴瘤/白血病（γδT-cell lymphoblastic lymphoma/leukemia，GD-TCL）和肝脾 γδT 细胞淋巴瘤（hepatosplenic γδT cell lymphoma，HSGD-TCL）相比，三者处于不同的分化阶段。PCGD-TCL 细胞呈现 TCRδ 阳性，缺少 αβT 细胞受体 BF1；CD3$^+$，CD2$^+$，CD7$^{+/-}$，但是 CD5 常为阴性。多数 PCGD-TCL 病例 CD4 和 CD8 双阴性，偶尔有病例 CD8 阳性。细胞同时表达 TIA-1 和细胞毒性蛋白颗粒酶 B、颗粒酶 M 和穿孔素。CD56 常有表达。在一些 TCRδ 染色不能应用的情况下，BF1 阴性常常暗示了 γδ 的细胞起源。

六、遗传学

PCGD-TCL 中 EBV 为阴性。尽管在肝脾 γδT 细胞淋巴瘤中已发现 7q 等臂染色体、8 号染色体三体等细胞遗传学异常，在 PCGD-TCL 中仍未发现特殊的染色体异常，不过它存在 TCRγ 和 δ 基因克隆性重排。TCRβ 可以出现重排，也可以缺失、不表达。主要累及皮下的病例表达 Vδ2，但其他类型是否表达尚未研究。

七、临床表现

本病常出现广泛性皮损，特别易发于四肢皮肤。疾病的表现多样化，主要为亲表皮性，表现为皮肤丘疹、瘀斑，呈播散性或局限性。有些患者表现为深部皮肤和皮下的结节，伴或不伴有表皮坏死和溃疡。皮损主要出现于四肢，也可见黏膜及其他结外器官的播散，但淋巴结、脾脏和骨髓累及很少见。脂膜炎样肿瘤的患者易出现嗜血细胞综合征。多数患者有 B 症状。PCGD-TCL 病情常为侵袭性，在 Toro 等的报道中，16/23 例表现为侵袭性进程，且在皮肤损害发生后 2 年内死亡，但是亦有缓慢进展的报道。

八、诊断与鉴别诊断

对于出现相应的组织病理学表现（CD4、CD8 双阴性，CD56 阳性，CD5 阴性），*TCRγ* 基因重排，临床上呈现侵袭性进程、排除其他可从 γδT 细胞来源的皮肤 T 细胞淋巴瘤、对一般治疗反应不佳的患者需要考虑 PCGD-TCL 的诊断。

皮肤 NK/T 细胞淋巴瘤肿瘤细胞累及范围与本病类似，但可见坏死，呈血管中心性生长并破坏血管，胞质 CD3、CD56 及 EBV-EBER 检测阳性可鉴别。

蕈样肉芽肿可以和 PCGD-TCL 有相似的皮肤表现及组织病理学特征，但是两者预后差别显著，需要严格鉴别。典型的蕈样肉芽肿临床进程缓慢，组织学表现上，皮下结节是 PCGD-TCL 和蕈样肉芽肿的主要区别；PCGD-TCL 虽然可以出现嗜表皮的真皮内带状浸润，但是脑回状细胞和 Pautrier 微脓肿并不常见。免疫学上，蕈样肉芽肿绝大多数为辅助 T/记忆 T 细胞，CD2$^+$、CD3$^+$、CD4$^+$、CD5$^+$、CD45RO$^+$、CD8$^-$、TCRβ$^+$、CD30$^-$，仅有 10% 的斑块期病例 CD4$^+$ 的嗜表皮细胞可表达 TIA-1、颗粒酶 B，罕见 CD56 阳性病例。

九、治疗与预后

目前 PCGD-TCL 尚缺乏有效的治疗手段。在 Toro 病例回顾中，包括局部激素治疗（1例）、PUVA（7 例）、干扰素（5 例）、CHOP 方案（6 例）化疗及其他多药联合化疗（8 例）和骨髓移植（1 例），以及以下试验性治疗均未能使任何 1 例患者达到持久的缓解。该病易对联合化疗及放疗产生耐药，对复发难治的患者可以用维布妥昔单抗（brentuximab vedotin，SGN-35），总缓解率达 75%。口服 bexarolene 也对临床呈惰性表现的患者有效。研究显示约有 1/3 的患者会出现 *STAT5B* 突变，可能是潜在的治疗靶点。

PCGD-TCL 呈侵袭性，预后不佳，中位生存时间大约 15 个月。亲表皮型预后略好，有皮下脂肪累及的患者预后较仅表皮和皮肤累及的患者差。Toro 等报道 33 例 TCRδ 表达的皮肤淋巴瘤患者，22 例 5 年内死亡。其中年龄、性别、淋巴结肿大等均无明确的预后意义。

第二节　原发性皮肤 CD4 阳性小/中等大小 T 细胞淋巴组织增殖性疾病

一、概述

本病是以 CD4 阳性多形性 T 细胞浸润为主要特点的原发性皮肤 T 细胞淋巴瘤，没有典型蕈样肉芽肿所见脱屑、斑块等表现。大多数病例表现为皮肤的孤立性病变。由于本病呈惰性病程，预后良好，2016 年 WHO 分类将其从原发性皮肤 CD4 阳性小/中等大小 T 细胞淋巴瘤改为原发性皮肤 CD4 阳性小/中等大小 T 细胞淋巴组织增殖性疾病。

二、流行病学

本病约占所有皮肤 T 细胞淋巴瘤的 2%，多见于成年人或老年人，也可见于青少年，无性别差异。

三、病理

肿瘤细胞在真皮内呈弥漫、致密或结节状浸润，并有向皮下脂肪侵犯的趋势。局灶有亲表皮性，但若广泛出现亲表皮现象，则需要考虑为 MF。肿瘤细胞大部分小至中等大小，多形性明显，约 30% 为大细胞。反应性小 T 淋巴细胞和组织细胞多见。有些病例可见嗜酸性粒细胞。

四、免疫分型

肿瘤细胞属于 α/β 细胞亚群，具有 $CD3^+$、$CD4^+$、$CD8^-$、$CD30^-$ 的免疫表型。多数情况下 $CD4^+$ 的 T 细胞群表达 CD2、CD3、CD5 和 CD7 等 T 细胞抗原，也可能出现 CD2、CD7 等的丢失。有时混杂有相当多的反应性小淋巴细胞和组织细胞，其中包括 CD8、TIA-1 阳性的细胞毒性 T 细胞、大 B 淋巴母细胞和初级滤泡的小淋巴细胞。

五、遗传学

TCR 基因出现克隆性重排，EB 病毒检测阴性。

六、临床表现

皮损多为孤立性的浸润性红斑、结节、肿块，好发于面部、颈部、躯干上部，很少破溃。病灶多呈直径 1~2.5cm 大小。少数情况表现为一个或几个斑块、结节或瘤块，但是通常不具有蕈样肉芽肿典型的斑片。皮损多发或侵及下肢者少见。患者大多无明显临床症状。也有一些病灶未经治疗可以出现自动消退。一般不会出现皮肤外累及。

七、诊断与鉴别诊断

（一）诊断

1. 成年起病，孤立性皮损，少有系统症状。

2. 组织学见真皮层小到中等大多形性淋巴细胞浸润，无亲表皮现象。

3. 免疫表型 CD3$^+$，CD4$^+$，CD8$^-$，CD30$^-$，不表达细胞毒蛋白。

4. 细胞遗传学：可检测到 *TCR* 克隆性重排，EBV 阴性。

（二）鉴别诊断

1. 蕈样肉芽肿（MF） 多发生于青壮年，临床呈惰性病程，可见三期皮损，全身多发。而原发性皮肤 CD4 阳性小/中等大小 T 细胞淋巴瘤不会出现典型的斑块期样皮损表现。

2. 亲表皮 CD8 阳性 T 细胞淋巴瘤 本病起病较急，皮损为全身多发性，可以有内脏器官受累。组织病理上可见小到中等大以及中到大淋巴细胞浸润，亲表皮性为其显著特点，免疫表型 CD8 阳性而 CD4 阴性。

3. 原发性皮肤间变性大细胞淋巴瘤 本病也可以表现为孤立和局限性的皮损，可以表现为结节和肿块，临床进展相对缓慢，故临床表现上与本病相似。但是病理组织学上瘤细胞体积大、间变型，无亲表皮性，免疫组化提示 CD30 阳性，常表达细胞毒性蛋白。

4. 假性淋巴瘤增生 细胞较混杂，可见 T/B 淋巴细胞、组织细胞、浆细胞等多种细胞浸润，细胞虽有较幼稚性，但大部分细胞成熟。无 *TCR/Ig* 克隆性重排。

八、治疗与预后

本病预后相对较好，5 年生存率 60%~80%。病灶单发、局限的患者预后更好。由于疾病多表现为局部病灶，大部分病例单纯手术切除（或低剂量放疗）或可自发消退。Grogg 等报道了 11 例患者，有 1 例未治疗患者、4 例接受局部切除的患者以及 4 例局部放疗的患者中位随访 9 个月病情稳定；1 例接受局部切除的患者术后 9 个月在原病变部位复发；1 例有多处病灶的患者疾病进展，给予联合化疗和自体造血干细胞移植后 26 个月仍带瘤生存。目前有学者建议对单发病灶采用局部切除或放疗，但容易复发。对多发病灶患者可以考虑应用联合化疗或者 α 干扰素，必要时可尝试造血干细胞移植。

第三节 原发性皮肤侵袭性亲表皮 CD8 阳性细胞毒性 T 细胞淋巴瘤

一、概述

原发性皮肤侵袭性亲表皮 CD8 阳性细胞毒性 T 细胞淋巴瘤是以出现大量亲表皮的 CD8 阳性 T 细胞浸润和侵袭性的临床进程为主要特征的疾病,是 2008 年 WHO 造血与淋巴组织肿瘤分类新提出的一个亚型。

二、流行病学

本病是非常罕见的皮肤淋巴瘤类型,仅占所有细胞毒性 T 细胞淋巴瘤的 1%,好发于成人。

三、病理

原发性皮肤侵袭性亲表皮 CD8 阳性细胞毒性 T 细胞淋巴瘤的细胞学和组织学形态表现多样,可表现为苔藓样浸润或伴有佩吉特病样亲表皮性,或表皮下不同程度的水肿,也可以结节状生长。表皮可以出现棘层增厚或萎缩,常伴有坏死、溃疡或水疱形成。肿瘤细胞小至中等大小,核多形性或母细胞性,常浸润并破坏皮肤附属器。

非常早期的病灶表现为表皮内不典型淋巴细胞 Pagetoid 样分布。进展期的病灶出现明显的嗜表皮性,小到中等的和多形性或母细胞核的中到大型不典型细胞带状/苔藓样浸润。在病灶的中间部分常出现水肿、水疱和坏死,而病灶的边界则出现淋巴细胞 Pagetoid 样分布。在病灶中可见到反应性巨噬细胞、树突状细胞,嗜酸性粒细胞和浆细胞少见。

四、免疫分型

肿瘤细胞具有 B F-1$^+$,CD3$^+$,CD8$^+$,颗粒酶 B$^+$,穿孔素 $^+$,TIA-1$^+$,Cd45RA$^{+/-}$,CD35RO$^-$,CD2$^{-/+}$,CD4$^-$,CD5$^-$,CD7$^{+/-}$的免疫表型。

五、遗传学

肿瘤性 T 细胞显示克隆性 *TCR* 基因重排。没有发现特异性的遗传学异常。EB 病毒通常阴性。

六、临床表现

该病的临床表现为急性暴发性发病,多侵犯皮肤,也可以播散到内脏,如肺、睾丸、中枢神经系统、口腔黏膜。在 Berti 的报道中,8 名患者中 5 名出现转移灶。但与常见淋巴瘤不同的是淋巴结往往不受累。皮肤损害呈局限性或播散性分布,表现为丘疹、结节或肿瘤,皮疹中心可出现溃疡或坏死,部分出现中心消退,或者表现为表浅的、过度角化的斑块。该淋巴瘤的病程进展较迅速,对治疗的反应不佳,前述报道中 8 名患者的平均生存期仅为 32 个月。

七、诊断与鉴别诊断

(一) 诊断

根据临床表现及病理学检查确诊。

(二) 鉴别诊断

1. 坏疽性脓皮病　本病也可表现为全身多发进行性溃疡,组织病理学也可见皮下大量异型性淋巴细胞浸润,但是本病无内脏受累表现,浸润淋巴细胞为多克隆性,借此易与皮肤原发性侵袭性亲表皮 CD8 阳性细胞毒性 T 细胞淋巴瘤相鉴别。

2. 结外 NK/T 细胞淋巴瘤,鼻型　本病以鼻腔和皮肤为最主要的受累部位,与 EB 病毒感染有关,临床表现为面中线部位破坏性的溃疡或四肢躯干多发的斑块及肿瘤,溃疡形成较常见。病理表现为真皮及皮下脂肪层弥漫的中等大小异型淋巴细胞浸润,也可以有亲表皮性及血管中心性。肿瘤细胞表达 CD3ε、CD56,常常不表达 CD2、CD5 等。大部分病例可检出 EB 病毒。

3. 皮下脂膜炎样 T 细胞淋巴瘤　本病可发生在成年人,也可以出现于儿童,临床进展缓慢,病变以下肢为主,表现为多发皮下结节及斑块。组织学上虽然也是 CD8 阳性细胞毒性 T 细胞的弥漫浸润为主,但主要集中在皮下脂肪层,不累及表皮及真皮层。本病预后较皮肤原发性侵袭性亲表皮 CD8 阳性细胞毒性 T 细胞淋巴瘤为好。

4. 皮肤 γδT 细胞淋巴瘤　本病临床上是以四肢为主泛发的斑块、溃疡坏死性结节和肿瘤,常见黏膜及结外器官侵犯,并可出现嗜血细胞综合征。病理改变可以同时或单独出现亲表皮性、真皮及皮下脂肪的浸润而非仅有亲表皮浸润。肿瘤细胞大部分不表达 CD8,且 TCRγ 强阳性。

5. MF　肿瘤细胞也可表现为亲表皮性,但起源于 CD4⁺ 的辅助 T 细胞,CD8 多为阴性,结合临床易鉴别。

八、治疗与预后

本病呈高度侵袭性,治疗通常采用含有蒽环类为主的多药化疗方案(如 CHIP、MINE 等),后期可考虑异基因造血干细胞移植作为巩固治疗。Emilio 等曾报道了 8 例病例,给予 IFN-α 或者光化学疗法治疗,仅 3 例患者获得了部分缓解和极短的无病生存期,1 例接受多药联合化疗加局部放疗的患者获得完全缓解。也曾有报道 1 例患者接受了 CVBP 方案化疗 4 个疗程,皮损略有好转,但因内脏转移并发呼吸衰竭死亡,生存时间仅仅 22 个月。

本病的临床病程呈高度侵袭性,中位生存时间约为 32 个月,形态学上浸润细胞的大小与预后无关。

第四节　原发性皮肤肢端 CD8 阳性 T 细胞淋巴瘤

一、概述

2016 年 WHO 修订版分类中作为一个新的暂定类型,专指侵犯耳朵的结节性皮肤损害,组织学高度侵袭性淋巴瘤表型,但临床表现为惰性,肿瘤细胞 CD3$^+$、CD8$^+$、CD4$^-$,不符合其他皮肤 T 细胞淋巴瘤的分类标准,应避免过度治疗。

二、流行病学

本病男性多见,中位发病年龄 55 岁(29~86 岁)。

三、病理

该病组织形态学表型为真皮、皮下淋巴样细胞浸润,不累及表皮。瘤细胞形态单一、中等大小,核不规则、"母细胞样",有时细胞呈印戒细胞样,无坏死和血管侵犯。

四、免疫分型

免疫表型为 CD3$^+$、CD8$^+$、TIA1$^+$、CD4$^-$、CD56$^-$、EBV$^-$、Ki-67 增殖指数低(15% 以下)。

五、遗传学

大约有 50% 的患者可检测到 *TCR* 基因的克隆性重排。

六、临床表现

本病常表现为发生在耳部的孤立性皮肤丘疹或结节,也可发生在鼻、肢体远端,表现为边界不清的红斑、丘疹或结节。

七、诊断

根据临床表现及病理学检查确诊。

八、治疗与预后

本病的治疗可采用局部激素治疗,局部放疗或手术切除,缓解率均达 100%。本病的临床表现为惰性,虽可复发,但所有行病灶局部切除的患者均存活,预后好。

（赵　瑾　苏丽萍）

参考文献

1. KEELING B H, GAVINO A C P, ADMIRAND J, SOLDANO A C. Primary cutaneous CD4-positive small/medium-sized pleomorphic T-cell lymphoproliferative disorder: report of a case and review of the literature [J]. J Cutan Pathol, 2017, 44 (11): 944-947.

2. SOON C W M, LINK M, KIM Y H, et al. Primary cutaneous gamma-delta T-cell lymphoproliferative disorder in a 3-year-old boy [J]. Am J Dermatopathol, 2015, 37 (7): 567-569.

3. SHAN S J, MENG L H, LU R, et al. Primary cutaneous interdigitating dendritic cell sarcoma: a case report and review of the literature [J]. Am J Dermatopathol, 2014, 37 (8): 639-642.

4. 张明, 李鹏, 周小鸽. 原发性皮肤 γδT 细胞淋巴瘤二例 [J]. 中华病理学杂志, 2014, 43 (10): 704-705.

5. GUITART J, WEISENBURGER D D, SUBTIL A, et al. Cutaneous γδT-cell lymphomas [J]. Am J Surg Pathol, 2012, 36 (11): 1656-1665.

6. TORO J R, LIEWEHR D J, PABBY N, et al. Gamma-delta T-cell phenotype is associated with significantly decreased survival in cutaneous T-cell lymphoma [J]. Blood, 2003, 101 (9): 3407-3412.

7. SWERDLOW S H, CAMPO E, PILERI S A, et al. The 2016 revision of the World Health Organization classification of lymphoid neoplasms [J]. Blood, 2016, 127 (20): 2375-2390.

8. MA H,QIU S,LU R,et al. Methotrexate and etanercept-induced primary cutaneous CD4 positive small/medium-sized pleomorphic T-cell lymphoma [J]. An Bras Dermatol,2016,91 (3):368-371.

9. MAGRO C M,MOMTAHEN S. Differential NFATcl expression in primary cutaneous CD4+ small/medium-sized pleomorphic T-cell lymphoma and other forms of cutaneous T-cell lymphoma and pseudolymphoma [J]. Am J Dermatopathol,2017,39(2):95.

10. GARCIA-HERRERA A,COLOMO L,CAMOS J,et al. Primary cutaneous small/medium CD4+T-cell lymphomas:a heterogeneous group of tumors with different clinicopathologic features and outcome [J]. J Clin Oncol,2008,26(20):3364-3371.

11. ZHANG L,SHAO H. Primary cutaneous CD4 positive small/medium T-cell lymphomas with high proliferation index and CD30-positive large lymphoid cells [J]. J Cutan Pathol,2013, 40(8):720-724.

12. JAMES E J,SOKHN J G,GIBSON J F,et al. CD4+ Primary cutaneous small/medium-sized pleomorphic T-cell lymphoma:a retrospective case series and review of literature [J]. LeuK Lymphoma,2015,56(4):951-957.

13. ISHIDA M,IWAI M,YOSHIDA K,et al. Primary cutaneous B-cell lymphoma with abundant reactive gamma/delta T-cells Within the skin lesion and peripheral blood [J]. Int J Clin Exp Pathol,2014,7(3):1193.

14. AGNARSSON B A,VONDERHEID E C,KADIN M E. Cutaneous T-cell lymphoma with suppressor/cytotoxic(CD8)phenotype:identification of rapidly progressive and chronic subtypes [J]. J Am Acad Dermatol,1990,22(4):569-577.

15. LU D,PATEL K A,DUVIC M,et al. Clinical and pathological spectrum of CD8-positive cutaneous T-cell lymphomas [J]. J Cutan Pathol,2002,29(8):465-472.

16. ALBERTI-VIOLETTI S,FANONI D,PROVASI M,et al. Primary cutaneous acral CD8 positive T-cell lymphoma with extra-cutaneous involvement:A long-standing case with an unexpected progression [J]. J Cutan Pathol,2017,44(11):964-968.

第十五章

蕈样肉芽肿

第一节 定义

1806 年法国 Alibert 首次描述了一例形态类似于蕈样真菌的皮肤肿瘤，1832 年将其命名为"蕈样肉芽肿（mycosis fungoides，MF）"。基于对 MF 和 Sézary 综合征（Sézary syndrome，SS）认识地逐步深入，Edelson 于 1974 年提出皮肤 T 细胞淋巴瘤（cutaneous T cell lymphoma，CTCL）的概念。2005 年，WHO（world health organization，WHO）和欧洲癌症治疗研究组织（European Organisation for Research and Treatment of Cancer，EORTC）联合公布了 CTCL 的新的分类方法，将 MF 和 SS 确定为两种不同的疾病实体。

MF 是一种最常见的原发于皮肤的 T 细胞淋巴瘤，特指经历斑片期、斑块期、肿瘤期演变的经典型淋巴瘤，或者具有类似临床进程的变异性淋巴瘤。其病理特点是嗜表皮性，以增生的小至中等大小的具有"脑回样"细胞核的 T 淋巴细胞增殖为特征。约占皮肤淋巴瘤的 50%。

第二节 流行病学

MF 在非霍奇金淋巴瘤中占比不到 1%，但它却是最常见的原发于皮肤的 T 细胞淋巴瘤，2001—2005 年在美国确诊的 3 884 例皮肤淋巴瘤中，皮肤 T 细胞淋巴瘤占 71.3%，其中 MF 占皮肤 T 细胞淋巴瘤的 53.7%，年发病率约为 4.1/1 000 000。近年来统计资料显示发病率似有升高，这可能与诊断水平的提高以及登记管理水平的完善有关。患者以中老年为主，平均发病年龄 55~60 岁，但儿童及青少年患者亦可见报道。黑色人种的发病率明显高于其他人种，男性中更常见，发病率是女性的 1.5~2 倍。在我国 MF 亦少见，近期一项多中心 10 002 例淋巴瘤的类型分析中，MF 及 SS 仅有 21 例，其发生率占所有淋巴瘤的 0.21%，占 T/NK 细胞淋巴瘤的 0.98%。

第三节 病因与发病机制

有报道 MF 与某些职业暴露有关，在农民、木匠、画家、厨师、石油化工、纺织业、金属制造等职业人群中高发，提示环境因素可能在疾病的发生中起一定的作用。一些生活方式可能也在疾病的发生中起一定的作用，如肥胖、吸烟史≥40 年。多发性骨髓瘤的家族史及 10 年以上的湿疹病史可能也是 MF 的易发因素。最近有研究观察到高血压患者服用氢氯噻嗪后引起 I 期 MF，在停用氢氯噻嗪后皮疹部分或完全消退，再次口服氢氯噻嗪后皮疹再次出现，作者推测可能是药物引起 T 淋巴细胞增殖从而触发 MF 的发生。而适度的体育锻炼有利于提高机体的免疫功能，有可能减少淋巴瘤及 MF/SS 的发生率。但其确切的病因及发病机制尚不明确。

第四节　临床表现

　　MF 临床进程缓慢,典型特征为病变逐步、依次进展,经历斑片期、斑块期和肿瘤期的演变。病程可历时数年、十几年,甚至更长。皮肤多样性损害是本病的主要临床表现,在疾病发展的晚期淋巴结和内脏器官亦会被累及。个别患者一发病就表现为肿块,但之后的回顾性研究发现这些病例其实为高度恶性的皮肤大细胞淋巴瘤。因此如果未经历典型的斑片期、斑块期,一发病就表现为肿瘤期的患者,诊断 MF 应慎重,要与其他皮肤淋巴瘤相鉴别。

一、斑片期

　　又称蕈样前期或者红斑期。此期表现为非特异性皮肤病变,历时较长,可持续数个月、数年甚至数十年。可有发热、乏力及关节痛等前驱症状。多数患者表现为多发病灶或多部位受侵,也可仅为单个病灶,但以非阳光直射部位多见,如胸腹部、腰背部、乳房、大腿内侧、臀部等,病灶大小不一,形状各异,可为粉红色、淡黄色斑疹、毛囊或非毛囊性丘疹,表面光滑或有细小灰白或灰褐色鳞屑。还可表现为紫癜、水疱、苔藓样改变等。此期病变缺乏特异性,无论在临床上还是在组织学上均很难与皮肤湿疹、银屑病、接触性皮炎、剥脱性皮炎、脂溢性皮炎、鱼鳞病、扁平苔藓、皮肤异色病、毛发红糠疹、疱疹样皮炎等慢性非特异性有瘙痒症状的皮肤良性疾病鉴别。患者可伴发顽固性瘙痒。

二、斑块期

　　又称浸润期,由斑片期发展而来,亦可开始即呈此期表现。往往同时有红斑及斑块,可持续数年,亦可数个月后进入肿瘤期。通常在原有皮损的基础上或原先外观正常的皮肤处出现浸润性斑块。皮损数量逐渐增多,斑块呈黄褐色、棕红色,边缘可有淡紫或淡白晕,大小不一,形状不规则,质地韧而有弹性,表面光滑或凹凸不平,有时表面有明显角质增厚,特别是在掌跖部位皮损。不同斑块甚至同一斑块不同部位的浸润程度往往不同。这些斑块逐渐增大进而合并形成较大的损害,严重者皮损广泛,累及全身皮肤。斑块可破溃形成溃疡,常位于易摩擦处,愈合后遗留萎缩性瘢痕或色素沉着。往往伴严重瘙痒,皮损处毛发常脱落。

　　在斑片期及薄斑块期等早期皮损中,皮肤异色病(poikiloderma)是具有相对特异性的临床表现。是指相邻部位的色素沉着、毛细血管扩张、表皮萎缩等表现,有些病例仅表现为表皮萎缩。皮肤异色病在其他类型的 CTCL、结缔组织疾病中较少见,但在大块型类银屑病中比较常见。如在非阳光直射部位出现持续的皮肤异色性红斑通常需要考虑 MF,应行皮肤活检排除。

三、肿瘤期

斑块期皮损进一步发展,出现隆起于皮肤表面大小不一的肿瘤性结节,亦可从表面正常的皮肤上长出。可发生于任何部位,但以头面部、背部、四肢近端及皮肤皱褶处最为常见。肿瘤位于皮下或突出于皮肤表面,可呈半球形、分叶状、环状或马蹄状。颜色呈灰白色、淡棕色、紫色、褐红色等。生长速度快慢不齐,基底宽阔或如蒂状,质地韧或软,散在或融合成片,常常破溃形成溃疡,继而合并感染,基底覆以坏死组织或黑痂。一般无疼痛,伴发感染后可出现疼痛。愈合后遗留萎缩性瘢痕或色素沉着。此期患者可出现斑片、斑块及肿瘤性病变同时并存的现象,往往是恶性程度较高的表现。脱发多见。全身症状可有发热、乏力、消瘦等。

MF 可累及淋巴结及内脏,表现为全身或局部浅表淋巴结肿大,常见于腹股沟,其次为腋下、颈部,可随病情缓解而消退。临床体检时应进行仔细的全身检查,发现可触及的大于 1.5cm 的淋巴结或质硬、不规则、成簇或固定的淋巴结应做淋巴结切除活检,明确有无淋巴结累及。淋巴结受累时,内脏器官往往也同时受累,包括肺脏、脾脏、肝脏、肾脏、肾上腺、骨髓以及中枢神经系统等。

第五节　实验室及其他辅助检查

一、血象及外周血白细胞分类

白细胞计数一般正常,部分病例可增高,嗜酸性粒细胞及单核细胞常常增高,淋巴细胞减少,此类现象在泛发性斑块期及肿瘤期患者尤为常见,往往提示预后不佳。早期患者血红蛋白多正常,晚期患者可见贫血,多为正细胞正色素性贫血,偶见溶血性贫血患者。疾病晚期累及骨髓可见全血细胞减少。

外周血白细胞分类应观察血细胞形态、淋巴细胞比例以及 Sézary 细胞的检查(当皮肤检查不能做出诊断时,尤其在 T4 期)。

二、骨髓活检及穿刺

一般在病变早期为正常骨髓象,晚期患者骨髓累及风险明显增高。

骨髓检查对分期并不重要,如疑有骨髓受累包括 B2 期血液受累,以及无法解释的血液学异常时需进行骨髓检查。

三、生化检查

血沉可见不同程度增高,多不超过 50mm/h;需常规进行肝肾功能检查;血 LDH 及 β_2-MG 在局限期患者多正常,在进展期患者中可见增高,提示肿瘤负荷高,预后不良。逐渐增高的 LDH 及 β_2-MG 可能是大细胞转化(LCT)的预测指标。

四、妊娠试验

对育龄期妇女常规进行。

五、病毒检测

对危险人群进行 HTLV-I 病毒血清学检查,若血清学检查不能确定,行 HTLV-1 PCR 测定。

六、流式细胞学检查

细胞免疫功能常减低。同时监测 CD4/CD8 比值,CD4、CD7、CD8、CD26 评估伴随 CD4/CD8 率增高或免疫表型异常(包括 CD7 或 CD26 表达缺失)的 CD4$^+$ 细胞扩增。CD8$^+$T 细胞 <600/ml 往往提示预后不良。

七、分子生物学检查

如怀疑外周血累及时需行外周血淋巴细胞 *TCR* 基因重排检测。

八、影像学检查

应对 II 期及以上分期的患者进行颈胸腹盆腔增强 CT 检查或全身 PET-CT 检查用于分期诊断,明确有无淋巴结肿大及内脏器官受侵。

第六节　组织形态学与免疫病理学

因 MF 早期无特异性临床及病理特征,在疾病早期很难确立诊断。一般从疾病发生到最后确诊平均需要 3~4 年时间。诊断 MF 的金标准依然是病理诊断。

一、组织形态学

MF 的早期病理形态学缺乏非常特异性改变,因而阅片病理医师的经验及技术水平尤为重要。当患者皮疹迁延不愈、临床医师考虑 MF,而之前的病理诊断无特异性改变时需请资深的皮肤病理专家及淋巴瘤病理专家会诊,必要时需多次活检。尤为需要注意的是在活检前一定要停止局部及全身治疗,尤其是糖皮质激素的治疗。在缺乏肯定的皮肤诊断时,需对可疑的淋巴结(如直径 >1.5cm、质硬、固定、不规则、成簇的淋巴结)进行活检,不推荐细针穿刺用于淋巴结的诊断。

疾病的分期不同,皮肤病变的组织学改变亦不同。早期斑片期病变表现为表浅的“条带样”或“苔藓样”浸润,主要组织成分是淋巴细胞和组织细胞。核大深染、呈脑回状的不典型 T 淋巴细胞即为 MF 细胞,具有嗜表皮性,数量不多,大多数局限于表皮,其特征为植入表皮的基底层,常常表现为“单个”或“线样”分布的含空晕细胞。在典型的斑块中,嗜表皮现象更加明显。最具特征性的改变是出现表皮内异型细胞的聚集而形成灶性小脓肿,称为 pautrier 微脓肿,但仅见于少数病例。MF 的真皮上层中常有密度不一的带状淋巴细胞浸润。MF 细胞、pautrier 微脓肿及带状浸润是 MF 的典型而非特异性病理改变,含空晕的淋巴细胞被认为是区别 MF 及非 MF 的依据。随着病变向肿块期进展,真皮浸润变得更加弥漫,嗜表皮现象可能会消失,肿瘤细胞的数量和大小均可增加,表现为不同比例的小、中、大的脑回样细胞及有明显核仁的母细胞和形态处于二者(脑回样细胞和母细胞)之间的细胞。组织学转化的定义是出现真皮内浸润的大淋巴细胞大于 25%,这种情况主要发生在肿块期。这些大细胞可以是 CD30 阴性或 CD30 阳性。MF 患者淋巴结增大是皮肤外累及最常见和最早发生的部位,早期表现为淋巴结非特异性炎症,与皮肤病性淋巴结炎类似,淋巴结结构大多存在,晚期可见到明显的瘤细胞浸润,正常的淋巴结结构破坏消失。

二、免疫病理学

典型的免疫表型为 CD2$^+$、CD3$^+$、CD4$^+$、CD5$^+$、CD45RO$^+$、TCRβ$^+$、TCRγ$^-$、CD8$^-$、CD30$^-$。罕见病例可 CD4$^-$、CD8$^-$,这种病例与 CD4$^+$、CD8$^-$ 病例有相同的临床过程与预后,因此不应该认为是一个独立的疾病。有报道说 CD8$^+$ 免疫表型更多见于儿童 MF。在疾病的各期中 CD7 常不表达。在疾病进展时可以出现 T 细胞抗原表达的丢失(如 CD2、CD3、CD5 等),可作为诊断 MF 的参考指标。大多数病例表达与淋巴细胞归巢至皮肤相关的皮肤淋巴细胞抗原(CLA)。细胞毒性颗粒相关抗原在早期斑片/斑块期病变中罕见表达,但在进展期患者中部分肿瘤细胞阳性。

另外应同时进行 CD20、CD30、P53、TIA-1、CD68、CD56 标记以与其他类型皮肤淋巴瘤相鉴别。

第七节 遗传学与分子生物学

不同比例病例中有 T 细胞受体基因(*TCR*)克隆性重排,可能依赖于肿瘤细胞的数量及所采用的检测技术。但是需注意,*TCR* 重排亦可见于正常的老年人、皮肤良性疾病及其他疾病的患者。但是如果从两个不同的活检部位检测到相同的克隆,则对诊断 MF 有意义。

许多患者,特别是在进展期可出现许多复杂的染色体核型,但重现性的特异性的染色体改变尚未发现。

第八节 诊断与鉴别诊断

主要依据临床上以皮肤病变为主要表现,结合皮肤病理学检查而确诊。由于 MF 的临床表现及组织病理学均无特异性,尤其是在早期阶段,因而对于疑诊 MF 的患者应密切观察随访,结合临床表现、病理及免疫组化,排除其他有类似表现的良性疾病。必要时可多次多部位取活检。国际皮肤淋巴瘤协会(International Society for Cutaneous Lymphoma, ISCL)于 2005 年发布了早期 MF 的诊断标准(表 15-1),总共累积 4 分及 4 分以上时可以诊断 MF。在确诊 MF 时,尚需与以下三类疾病相鉴别。

表 15-1 ISCL 推荐的早期蕈样肉芽肿诊断积分系统

标准	
临床特征	
基本:持续和/或进展性的斑片/薄斑块	
附加:1)非阳光暴露部位	
2)大小/形态可变异	基本标准加两条附加标准积 2 分
3)皮肤异色症	基本标准加一条附加标准积 1 分
组织病理学	
基本:表浅淋巴样细胞浸润	
附加:1)不伴海绵水肿的嗜表皮性	基本标准加两条附加标准积 2 分
2)淋巴样细胞的非典型性 *	基本标准加一条附加标准积 1 分

标准	
分子生物学	
TCR 基因克隆性重排	1 分
免疫病理学	
1）浸润 T 细胞中 CD2⁺、CD3⁺ 和/或 CD5⁺ 细胞 <50%	满足一项或多项均积 1 分
2）浸润 T 细胞 CD7⁺T 细胞 <10%	
3）真皮、表皮 CD2、CD3、CD5、CD7 表达不一致 **	

注:* 非典型性指这些细胞核大深染、不规则或呈脑回状;** 表皮 T 细胞抗原缺失。

一、皮肤良性疾病

湿疹类皮肤病、银屑病样皮炎类皮肤病、光化性网状细胞增多症、苔藓样皮炎类皮肤病、毛发红糠疹、脂溢性皮炎、接触性皮炎等皮肤良性疾病与斑片期 MF 在临床表现及组织学上均缺乏特异性,容易混淆。皮炎类良性疾病一般局部用药效果好,组织学上在真皮浅层和乳头层有明显水肿,表皮层有明显的海绵形成,表皮内炎症细胞呈烧瓶样积聚,瓶口朝向角质层,无异型淋巴细胞及亲表皮性。当 MF 无法排除时,应进行密切随访,必要时可多次多部位活检。

二、其他类型皮肤 T 细胞淋巴瘤

包括淋巴瘤样丘疹病、原发性皮肤 CD4⁺ 小/中等大小 T 细胞淋巴瘤、原发性皮肤 CD8⁺T 细胞淋巴瘤、原发性皮肤 γδT 细胞淋巴瘤、原发性皮肤间变性大细胞淋巴瘤等。MF 与这些原发于皮肤的 T 细胞淋巴瘤在临床表现及组织学特征上有部分重叠,造成诊断困难,但两者在预后及治疗选择上差别很大,故需结合临床表现、组织病理学、免疫表型、基因重排、分子遗传学特征等加以鉴别。

三、其他血液系统恶性疾病累及皮肤

较常见的如原发于皮肤的 B 细胞淋巴瘤、B 细胞淋巴瘤皮肤浸润、急性白血病皮肤浸润等,根据组织病理学、免疫表型及基因重排等易于鉴别。

第九节　临床分期

为更好地描述疾病累及范围并指导预后及治疗,需对 MF 进行准确的分期。1975 年 MFCG(Mycosis Fungoides Cooperative Group,MFCG)协作组首次提出了针对 MF/SS 的一种 TNM 分期系统并得到广泛的应用。之后基于分子生物学、免疫组织化学、影像学等相关学科的进展以及病例数的增多,对疾病预后因素认识的逐步深入,ISCL 联合 EORTC 重新修订了 TNM 分期标准及系统,新系统将血液累及(B)作为重要的预后因子加入进来(表 15-2~表 15-4)。

表 15-2　ISCL/EORTC 重新修订的蕈样肉芽肿和 Sézary 综合征的分期标准

皮肤	T1	局限性斑片[a]、丘疹和/或斑块[b]状覆盖 <10% 的皮肤表面
	T2	斑片、丘疹和/或斑块状覆盖≥10% 的皮肤表面
	T2a	仅斑片
	T2b	斑块 ± 斑片
	T3	一个或多个肿瘤[c](直径≥1cm)
	T4	融合性红斑≥80% 体表面积
淋巴结	N0	无异常淋巴结:无需活检
	N1	异常淋巴结:病理组织学 Dutch 1 级或 NCI　LN 0~2
	N2	异常淋巴结:病理组织学 Dutch 2 级或 NCI　LN 3
	N3	异常淋巴结:病理组织学 Dutch 3~4 级或 NCI　LN 4
	NX	异常淋巴结:无组织学确认
内脏	M0	无内脏器官受累
	M1	内脏受累(必须经病理证实且器官受累时应具体指定受累器官)
	MX	异常内脏部位:无组织学确认
血	B0	无明显血液受累:外周血淋巴细胞中≤5% 或 <250/μL 为非典型(Sézary)细胞或总淋巴细胞中 CD4$^+$/CD26$^-$ 或 CD4$^+$/CD7$^-$ 细胞 <15%
	B1	血液肿瘤负荷低:外周血淋巴细胞中 >5% 为非典型(Sézary)细胞或总淋巴细胞中 CD4$^+$/CD26$^-$ 或 CD4$^+$/CD7$^-$≥15% 但不符合 B0 或 B2 标准
	B2	血液肿瘤负荷高:Sézary 细胞≥1 000/μL(流式细胞术测定 CD4$^+$/CD26$^-$ 或 CD4$^+$/CD7$^-$ 细胞)或总淋巴细胞中 CD4/CD8≥10 或 CD4$^+$/CD7$^-$≥40% 或 CD4$^+$/CD26$^-$ 细胞≥30%

注:[a]斑片:无显著凸起或硬化的任何大小的皮肤病灶。应注意有无色素减退或色素沉着、鳞屑、结痂和/或皮肤异色。[b]斑块:任何大小的皮肤凸起或硬化病灶。应注意是否有鳞屑、结痂和/或皮肤异色。着重明确组织学特征如亲毛囊性或大细胞转化型(大细胞≥25%),CD30$^+$ 或 CD30$^-$,以及临床特征如皮肤溃疡。[c]肿瘤:至少有 1 个直径 >1cm 的实体或结节样皮损,隆起或向深部浸润生长。记录皮损的数量、皮损的总体积、最大的皮损大小,以及身体受累的区域(图 15-1)。如果有大细胞转化的组织学证据也应当记录。鼓励做 CD30 表型检查。

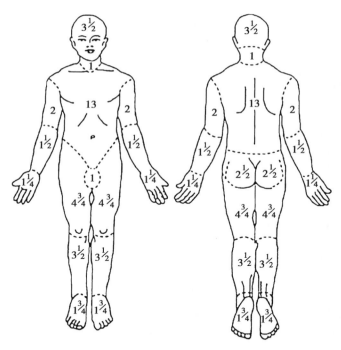

图 15-1　体表面积计算图

表 15-3　蕈样肉芽肿和 Sézary 综合征的淋巴结病理分期

ISCL/EORTC 分期	Dutch 系统	NCI-VA 分期
N1	1 级:皮肤病性淋巴结肿大（DL）	LN0:无非典型淋巴细胞 LN1:孤立偶发的非典型淋巴细胞(未排列成簇) LN2:许多非典型淋巴细胞或排列成 3~6 个细胞簇
N2	2 级:DL,MF 早期累及（脑回状细胞核>7.5μm）	LN3:非典型淋巴细胞聚集;淋巴结构尚存
N3	3 级:淋巴结结构消失;众多不典型脑回状单个核细胞 4 级:完全破坏	LN4:非典型淋巴细胞或肿瘤细胞部分/完全破坏淋巴结结构

表 15-4　ISCL/EORTC 重新修订的蕈样肉芽肿和 Sézary 综合征的分期系统及预后

	T	N	M	B	预后
ⅠA	1	0	0	0,1	随访 32 年未获得数据
ⅠB	2	0	0	0,1	12.1~12.8 年
ⅡA	1,2	1,2	0	0,1	10.0 年
ⅡB	3	0~2	0	0,1	2.9 年

	T	N	M	B	预后
ⅢA	4	0~2	0	0	3.6~4.6 年
ⅢB	4	0~2	0	1	
ⅣA$_1$	1~4	0~2	0	2	
ⅣA$_2$	1~4	3	0	0~2	13 个月
ⅣB	1~4	0~3	1	0~2	

第十节　预后因素与疾病转归

　　MF 患者的预后与疾病的 TNMB 分期密切相关。局限期患者预后良好,进展期 (ⅡB~Ⅳ)患者平均生存时间 1~5 年,有淋巴结转移提示预后差,有内脏浸润及大细胞转化者预后极差。近期一项回顾性研究对 1 398 例患者的预后因素进行分析,发现除了 TNMB 分期与患者的总生存及疾病进展密切相关外,男性患者、高龄、乳酸脱氢酶升高及嗜毛囊变异型 MF 均是独立的预后不良因素。有研究认为外周血中出现 T 细胞克隆提示疾病进展迅速,是一项预后不良因素。在进展期患者中,相同分期的患者预后依然有很大差异。一项来自 29 个国际治疗中心的 1 275 例进展期 MF/SS 的数据分析发现 4 个独立的预后因素:Ⅳ期、年龄 >60 岁、大细胞转化及 LDH 升高,每项为 1 分,0~1 分为低危,2 分为中危,3~4 分为高危。组间 5 年生存率有明显差异。因患者皮肤的屏障功能缺失,患者极易发生各种感染,铜绿假单胞菌及葡萄球菌感染常见。晚期患者多死于全身累及及重症感染。

第十一节　变异型与亚型

　　除了经典的 MF,还有许多临床和组织学的变异型,例如大疱型、肉芽肿型、色素减少型、色素过多型等,与经典的 MF 有相似的临床及病理学表现,并未单独列出。而嗜毛囊性蕈样霉菌病、派杰特样网状细胞增多症和肉芽肿性皮肤松弛症因有其特殊的临床病理学特征,WHO 将其作为亚型单独列出。

一、嗜毛囊性蕈样霉菌病(folliculotropic mycosis fungoides)

　　嗜毛囊性 MF 是一种少见的 MF 亚型,多见于老年男性,患者可出现不同的皮肤表现,包括毛囊性丘疹病、硬化性斑块、痤疮性皮损等,最易累及头顶部。常会造成秃头症,毛发多的部位易发生细菌感染。组织学特征为非典型 T 淋巴细胞浸润毛囊,瘤细胞小或中等大小,核呈"脑回状",常伴有表皮层的分离,而毛囊间的皮肤未受累,淋巴细胞核的异型性并不明显,毛囊显示囊样扩张,伴有或不伴有黏液增多。亲毛囊的原因可能是毛囊上皮过多表达皮肤选择性归巢受体和黏液分子。免疫表型与经典 MF 类似(CD3$^+$、CD4$^+$、CD8$^-$),CD7 表达减少。此型比典型的 MF 更具侵袭性,预后更差。

二、派杰特样网状细胞增多症(pagetoid reticulosis)

较经典 MF 的恶性程度更低,未见皮肤外的播散及致死的报道。表现为孤立的、缓慢生长的牛皮癣样痂皮或角化过度型斑片或斑块,通常位于肢体远端。典型的组织学表现为高度增生的表皮伴明显浸润的异型派杰特样细胞,单个分布或排列成巢状。中到大的不典型淋巴细胞浸润造成表皮海绵状解离。免疫表型与多数 MF 相同,也有 CD8$^+$ 报道,多表达 CD30。

三、肉芽肿性皮肤松弛症(granulomatous slack skin)

是一种极为罕见的 CTCL,WHO/EORTC 分类将其划为 MF 亚型。临床特点是在皮肤皱褶部位出现缓慢进展的皮肤松弛,多发生在腋窝和腹股沟。几乎仅白种人发病,发病年龄一般介于 20~40 岁。可以出现局部淋巴结肿大。临床进程比经典的 MF 更好,缓慢进展可达数十年。组织学表现为小淋巴细胞和散在多核巨细胞形成的肉芽肿病变,细胞核呈轻度的"凹折状"或"脑回状",以及弹力纤维的破坏,有时出现无干酪样坏死性肉芽肿是其特征。偶见 Pautrier 微脓肿。瘤细胞免疫表型 CD3$^+$、CD4$^+$、CD45RO$^+$、CD8$^-$。CD5、CD7 表达常丢失。该类型本身不会影响寿命,但约 30% 患者伴发霍奇金淋巴瘤。

第十二节　缓解标准

MF 的缓解标准一直差强人意,最近基于一个国际专家组达成的共识,公布了一项详细的 MF/SS 缓解标准提案。与其他 NHL 亚型不同,MF/SS 的缓解标准与其预后无关(故未列出)。常根据临床指标决定继续原治疗方案或改用其他方案。

第十三节　治疗

MF 目前尚无法根治,因而治疗的主要目的在于维持长期缓解,同时尽量减少治疗相关的毒副作用。一般治疗选择分为两大类:早期局限期(ⅠA、ⅠB、ⅡA 期)MF 患者以针对皮肤进行治疗(skin-directed therapy,SDT)为主,进展期(ⅡB期及Ⅲ、Ⅳ期)MF患者应采用包括全身治疗在内的综合治疗方案。针对不同期别MF应该采用什么样的"合理方案"目前国际上尚没有共识。

一、局限期MF的治疗

大多数CTCL患者属于早期局限性病变,预后较好,治疗的目标是缓解症状,提高生存质量,减少治疗相关的毒副作用。一项随机试验比较了早期联合治疗(全身皮肤电子线照射联合多药化疗)与局部皮肤治疗,前者完全缓解率(complete response rate,CR)优于后者(38% vs 18%),但是两组间无病生存(disease-free survival,DFS)及总生存(overall survival,OS)率并没有明显差异,相反毒副作用明显增加。故此期患者的合理治疗策略是针对皮肤的局部治疗。主要治疗方法包括局部皮肤外用糖皮质激素、氮芥、维A酸、咪喹莫特等,局部放疗、光疗法、局部电子线放疗(EBRT)等。

(一)局部应用糖皮质激素

糖皮质激素有直接诱导恶性T淋巴细胞凋亡的作用,疾病早期局部应用能起到一定的疗效,尤其是对斑片期及有瘙痒症状的患者。文献报道缓解率超过90%。但是不能长期使用,因为它抑制胶原合成,同时增加感染的机率,不能用于面部、颈部及有破损的部位。最主要的问题是缓解时间短暂。

(二)局部化疗

1. 氮芥(nitrogen mustard,NH2) 是一种烷化剂,通过破坏肿瘤细胞DNA的结构和功能而发挥抗肿瘤效应。它是最早用于MF患者的局部化疗药物,至今仍是局部化疗的首选药物。用法:是将NH2 10~20ml掺入软膏基质或溶于50~100ml盐水中浸湿棉垫覆于皮损处,每日1次,治疗应持续1年(或者直到损伤消失),然后在随后的1~2年减少其使用频率。主要用于早期病变,20%患者可获超过10年缓解期,总体缓解率(overall response rate,ORR)在70%~80%,局部皮肤恢复正常中位时间为6~8个月。如中断治疗,局部复发超过50%,但继续治疗对多数复发患者仍然有效。主要不良反应为接触性皮炎、皮肤干燥、毛细血管扩张及潜在的致癌性。不适于皮肤大面积使用。禁用于妊娠期妇女。

2. 卡莫司汀(carmustine,BCNU) 是另一种用于早期MF的局部化疗药。为亚硝脲类化合物,通过抑制肿瘤细胞DNA修复及RNA的合成而发挥抗肿瘤效应。用法:10mg BCNU溶于60ml 95%酒精溶剂外敷;或用20%~40%BCNU软膏外涂。疗效与NH2相似。主要不良反应是迟发性骨髓抑制,因此患者开始治疗后4周应定期复查血常规。为避免骨髓抑制不用于维持治疗。其他不良反应尚有皮肤红斑、皮肤过敏反应、胃肠道不适等。

(三)局部应用类视黄醇

合成的类视黄醇(贝沙罗汀和他扎罗汀)以及咪唑莫特已被用于MF的治疗。

贝沙罗汀凝胶是唯一经FDA批准用于MF和SS的局部治疗的合成类视黄醇药物,在一项含有 67 名早期 MF 患者的 I~II 期临床试验中,ORR 为 63%(CR 占 21%),预期中位缓解持续时间为 99 周,既往未经过治疗的患者缓解率高于接受过局部治疗者。一项含有 50 名早期难治性 MF 患者的 III 期多中心研究中,ORR 为 44%(CR 占 8%)。在早期斑片或斑块型 MF 的患者中进行的一项小型开放研究提示 0.1% 他扎罗汀凝胶耐受性好,在临床和组织学评估上都是一种有效的局部治疗。小样本的病例研究显示,咪喹莫特对难治的早期 MF 患者有效。考虑到局部应用类视黄醇药物及咪喹莫特时常见的皮肤刺激毒性,这些药物最好用于局部、有限区域治疗。

(四) 局部放疗

MF 对于放射治疗非常敏感。I A 期的 MF 患者可以采用局部浅层放疗。已有报告显示早期病变患者单纯采用放疗具有很高的 DFS 率(5 年为 75%;10 年为 64%)。单病灶患者的 10 年 DFS 率为 85%。最佳的放疗剂量为至少 20Gy,该剂量时的 DFS 率为 91%。另一项关于单病灶 MF 患者的报告显示,局部放疗(大部分患者放疗剂量 30.6Gy)可使 ORR 达到 100%,10 年 DFS 和 OS 率分别为 86% 和 100%。

(五) 全身皮肤电子束治疗(total skin electron beam therapy,TSEBT)

用于皮肤广泛病灶,对融合斑片状皮损应为首选。一般在 8~10 周内给予 24~36Gy 照射量,剂量到 18~20Gy 时,休息 1 周后继续,总疗程大于 10 周。可获得 80% 左右的完全缓解率。通常头顶部皮肤、会阴部、足跖(足底)、乳腺下褶皱或腹部皮肤褶皱处受量不够,需用 6MeV 电子线局部追加 20Gy。治疗相关的副反应包括皮肤干燥脱屑、毛细血管扩张、色素沉着、皮肤溃疡、毛发脱落、汗腺萎缩、骨髓抑制等。

(六) 光化疗法(photochemotherapy)

光化疗法是最早用于早期 MF 的一种治疗方法。最常用者为补骨脂素加紫外线 A 照射方法(psoralen plus ultraviolet a phototherapy,PUVA)。PUVA 是口服补骨脂素后 1.5~2 小时后接受 A 波紫外线照射,最早由 Gilchrest 等于 1976 年用于治疗 MF,直至目前仍被认为是 I 期及 II A 期 MF 的一线治疗方案。照射频率每周 3 次,皮肤恢复正常后,递减至每 2 周 1 次。为减低皮肤致癌可能性,连续治疗时间 <1 年。其直接针对皮肤内的恶性 T 淋巴细胞,同时对朗罕巨细胞亦有杀伤作用。在一项含有 82 例患者的临床试验中,中位随访时间为 45 个月,88% 的限局性斑片期患者及 51.9% 的广泛性斑片期患者可获得完全缓解。平均缓解时间限局性斑片期患者为 13 个月,而广泛性斑片期患者为 11 个月。尽管 PUVA 可使皮损消退,但非根治性,当治疗停止或转为维持治疗时,相当部分患者出现疾病复发。PUVA 的联合治疗可提高疗效,有视黄醇-PUVA 联合、干扰素-PUVA 联合、TSEBT 联合 PUVA 的报道。补骨脂素导致的光敏感性可维持 24 小时,在此期间患者应穿防护外套及戴防紫外线眼镜,避免迟发性不良反应如白内障、皮肤癌等的发生。PUVA 治疗的耐受性一般良好,主要副作用包括红皮病、瘙痒、皮肤干燥和光致癌性。

宽带及窄带 UVB 及大剂量 UVA1 亦被用于早期 MF 的治疗。UVB 安全有效,不需服用补骨脂素,极大地方便了患者。但是由于 UVB 仅能穿透浅层皮肤,故目前仅推荐用于斑片期患者。其主要不良反应亦是皮肤红斑、瘙痒症、皮肤干燥症等。

二、进展期 MF 的治疗

对于进展期患者，应首先选择体外光分离置换法、干扰素、全身应用类视黄醇、组蛋白去乙酰化酶抑制剂等而不是全身化疗。应根据患者 TNMB 分期、危险度分层、年龄、体力状况、肿瘤负荷、疾病进展程度及之前的治疗选择合适的治疗策略。多药联合化疗仅用于之前多药治疗无效或具有巨块型淋巴结或实体器官病变的患者。

（一）体外光分离置换法（extracorporeal photopheresis，ECP）

ECP 是利用补骨脂素和体外 UVA 照射的一种免疫调节治疗。该方法通过白细胞分离术，清除体内的白细胞，然后用 8-甲氧基补骨脂素处理白细胞，再暴露于 UVA，最后将白细胞回输给患者。ECP 是一项应用较长时间的 MF 治疗方法，特别适用于已有血液受累或有血液受累风险的患者（红皮病Ⅲ期或伴 Sézary 综合征的ⅣA 期病变）。多项小型回顾性研究中，采用 ECP 治疗（通常应用 6 个月以上）的 ORR 为 50%~70%，CR 占 15%~25%；其中一项报告中位 OS 为 6~8 年，5 年 OS 率为 80%。ECP 治疗主要在体外进行，因此其不良反应及并发症较为少见。约 10% 患者接受回输的细胞后出现短暂的发热。其他少见的副作用有呕吐、低血压、转氨酶一过性增高等。

（二）作用于类视黄醇受体的药物

是一类维生素 A 类似物，不但对上皮细胞的增殖和分化起作用，而且对浸润皮肤的免疫细胞也有调节作用，可以提高 IL-12 和 INF-γ 的表达水平。主要作用是抑制恶性细胞增殖及诱导恶性细胞凋亡。

贝沙罗汀（bexarotene）是第三代维生素 A 衍生物，是作用于类视黄醇受体的靶向药物，于 2000 年 1 月 15 日在美国首次上市。已获 FDA 批准用于治疗难治性 CTCL。既可以局部用药，又可以全身用药，常用方式为口服给药。口服后 2 小时达峰浓度，半衰期为 7小时。大部分随胆汁消除，基本不随尿液排出。治疗皮肤 T 细胞淋巴瘤的推荐剂量为一日 300mg/m²，与食物同服；若 8 周后尚未见疗效，则可增加剂量至一日 400mg/m²，但最佳治疗时间目前尚未确定。在一项多中心临床研究中，94 例进展期患者（之前平均接受过 5种治疗方法）接受每日 300mg/m² 剂量，ORR 达到 45%。其主要的毒副作用是高脂血症、明显的高密度脂蛋白降低以及中枢性甲状腺功能减退。因而建议在开始治疗前检测血脂及甲状腺功能。在一项回顾性研究中，所有患者在开始治疗几周后都出现高血脂及甲状腺功能减低，因而推荐在开始贝沙罗汀治疗前给予降脂药物及低剂量左旋甲状腺素片。在临床应用中，一般开始剂量从每日 150mg/m² 起，根据患者的耐受性，在 4 周内逐渐增量至每日 300mg/m²。一般开始治疗后 2~3 个月见效，因而如果治疗过程中疾病未进展，亦无明显毒副反应，治疗应持续至少 6 个月。对于疾病已缓解的患者，治疗应持续至疾病进展。同时根据患者的缓解质量，可联合针对皮肤的局部治疗。在一个多中心随机开放的临床试验中,贝沙罗汀的 ORR 率为 20%~67%。虽然贝沙罗汀对于 CTCL 具有良好的疗效,但却很少使患者达到完全缓解,故临床上常将其与其他治疗手段合用而增加疗效,比如与 PUVA 合用、与化疗合用、与电子束治疗合用。对于Ⅰ期及ⅡA 期的 MF 患者,可将贝沙罗汀与 PUVA 合用,贝沙罗汀的用量可以减少到 150~300mg/d,此种方法可获得更佳的治疗反应率。应用贝沙罗汀时需监测血脂及血浆甲状腺素水平,尤其对于服用大剂量贝沙罗汀的患者。禁用于妊娠及准备妊娠的妇女。

他扎罗汀可以单药治疗 CTCL。其他如阿维 A 酸、异维 A 酸亦用于治疗 CTCL。不论是局部外用或全身治疗,有效率超过 50%。

(三)组蛋白去乙酰化酶(HDAC)抑制剂

HDAC 抑制剂是一类新型药物,是组蛋白去乙酰化、细胞周期阻滞和凋亡的强效诱导剂。具有诱导肿瘤细胞分化、阻滞肿瘤细胞生长、促进肿瘤细胞凋亡的作用。FDA 批准伏立诺他(vrinostat)及罗米地辛(romidepsin)用于治疗复发难治 CTCL。

一项伏立诺他Ⅱ期临床研究入组 74 例(80% 为进展期)之前接受过其他治疗的 MF 患者,400mg/d,口服,总缓解率大约 30%,中位缓解持续时间超过 185 天。治疗后未达客观缓解的患者也从中获益,包括疾病稳定、淋巴结缩小及皮肤瘙痒减轻。较常见的非血液学毒性包括:恶心、呕吐、腹泻等胃肠道反应。约 20% 患者出现贫血、血小板减少等血液学毒性。缓解后的患者进行长期治疗耐受性良好。QT 间期延长虽不多见,但在高危患者中仍需进行必要的监测。

罗米地辛的一项Ⅱ期临床研究,入组 96 例患者,大多数患者亦为进展期疾病,罗米地辛 14mg/m2,4 小时内静脉输注,d1、8、15,每 4 周 1 次,总缓解率为 38%,中位缓解持续时间超过 1 年。毒副作用与伏立诺他相似。

其他组蛋白去乙酰化酶抑制剂如恩替诺特(entinostat)、贝利司他(belinostat)、帕比司他(panobinostat)、AN-7 和 quisinostat 目前仍在研究中。

(四)单克隆抗体治疗

在 B 细胞淋巴瘤中,CD20 单抗已成为标准的一线治疗。目前尚无理想的特异性地针对 T 细胞的单克隆抗体。

阿仑单抗(alemtuzumab):为人源化抗 CD52 单克隆抗体。CD52 在 B 细胞、T 细胞及单核细胞上均有表达。在一项阿仑单抗的Ⅱ期临床试验中入组 22 例 MF 和 SS 患者,其中Ⅲ、Ⅳ期患者占 86%。治疗剂量 30mg/d,每周给药 3 次,共计 12 周。结果总缓解率达到 55%(CR 32%、PR 23%)。中位至治疗失败时间为 12 个月。主要不良反应为轻中度输液相关反应、血细胞下降及感染。亦有小宗病例报道采用皮下小剂量注射阿仑单抗达到相似的疗效,而并不增加患者感染的风险。提示小剂量阿仑单抗(每剂最多 10mg)可能为复发难治 MF 患者的合理治疗方案。

人源化抗 CD4 单克隆抗体用于治疗 8 例 CTCL 患者,7 例患者获得临床缓解,但持续时间短暂。目前进一步的研究仍在进行中。

地尼白介素-白喉毒素连接物是白介素-2（IL-2）和白喉毒素的重组融合蛋白，其靶点为恶性 T 和 B 细胞表达的高亲和力 IL-2 受体（CD25）。尽管基于Ⅲ期研究地尼白介素-白喉毒素连接物已获 FDA 批准用于治疗顽固性或复发性 CTCL 患者，但现在该药已停止使用（2012 年 6 月起）。

（五）免疫调节剂

IFN-α：依然是一线全身治疗 MF 的最佳选择。IFN-α 是重要的免疫调节因子，它除了可以增强 Th1 细胞和吞噬细胞的功能外，亦有直接诱导肿瘤细胞凋亡的作用，有报道用 IFN-α 治疗 MF 有效率达到了 45%~74%，完全缓解率达到 10%~27%。而且随着剂量的增大疗效也随之提高。IFN-α 与维 A 酸联合与单用 IFN-α 比较疗效无明显差异，因而不建议联合应用维 A 酸。PUVA 联合 IFN-α 总缓解率达到 100%（其中 CR 62%），可以考虑用于早期难治性厚斑块患者及嗜毛囊性 MF。另有一项随机研究比较 PUVA 与 PUVA 联合 IFN-α 在早期 MF 患者中的疗效，结果显示两者疗效相似，但是联合治疗可获得较长的持续时间。最常见的不良反应是发热、寒战、头痛、肌肉痛、乏力、转氨酶升高、流感样症状及骨髓抑制，尤其是剂量较大时。

另有小样本研究提示 IFN-γ 及重组 IL-12 亦可诱导 MF 患者达到一定的缓解率，尤其对 IFNα 和其他局部或全身治疗耐药的各期 MF 患者有效。但需更进一步的研究来提供详实的数据。

亦有环孢素用于 MF 治疗的报道，尤其是在红皮病变异型可以减轻瘙痒症状，但亦有一些证据提示其可能促进疾病进展，因而目前尚不推荐用于 MF 的治疗。

（六）全身化疗

MF 对化疗不敏感，化疗后缓解期短暂。对于早期患者化疗可增加不良反应，对患者的生存期并无改善。因而化疗仅用于进展期患者，淋巴结、内脏广泛累及者需尽快得到疾病缓解者。一般首先给予序贯的单药化疗。单药化疗常用者有：甲氨蝶呤、吉西他滨、苯丁酸氮芥、环磷酰胺、喷司他丁等。有效率多在 30% 左右，且有效期短暂，平均仅数个月。聚乙二醇脂质体多柔比星近年用于 MF 的治疗，单药治疗对既往接受过治疗的、晚期或难治性 CTCL 患者具有较好的疗效。在一项小型前瞻性Ⅱ期研究中，既往治疗过的 CTCL 患者（包括转化的 MF）采用聚乙二醇脂质体多柔比星治疗的 ORR 为 84%（CR 占 42%），Ⅰ~ⅡA 期和ⅡB~Ⅳ期患者的 ORR 之间未见显著差异。中位观察 23 个月后，中位无事件生存期和 OS 分别为 18 个月和 34 个月。在另一项前瞻性研究中，晚期或难治性 MF/SS 患者采用聚乙二醇脂质体多柔比星治疗的 ORR 为 56%（CR 占 20%）。聚乙二醇脂质体多柔比星单药治疗耐受性良好，没有 3 级或 4 级血液毒性反应。普拉曲沙是一种叶酸类似物，适用于复发/难治性外周 T 细胞淋巴瘤患者，也被证实对 MF 患者有效。在一项多中心剂量探索研究中，评估了普拉曲沙对复发或难治性 CTCL 患者的疗效。88 例患者既往已接受过多次全身治疗的患者入组，推荐给药方案为 $15mg/m^2$，每周 1 次，持续 3 周。该研究中所有可评估患者的 ORR 为 41%（CR 占 5.5%）。因此，小剂量普拉曲沙被证实对已经过多次治疗的 CTCL 患者有效。基于临床研究和病例报告的有限资料,脂质体多柔比星、地尼白介素-白喉毒素连接物和吉西他滨被证明对转化的 MF 患者具有一定疗效。

联合化疗因毒副作用大,明显增加患者的感染概率,较少采用,仅适用于病情发展较快的患者,有效率明显较单药化疗高,可达 70% 左右,对缓解期患者生存期亦较单药化疗有所延长,然而由于联合化疗的毒副作用较大,能否延长生存期目前尚不明确。

(七)大剂量化疗及造血干细胞移植

之前造血干细胞移植很少用于 MF/SS,主要是考虑到患者皮肤完整性丧失,移植中感染的风险会明显增加。但是因为 MF 是用常规治疗手段不可治愈的疾病,近年亦有尝试对 MF 患者进行大剂量化疗及自体干细胞移植,但治疗后缓解时间短暂,结果令人失望。相反,异基因干细胞移植后患者可长时间处于缓解状态,可能是基于移植物抗肿瘤效应。近年来一些中心尝试采用清髓或非清髓及减低剂量预处理异基因干细胞移植用于进展期 MF/SS 的治疗,1 年 OS 率介于 51%~56%,移植相关死亡率为 19%,5 年复发率 61%。清髓或非清髓及减低剂量预处理异基因干细胞移植之间并没有明显差异。对于身体状况好疾病进展快的年轻患者可以作为一个治疗选择。移植后疾病复发依然是死亡的主要原因。对于晚期 CTCL 患者来说,异基因干细胞移植似乎是一种有希望的治疗方法。尚需更多前瞻性研究数据以确定异基因干细胞移植的作用。

综上所述,由于对 MF 的病因、发病机制仍不明确,所以才有纷繁芜杂的治疗方法出现。实际工作中应根据患者的 TNMB 分期,综合考虑患者的身体状况及疾病的危险因素等酌情制定合理的治疗方案(表 15-5)。相信不远的将来,随着对 MF 病因机制的深入研究及新药的不断涌现,尤其是靶向治疗的进展,有可能为蕈样肉芽肿提供更多更好的治疗选择。

表 15-5　NCCN 指南推荐的 MF/SS 的治疗选择

分期	一线治疗	二线治疗
ⅠA	SDT-局限皮肤(单用或联合)	SDT-局限皮肤(单用或联合)
ⅠB ⅡA	SDT-广泛皮肤±SDT-局限皮肤(不推荐局部用类视黄醇)	临床试验 SYST-CAT A±SDT
ⅡB(肿瘤局限)	局部 RT±SYST-CAT A	SYST-CAT A±SDT
ⅡB(肿瘤广泛)	TSEBT±SYST-CAT A/B/C	临床试验 联合治疗 异基因干细胞移植
ⅢA	SDT-广泛皮肤	SDT-广泛皮肤
ⅢB	ECP SYST-CAT A±SDT	SYST-CAT A/B/C 临床试验 阿仑单抗 异基因干细胞移植

分期	一线治疗	二线治疗
ⅣA	SYST-CAT A 联合治疗	SYST-CAT B 异基因干细胞移植 阿仑单抗 临床试验
ⅣB	SYST-CAT B SYST-CAT C 多药化疗±局部 RT	临床试验 异基因干细胞移植

注:全身治疗

SYST-CAT A:

1. 类视黄醇类　　　　　　　　　　　2. 干扰素类

3. HDAC 抑制剂类　　　　　　　　　4. 体外光分离置换法

5. 甲氨蝶呤(每周≤50mg)　　　　　 6. CD30 单抗

SYST-CAT B:

首选

1. CD30 单抗　　　　　　　　　　　2. 吉西他滨

3. 脂质体多柔比星　　　　　　　　　4. 低剂量或标准剂量普拉曲沙

其他治疗:

1. 苯丁酸氮芥　　　　　　　　　　　2. 喷司他丁

3. 依托泊苷　　　　　　　　　　　　4. 环磷酰胺

5. 替莫唑胺　　　　　　　　　　　　6. 甲氨蝶呤(每周 >100mg)

7. 派姆单抗 pembrolizumabi(2B 类推荐)　8. 硼替佐米(3 类推荐)

SYST-CAT C:

1. 硼替佐米(3 类推荐)　　　　　　　2. CD30 单抗

3. 吉西他滨　　　　　　　　　　　　4. 脂质体多柔比星

5. 低剂量或标准剂量普拉曲沙　　　　6. 罗米地辛

7. 联合化疗方案:DHAP、ESHAP、GDP、GemOx、ICE 等

(王列样　苏丽萍)

参考文献

1. TALPUR R,SINGH L,DAULAT S,et al. Long-term outcomes of 1 263 patients with mycosis fungoides and Sézary syndrome from 1982 to 2009 [J]. Clin Cancer Res,2012,18(18): 5051-5060.

2. BRADFORD P T,DEVESA S S,Anderson W F,et al. Cutaneous lymphoma incidence patterns in the United States:a population-based study of 3884 cases [J]. Blood,2009,113(21): 5064-5073.

3. ASCHEBROOK-KILFOY B,COCCO P,VECCHIA C L,et al. Medical history,lifestyle, family history,and occupational risk factors for mycosis fungoides and Sézary Syndrome:The InterLymph Non-Hodgkin Lymphoma Subtypes Project [J]. J Nat Cancer Inst Monogr,2014

（48）：98-105.

4. VAN DOORN R，VAN KESTER M S，DIJKMAN R，et al. Oncogenomic analysis of mycosis fungoides reveals major differences with Sézary syndrome［J］. Blood，2009，113（1）：127-136.

5. WILCOX R A. Cutaneous T-cell lymphoma：2016 update on diagnosis，risk-stratification，and management［J］. Am J Hematol，2016，91（1）：151-165.

6. DULMAGE B，GESKIN L，GUITART J，et al. The biomarker landscape in mycosis fungoides and Sézary syndrome［J］. Exp Dermatol，2017，26（8）：668-676.

7. HUGHES C F，KHOT A，MCCORMACK C，et al. Lack of durable disease control with chemotherapy for mycosis fungoides and Sézary syndrome：a comparative study of systemic therapy［J］. Blood，2015，125（1）：71-81.

8. SCARISBRICK J J，PRINCE H M，VERMEER，M H. Cutaneous lymphoma international consortium study of outcome in advanced stages of mycosis fungoides and sézary syndrome：effect of specific prognostic markers on survival and development of a prognostic model［J］. J Clin Oncol，2015，33（32）：3766-3773.

9. PRINCE H M，BISHTON M J，HARRISON S J. Clinical studies of histone deacetylase inhibitors［J］. Clin Cancer Res，2009，15（12）：3958-3969.

10. WHITTAKER S J，DEMIERRE M F，KIM E J，et al. Final results from a multicenter，international，pivotal study of romidepsin in refractory cutaneous T-cell lymphoma［J］. J Clin Oncol，2010，28（29）：4485-4491.

11. QUAGLINO P，KNOBLER R，FIERRO M T，et al. Extracorporeal photopheresis for the treatment of erythrodermic cutaneous T-cell lymphoma：a single center clinical experience with long-term follow-up data and a brief overview of the literature［J］. Int J Dermatol，2013，52（11）：1308-1318.

12. KNOBLER R，BERLIN G，CALZAVARA-PINTON P，et al. Guidelines on the use of extracorporeal photopheresis［J］. J Eur Acad Dermatol Venereol，2014，28（Suppl 1）：1-37.

13. BERNENGO M G，QUAGLINO P，COMESSATTI A，et al. Low-dose intermittent alemtuzumab in the treatment of Sézary syndrome：clinical and immunologic findings in 14 patients［J］. Haematologica，2007，92（6）：784-794.

14. ZINZANI P L，VENTURINI F，STEFONI V，et al. Gemcitabine as single agent in pretreated T-cell lymphoma patients：evaluation of the long-term outcome［J］. Ann Oncol，2010，21（4）：860-863.

15. SEROVA M，BIECHE I，SABLIN M P，et al. Single agent and combination studies of pralatrexate and molecular correlates of sensitivity［J］. Br J Cancer，2011，104（2）：272-280.

16. ZAIN J，O'CONNOR O. Pralatrexate：basic understanding and clinical development［J］. Expert Opin Pharmacother，2010，11（10）：1705-1714.

17. HORWITZ S M，KIM Y H，FOSS F，et al. Identification of an active，well-tolerated dose of pralatrexate in patients with relapsed or refractory cutaneous T-cell lymphoma［J］. Blood，2012，119（18）：4115-4122.

18. WU P A，KIM Y H，LAVORI P W，et al. A meta-analysis of patients receiving allogeneic or

autologous hematopoietic stem cell transplant in mycosis fungoides and Sézary syndrome [J]. Biol Blood Marrow Transplant,2009,15(8):982-990.

19. LECHOWICZ M J,LAZARUS H M,CARRERAS J,et al. Allogeneic Hematopoietic cell transplantation for mycosis fungoides and Sézary syndrome [J]. Bone Marrow Transplant, 2014,49(11):1360-1365.

20. 沈志祥.朱雄增.恶性淋巴瘤[M].北京:人民卫生出版社,2011.

21. SCHLAAK M,THEURICH S,PICKENHAIN J,et al. Allogeneic stem cell transplantation for advanced primary cutaneous T-cell lymphoma:a systematic review [J]. Crit Rev Oncol Hematol,2013,85(1):21-31.

22. OLSEN E A,WHITTAKER S,KIM Y H,et al. Clinical end points and response criteria in mycosis fungoides and Sézary syndrome:a consensus statement of the International Society for Cutaneous Lymphomas,the United States Cutaneous Lymphoma Consortium,and the Cutaneous Lymphoma Task Force of the European Organisation for Research and Treatment of Cancer [J]. J Clin Oncol,2011,29(18):2598-2607.

第十六章

Sézary 综合征

第一节 定义

Sézary 综合征是一种全身性成熟 T 淋巴细胞淋巴瘤。以红皮病、淋巴结肿大和外周血中出现高度卷曲的 Sézary 细胞为特征。在终末期所有内脏器官均可累及。1938年由 Sézary 和 Bouvrain 首次描述,1961 年 Taswell 和 Winkelmann 将其命名为"Sézary syndrome"。由于肿瘤性 T 细胞具有脑回样核,和蕈样肉芽肿有相似的病理学特征,故长期以来一直被认为是蕈样霉菌病的白血病变异型,2005 年,基于分子生物学的进展 WHO 和欧洲癌症治疗研究组织(EORTC)联合公布了 CTCL 的新的分类方法,将 SS 与 MF 确定为两种不同的疾病实体。本病的确切病因仍不清楚,有研究者认为与人 T 细胞白血病病毒 I 型(HTLV-1)有关。

目前 Sézary 综合征被定义为以红皮病、泛发性淋巴结肿大及皮肤、淋巴结、外周血中出现肿瘤性 T 细胞(Sézary 细胞)为特征的一组疾病。

第二节 流行病学

Sézary 综合征是一种罕见的侵袭性皮肤 T 细胞淋巴瘤。2001—2005 年期间在美国确诊的 3 884 例皮肤淋巴瘤中,皮肤 T 细胞淋巴瘤 2 769 例,SS 仅有 33 例,占皮肤 T 细胞淋巴瘤的 1.2%。其年发病率约为 0.3/1 000 000。几乎全部发生于成人,老年人居多,多数患者年龄超过 60 岁,男性发病率明显多于女性,男女之比约为 2∶1,白种人发病率高于黑种人。在我国男性患者明显高于女性,男女之比约为 8∶1。

第三节 临床表现

典型的临床表现为红皮病、瘙痒及淋巴结肿大。皮损早期多表现为局限性水肿性红斑,类似湿疹、银屑病、脂溢性皮炎等,随着皮损发展,逐渐出现全身性红皮病,呈鲜红色,因而 Sézary 综合征曾被称为"红人病"。皮肤浸润增厚,面部水肿,形如狮面,眼睑外翻,瘙痒明显,抓破后常引起皮肤感染,严重影响患者的工作及休息。常见秃头、指甲营养不良、手掌及足底角化过度等。多数病例出现全身或局部淋巴结肿大,晚期可出现体重减轻、乏力、发热、盗汗、肝脾大等。

第四节 实验室及其他辅助检查

一、血象及外周血 Sézary 细胞计数

白细胞计数轻到中度增高,个别患者可明显增高达 $100 \times 10^9/L$ 以上。早期患者血红蛋白可正常,随着病情发展可出现贫血及血小板减少。

外周血 Sézary 细胞的计数:外周血中的 Sézary 细胞数提示预后和分期。Sézary 细胞明显升高(>1 000/μL,>20% 的 Sézary 细胞)有独立预后意义。

二、骨髓活检及穿刺

骨髓检查多提示骨髓增生极度活跃,粒系增生减低,以中性杆核为主且形态正常,红系增生受抑,淋巴细胞比例增高,可见到比例不同的 Sézary 细胞。

三、生化检查

需常规进行肝肾功能及血清蛋白检查,逐渐增高的 LDH 及 β_2-MG 提示预后不佳。血沉可见不同程度增高。

四、妊娠试验

对育龄期妇女常规进行。

五、病毒检测

常规进行 HTLV-1 病毒血清学检查,若血清学检查不能确定,行 HTLV-1 PCR 测定。

六、流式细胞术检查

外周血流式细胞术检查对诊断 SS 有非常重要的意义。在红皮病患者中如外周血 CD4 阳性细胞表面 CD164 表达超过 20% 应高度怀疑 SS 的诊断。淋巴细胞亚群分析可见 CD3⁺、CD4⁺ 细胞升高,CD8⁺ 细胞下降,CD4/CD8 比值升高。

七、分子生物学检查

外周血淋巴细胞 PCR 基因重排:ISCL 最近建议 Sézary 综合征的诊断除了红皮病外,应该主要依据克隆性 T 细胞的分子生物学和流式的证据,并且认为这对于诊断 Sézary 综合征是必要的。

八、影像学检查

颈胸腹盆腔增强 CT 检查或全身 PET-CT 检查用于明确淋巴结肿大数目范围及有无内脏器官受侵。

第五节　组织形态学与免疫病理学

一、组织形态学

SS 的病理组织学表现与 MF 相似。仅凭借皮肤的病理学表现并不能将两者区别开来。但是与 MF 相比,SS 中的浸润细胞成分更单一,可无"嗜表皮现象"。最具特征性的病变是不典型的小淋巴细胞在表皮下的带状浸润或血管周围浸润,可伴有浆细胞或者嗜酸性细胞浸润。约 1/3 病例中可以见到嗜表皮现象和带脑回状细胞核的淋巴细胞线性排列,其中一半可见 Pautrier 微脓肿。累及淋巴结时可特征性地出现弥漫、单一的 Sézary 细胞浸润,伴有淋巴结正常结构的破坏。骨髓可受累但浸润分散、多位于间质。

二、免疫病理学

肿瘤细胞呈 CD2(+)、CD3(+)、CD4(+)、CD5(+)、CD45RO(+),而 CD8(−)的免疫表型。大多数病例 PD1(+)。多数 Sézary 细胞也表达皮肤淋巴细胞抗原(CLA)而不表达 CD7 和 CD26。流式细胞仪分析外周血淋巴细胞呈 CD4$^+$/CD7$^-$(>30%)或 CD4$^+$/CD26$^-$(>40%)。

第六节　遗传学与分子生物学

SS 可出现许多复杂的染色体核型,但重现性的特异性的染色体改变尚未发现。T 细胞受体基因呈克隆性重排。在外周血中出现克隆性的 T 细胞是最重要的诊断依据。

EPHA4 在 SS 中高表达,可以作为诊断及预后不良的标记。

第七节　诊断与鉴别诊断

主要依据特征性的临床表现、组织病理学特点和外周血 Sézary 细胞的检测来确诊。虽然外周血中出现 Sézary 细胞是疾病的典型特征,但是并不能凭借外周血检测到 Sézary 细胞来诊断 Sézary 综合征。根据皮肤组织学特点,亦不能将 SS 与 MF 区分开来。2002 年国际皮肤淋巴瘤协会(ISCL)建议的诊断标准如下:Sézary 细胞绝对计数≥1 000 个/mm³;CD4 与 CD8 比值≥10 和/或 T 细胞抗原 CD2、CD3、CD4、CD5 部分或全部丢失;分子或细胞遗传学证实外周血 T 细胞克隆。

SS 的突出临床表现是红皮病,国际皮肤淋巴瘤协会(International Society for Cutaneous Lymphomas,ISCL)将红皮病定义为弥漫性红皮表现超过 80% 的体表面积,伴或不伴瘢痕。红皮病除见于皮肤 T 细胞淋巴瘤外,尚见于其他良性疾病,如过敏性皮炎、寻常型银屑病、脓疱型银屑病等,因而应详细询问病史、仔细体检有无淋巴结肿大、肝脾大等异常体征,同时完善皮肤活检、血液学检查、外周血流式细胞学检查、*TCR* 基因重排等检查以明确诊断。

第八节　临床分期

ISCL 联合 EORTC 于 2007 年公布了重新修订的分期标准及系统,适用于 MF 及 SS。(见第十五章第九节)

第九节　预后因素与疾病转归

Sézary 综合征是一种侵袭性疾病,预后不佳,其 5 年生存率为 10%~20%,中位生存时间 2~4 年。最终可转化为大 T 细胞淋巴瘤。

第十节　治疗

由于极低的发病率,Sézary 综合征目前仍无标准的治疗方案。因 SS 为全身性疾病,需要给予系统性治疗。针对皮肤的治疗如 PUVA、局部激素治疗等在某些情况下可作为联合治疗手段。其治疗手段参照进展期蕈样肉芽肿的治疗方案（见第十五章第十三节）。常用的治疗手段包括体外光分离置换法（extracorporeal photopheresis，ECP）、全身皮肤电子束治疗（total skin electron beam therapy，TSEBT）、作用于类视黄醇的药物、组蛋白去乙酰化酶抑制剂、干扰素、化疗等，可以单用或联合治疗。总体缓解率介于30%~80%（CR率14%~25%）。

（王列样　苏丽萍）

参考文献

1. SEZARY A，BOUVRAIN Y. Erythrodermie avec presence de cellules monstrueses dans le derme et le sang circulant［J］. Bull Soc Fr Derm Syph，1938，45：254-260.

2. EDELSON R L，LUTZNER M A，KIRKPATRICK C H，et al. Morphologic and functional properties of the atypical T lymphocytes of the Sézary syndrome［J］. Mayo Clin Proc，1974，49（8）：558-566.

3. TALPUR R，SINGH L，DAULAT S，et al. Long-term outcomes of 1，263 patients with mycosis fungoides and Sézary syndrome from 1982 to 2009［J］. Clin Cancer Res，2012，18（18）：5051-5060.

4. BRADFORD P T，DEVESA S S，ANDERSON W F，et al. Cutaneous lymphoma incidence patterns in the United States：a population-based study of 3 884 cases［J］. Blood，2009，113（1）：5064-5073.

5. DULMAGE B，GESKIN L，GUITART J，et al. The biomarker landscape in mycosis fungoides and Sézary syndrome［J］. Exp Dermatol，2017，26（8）：668-676.

6. HAMEETMAN L，VAN DER FITS L，ZOUTMAN W H，et al. EPHA4 is overexpressed but not functionally active in Sézary syndrome［J］. Oncotarget，2015，6（31）：31868-31876.

7. Klemke C D，Booken N，Weiss C，et al. Histopathological and immunophenotypical criteria for the diagnosis of Sézary syndrome in differentiation from other erythrodermic skin diseases：a European Organisation for Research and Treatment of Cancer（EORTC）Cutaneous Lymphoma Task Force Study of 97 cases［J］. Br J Dermatol，2015，173（1）：93-105.

8. Bahler D W，Hartung L，Hill S，et al. CD158k/KIR3DL2 is a useful marker for identifying neoplastic T-cells in Sézary syndrome by flow cytometry［J］. Cytometry B Clin Cytom，2008，74（3）：156-162.

9. Lechowicz M J，Lazarus H M，Carreras J，et al. Allogeneic Hematopoietic cell transplantation for mycosis fungoides and Sézary syndrome［J］. Bone Marrow Transplant，2014，49（11）：1360-1365.

10. Klemke C D，Brade J，Weckesser S，et al. The diagnosis of Sézary syndrome on peripheral blood by flow cytometry requires the use of multiple markers［J］. Br J Dermatol，2008，159（4）：871-880.

11. Wilcox R A. Cutaneous T-cell lymphoma:2016 update on diagnosis,risk-stratification,and management [J]. Am J Hematol,2016,91(1):151-165.

12. Polansky M,Talpur R,Daulat S,et al. Long-term complete responses to combination therapies and allogeneic stem cell transplants in patients with Sezary syndrome [J]. Clin Lymphoma Myeloma Leuk,2015,15(5):e83-93.

第十七章

皮下脂膜炎样 T 细胞淋巴瘤

第一节 概述

皮下脂膜炎样 T 细胞淋巴瘤（subcutaneous panniculitis-like T cell lymphoma,SPTCL）是一类非常罕见的来源于细胞毒性 T 细胞的皮肤恶性淋巴瘤,在非霍奇金淋巴瘤中的发病率<1%,主要累及皮下脂肪组织而不累及表皮及真皮,很少累及皮肤外器官组织如淋巴结等。根据病理、临床表现及预后,分为 α/β 型和 γ/δ 型:α/β 型病情进展较慢,预后相对良好,免疫组织化学通常为 CD4（−）、CD56（−）、CD8（+）;γ/δ 型预后不良,与其他类型的 γδ⁺ NK/T 细胞淋巴瘤相似,临床进展迅速。常并发噬血细胞综合征,免疫组织化学常为 CD4（−）、CD8（−）、CD56（+）。二者可行 *TCR* 基因重排,以明确 T 细胞来源。WHO-EORTC 在 2005 年达成共识:只有 α/β 型称为 SPTCL,将 γ/δ 表型的皮肤淋巴瘤划归到皮肤 γδ⁺ T 细胞淋巴瘤。

第二节 临床表现

SPTCL 的平均发病年龄为 36 岁（9~79 岁）,发病无性别差异。临床表现常为皮下斑块、结节或皮肤溃疡,可有肿痛,鲜少有皮肤外的浸润。皮损可发生在许多部位,常见于四肢（54.0%）和躯干（36.0%）,还可见于面、颈、腋窝、腹股沟和臀部。约 1/3 的患者出现噬血细胞综合征（hemophagocyticsyndrome,HPS）,表现为持续性高热,肝脾大,全血细胞减少,凝血功能异常。儿童中 SPTCL 极少见且临床进展缓慢,伴有 HPS 者预后差。除了 HPS 预示 SPTCL 不良预后外,LDH 和 EB 病毒感染也预示不良预后。

第三节 病理特点

SPTCL 病变一般发生于皮下脂肪组织内,少数可累及真皮乳头层,表皮侵犯罕见。组织病理特征类似于脂膜炎,表现为小、中到大细胞伴有不同程度的坏死,核破裂和血管浸润,典型特征是不典型淋巴肿瘤细胞围绕脂肪细胞浸润,其中分布有反应性淋巴细胞增生和因为脂质消化而形成空泡的组织细胞。在低倍镜下呈小叶性脂膜炎样或弥漫性脂膜炎样改变,肿瘤细胞在皮下脂肪组织中呈弥漫性、条索状、网格状分布。高倍镜下可见肿瘤细胞围绕单个脂肪细胞呈花边样排列,被认为是本病的特征性病变。若在病理切片中见到特征性"花边结构"和"豆袋细胞"时,应考虑本病。同时行免疫组织化学检查,免疫表型通常表达 CD45、CD2、CD3、CD43 和 CD45RO,虽然有 CD4⁺/CD8⁺ 和 CD4⁻/CD8⁻类型存在,但主要是细胞毒 CD8 表型。结合 *TCR* 基因重排确定 T 细胞来源后确诊。

第四节　影像学表现

X 线片对诊断无确切帮助,主要目的是排除骨质破坏;超声可作为一般筛查手段,大概判断病变的位置、范围,与脂膜炎难以鉴别;CT 与 MRI 可作为进一步检查手段,除判断病变位置、范围外,还可观察病变的强化程度及与周围器官关系,髓腔有无受累,并且能指导选择临床穿刺活检部位,提高穿刺的准确性;核医学检查能同时提供功能代谢的信息和形态解剖学的信息,更能早期发现病变,尤其对多发病变显示良好,但其价格昂贵,限制了其应用范围。该病影像征象无明显特异性,因病变主要位于皮下,MRI 凭其无电离辐射、良好的软组织分辨力、多参数多平面成像等优势,对显示病变最佳。尽管 SPTCL 初期同良性脂膜炎等疾病鉴别困难,但如发现皮下多发结节、增强扫描不均匀强化、周围多发淋巴结肿大并强化、骨无明显侵犯等 MR 表现时,应想到此病的可能,确诊应结合临床和病理。MR 尤其对多发 SPTCL 的诊断及鉴别诊断、穿刺活检的部位、术后复查、预后评估等更具有重要的指导作用。

PET/CT 在 SPTCL 诊断中临床应用价值体现在:①能清楚显示 SPTCL 病变侵犯范围及程度;②能指导选择临床穿刺活检部位,提高穿刺的准确性;③可以监测 SPTCL 疗效的评价;④可用于 SPTCL 的随访及预后判断中。

第五节　诊断与鉴别诊断

SPTCL 的诊断必须依靠组织病理。免疫表型和 T 细胞受体分析有重要的鉴别诊断价值。主要与以下疾病鉴别:

一、深在性红斑狼疮

又称狼疮性脂膜炎,诊断依靠临床表现及病理组织学检查。临床表现特征为单发或多发的暗红色深在质硬皮下结节或肿块,皮面凹陷或脂膜层脂肪液化从皮肤排出形成窦道,愈合后留下萎缩性瘢痕。组织病理学特点为小叶或小叶间隔混合性脂膜炎,黏蛋白沉积,脂肪小叶可见片状或结节状淋巴细胞浸润,可出现脂肪小叶透明变性坏死。

二、皮肤原发性 CD30 阳性间变性大细胞淋巴瘤

皮肤结节较浅,呈红或紫色,可破溃,常累及淋巴结。瘤细胞为大淋巴细胞,呈间变性,弥漫浸润整个真皮,而累及皮下组织较不明显。瘤细胞胞体大,核仁嗜酸性,可出现多核瘤巨细胞,免疫组织化学 CD30$^+$ 的大细胞占 75% 或大团簇集。

三、皮肤鼻型 NK/T 细胞淋巴瘤

以真皮为中心浸润,瘤细胞以中等大小的多形性淋巴样细胞为主,易于形成血管中心性和血管破坏性浸润并导致广泛的凝固性坏死,部分病例可出现亲表皮现象,免疫组织化学:CD56(+)、CD3(+),不发生 *TCR* 基因克隆性重排。

四、良性脂膜炎

两者发生部位与浸润类型相似,但是浸润的淋巴样细胞缺乏异型性,背景成分多样,并且无 *TCR* 基因重排。

五、原发性皮肤 γδT 细胞淋巴瘤

是起源于 γδT 细胞的一组 EB 病毒阴性的皮肤外周 T 细胞淋巴瘤,是一种罕见的高度恶性肿瘤。临床上呈现侵袭性进程,进展迅速,病死率高,生存时间约为 15 个月。皮肤损害主要发生于上、下肢,偶或泛发,累及躯干,常表现为蕈样肉芽肿样斑块、皮下结节或溃疡性肿瘤。可呈皮下脂膜炎样改变,常累及真皮和表皮,肿瘤细胞免疫表型特点:CD3⁺、CD2⁺、CD5⁻、CD7⁺ᐟ⁻、CD56⁺。通常缺乏 CD4 和 CD8,仅部分表达 CD8。细胞毒蛋白 TLA-1、粒酶 B 和穿孔素强表达。EB 病毒一般阴性。

六、蕈样肉芽肿肿瘤期

蕈样肉芽肿临床经过漫长,组织学上表现为亲表皮性浸润。临床表现为三期皮损,即红斑期、斑块期、肿瘤期。

第六节 治疗

SPTCL 目前尚无标准的治疗方案。考虑其惰性病程,初始治疗可选择糖皮质激素,大部分患者可维持长期缓解状态。Guenova 等报道初始治疗系统应用糖皮质激素,5 例患者中有 4 例达到完全缓解。局部病变者可考虑放疗、手术、免疫抑制治疗。进展迅速的患者治疗方案首选蒽环类药物为基础的多药联合化疗;复发难治的患者考虑自体造血干细胞移植。CHOP 作为 SPTCL 最常用的化疗方案,对其是否应该作为一线治疗方案尚有争议。Wang 等采用 CHOP 方案治疗 10 例 SPTCL 患者,60% 的患者反应良好。Ronald 等回顾性分析的 156 例 SPTCL 患者中有 38 例患者最初治疗选择 CHOP 或 CHOP 样方案,ORR 为

53%。对于 CHOP 方案疗效不佳的患者,联合环孢素 A 可迅速控制疾病进展,达到较好的效果。Tanin 等治疗 4 例 SPTCL 患者早期用 CHOP 或 CHOP 样方案病情继续进展,加用环孢素 A 后 4 例患者有 3 例达到完全缓解(CR)。Ronald 等分析了 13 例高剂量化疗联合干细胞移植患者,其中 11 例达完全缓解,总有效率 92%。

合并 HPS 的患者疾病呈侵袭性,建议联合化疗,如对化疗敏感,可进一步行自体造血干细胞移植。化疗难治的患者,可期应用异基因干细胞移植治疗本病。也有学者通过长时间随访患者发现持续应用环孢素 A 对于复发性 SPTCL 有较好的疗效。

第七节　预后

单发病灶的患者预后好于多发;而皮肤病灶的分布与患者的预后没有相关性;而多发病灶患者,如果皮肤病灶的 18F-FDG 摄取越高,且伴有淋巴结及结外软组织受累,则患者的预后越差。

(田　晨　张翼鷟)

参考文献

1. DHOLARIA B,PATEL R J,SLUZEVICH J C,et al. Relapsed subcutaneous panniculitis-like T cell lymphoma:role of haploidentical hematopoietic stem cell transplant [J]. Ann Hematol,2017,96(12):2125-2126.

2. SUGEETH M T,NARAYANAN G,JAYASUDHA A V,et al. Subcutaneous panniculitis-like T-cell lymphoma [J]. Proc(Bayl Univ Med Cent),2017,30(1):76-77.

3. 李东海.皮下脂膜炎样 T 细胞淋巴瘤 1 例[J].现代诊断与治疗,2013,24(9):2139-2140.

4. ZHILI H U,SANG H,DENG L,et al. Subcutaneous panniculitis-Like T-cell lymphoma in children:a review of the literature [J]. Pediatric Dermatology,2015,32(4):526-532.

5. JANG M S,BAEK J W,KANG D Y,et al. Subcutaneous panniculitis-like T-cell lymphoma:successful treatment with systemic steroid alone [J]. J Dermatol,2012,39(1):96-99.

6. GUENOVA E,SCHANZ S,HOETZENECKER W,et al. Systemic corticosteroids for subcutaneous panniculitis-like T-cell lymphoma [J]. Br J Dermatol,2014,171(4):891-894.

7. 柴梓瑜,董洪军,李娜,等.皮下脂膜炎样 T 细胞淋巴瘤 1 例[J].中国皮肤性病学杂志,2018,32(2):212-214.

8. BHOJARAJA M V,KISTAMPALLY P K,UDUPA K S,et al. Subcutaneous panniculitis-like T-cell lymphoma:a rare tumour [J]. J Clin Diagn Res,2016,10(5):29-30.

9. 王书红,王全顺,孙露,等.皮下脂膜炎样 T 细胞淋巴瘤 10 例临床分析[J].中国实验血液学杂志,2013,21(4):926-929.

10. GO R S, WESTER S M. Immunophenotypic and molecular features, clinical outcomes, treatments, and prognostic factors associated with subcutaneous panniculitis-like T-cell lymphoma: a systematic analysis of 156 patients reported in the literature [J]. Cancer, 2004, 101 (6): 1404-1413.

11. ROJNUCKARIN P, NAKORN T N, ASSANASEN T, et al. Cyclosporin in subcutaneous panniculitis-like T-cell lymphoma [J]. Leuk Lymphoma, 2007, 48 (3): 560-563.

12. 陈琳, 李倩, 李涵, 等. 皮下脂膜炎样 T 细胞淋巴瘤六例临床及病理特点分析 [J]. 中华肿瘤防治杂志, 2016, 23 (23): 1575-1578.

第十八章

肝脾 T 细胞淋巴瘤

肝脾 T 细胞淋巴瘤（hepatosplenic T cell lymphoma，HSTL）是一种罕见的、来源于细胞毒性 T 细胞的高度恶性侵袭性淋巴瘤，发病率低，占非霍奇金淋巴瘤的 1% 以下。Farcet 和 Gaulard 最早于 1990 年根据其独特的临床表现、肿瘤细胞亲窦性浸润和表达 γδT 细胞受体（T cell receptor，TCR）等特征首次对其进行描述。1994 年，REAL 分类作为 PTCL 暂定类型，命名为肝脾 γδT 细胞淋巴瘤，之后的报道发现该类肿瘤少数情况下不表达 γδTCR 受体特征，而表达 αβTCR 受体特征，来自 αβT 细胞亚群，认为肝脾 γδT 细胞淋巴瘤和 αβT 细胞淋巴瘤是同一种疾病的两个不同亚型。2001 年 WHO 淋巴造血系肿瘤分类将其正式归入 PTCL，命名为 HSTL。WHO（2008）至今仍采用此命名，2017 年世界卫生组织（WHO）造血与淋巴组织肿瘤分类中并未做更多更新。

第一节　病因与发病机制

HSTL 的病因及发病机制尚不明确,目前发现 15% 的 HSTL 继发于器官移植后,提示该病可能与长期应用免疫抑制剂有关,如实体器官移植后给予免疫抑制治疗(环孢素等药物),自身免疫性疾病使用巯嘌呤类药物进行免疫抑制治疗。此外,持久的抗原刺激亦可能是最危险的因素,如感染疟原虫可引起长期的抗原刺激,HBV 感染亦可作为刺激抗原,虽然病毒不能通过整合到 DNA 中直接改变 T 细胞,但慢性感染的抗原刺激可能会驱动 γδT 细胞克隆增殖而发生 HSTL。EB 病毒感染可以刺激大量细胞因子和趋化因子的分泌,如干扰素 γ、白介素 2 受体、肿瘤坏死因子 α 等,这些因子可能与 EB 病毒相关性噬血细胞综合征、T 细胞和 NK 细胞淋巴瘤相关。此外,在免疫抑制状态下,因为机体清除病原菌能力下降,所以 T 细胞接受大量抗原刺激的次数增多,从而促进细胞的增殖转化突变,进一步导致肿瘤克隆增加,而使受影响的器官发生窦内扩散,产生相应的临床表现。

第二节　病理学

一、形态学

特征性表现是肿瘤细胞在肝、脾、骨髓的窦内浸润,淋巴结多不累及。肝脏轻度增大,肿瘤细胞常沿肝窦浸润,表现为肝窦扩张,而肝门常不受侵犯。脾脏显著增大,主要侵犯红髓,表现为脾索区及窦内侵犯,而白髓萎缩或消失。骨髓涂片可见不典型的中等大小的淋巴细胞,核轻度不规则,染色质较松散;骨髓活检显示肿瘤细胞在间质和窦隙中呈小丛状浸润,多侵犯窦内。

二、免疫表型与细胞遗传学

肿瘤细胞免疫表型多为 CD45RO$^+$、CD2$^+$、CD3$^+$、CD4$^{-/+}$、CD8$^{-/+}$、CD5$^-$、CD7$^{+/-}$、CD20$^-$,表达 T 细胞质内抗原(T-cell-restricted intracellular antigen,TIA-1),不表达细胞毒性分子颗粒酶 B、穿孔素、Fas 配体等。骨髓流式细胞免疫分型通常为 CD2$^+$、CD3$^+$、CD4$^-$、CD8$^-$、CD5$^-$、CD7$^+$、CD16$^+$、CD56$^+$,极少数为 CD8$^+$,亦可见 CD3$^-$、CD5$^+$、CD7$^-$,也常见 CD11b、CD11c、CD38、CD43 阳性表达。

HSTL 患者中常见的染色体异常是 i7q,其次是 +8、–Y、–21 及 11q14、t(7;14)、(q34;q13)。i7q 染色体突变的结果是一个 *TCRγ* 等位基因缺失,而一个 *TCRβ* 等位基因复制。与其他 T 细胞淋巴瘤不同的是,HSTL 还有独特的分子学特征:致癌基因 *fos* 和 *vav3*、与细胞运输相关的鞘氨醇磷酸酶受体 5、酪氨酸激酶 SYK 等高表达,而抑癌基因 *aim1* 低表达。HSTL 与酪氨酸激酶 SYK 的高表达和抑癌基因 *aim1* 的缺失相关,并且这些改变都可以在 7 号染色体上找到,它们可能受染色体臂的缺失或者复制的影响。

第三节　临床表现

本病主要见于年轻男性,男女发病比例为 9∶1,发病年龄 15~65 岁,中位年龄 35 岁,平均生存期 8.3 个月。

一、症状与体征

常表现为发热、盗汗、体重下降、乏力、腹痛、肝脾显著肿大,常无浅表淋巴结肿大。

二、实验室检查

血常规检查呈全血细胞减少,尤以贫血及血小板减少为著,生化检查常见血清乳酸脱氢酶(LDH)、转氨酶升高。少数病例可伴有自身免疫性溶血性贫血及噬血细胞综合征。临床过程中常发生骨髓受累,几乎均为临床Ⅳ期。

第四节　诊断

一、诊断

HSTL 的诊断要依据病史、临床表现、病理及与其他类型淋巴瘤鉴别而获得,最终诊断主要依靠组织病理,其诊断要点如下:

1. 临床表现主要为高热、肝脾大、骨髓侵犯和血细胞减少。

2. 病理上表现为肝血窦、脾红髓、骨髓血窦的肿瘤细胞浸润。

3. 肿瘤细胞免疫表型:CD3$^+$、CD4$^-$、CD8$^-$、CD5$^-$、CD7$^+$、CD16$^+$、CD56$^+$、TIA-1$^+$、颗粒酶 B$^-$、穿孔素$^-$、γδTCR$^+$。

4. 7 号染色体长臂的等臂畸形、8 号三体和 Y 染色质丢失。

二、分期

分期标准仍按照 Ann arbor 分期方法。

第五节　鉴别诊断

需鉴别诊断的疾病主要有侵袭性 NK 细胞白血病、T 淋巴母细胞白血病、肠道 T 细胞淋巴瘤、其他类型的外周 T 细胞淋巴瘤。

一、侵袭性 NK 细胞白血病

侵袭性 NK 细胞白血病是一种与 EBV 感染密切相关的 NK 细胞恶性增殖性疾病,呈高度侵袭性的临床过程,病程短,病情进展迅速。多有明显的全身症状,包括高热、乏力、盗汗、食欲减低、体重减轻等。恶性 NK 细胞脏器浸润症状较明显,最常见累及的部位依次为骨髓、外周血、脾脏、肝脏及淋巴结,也可累及浆膜腔、皮肤、中枢神经系统、肾脏、肺等。血常规多为一系或多系的进行性减少,常伴有噬血细胞综合征。免疫表型常通过 CD45、CD56、CD2、sCD3、胞质 CD3、CD4、CD5、CD7、CD8、CD16、CD57、CD161、抗-KIR 抗体、TCRγδ 及 TCRαβ 进行鉴别。

二、T 淋巴母细胞淋巴瘤/白血病(T-LBL/ALL)

T 淋巴母细胞淋巴瘤/白血病(T-LBL/ALL)是 T 细胞系的淋巴母细胞肿瘤,具有高度侵袭性的特征,经常累及骨髓和外周血,也可以主要表现为胸腺受累及淋巴结或结外器官受累。当病变局限于肿块而无或轻微外周血和骨髓侵犯时,可诊断为淋巴瘤;如果有广泛的骨髓和血液侵犯,则诊断为 T 淋巴母细胞白血病。T-LBL/ALL 的淋巴母细胞通常表达 TdT 阳性,多数表达 CD1a、CD2、CD3、CD4、CD5、CD7 和 CD8。其中 CD7 和胞质 CD3 阳性,T-LBL 中有高达 52%~60% 的肿瘤细胞表达 B 细胞相关的表面分子 CD79a。

三、肠病相关 T 细胞淋巴瘤(EATL)

肠病相关 T 细胞淋巴瘤(EATL)是一种原发于肠道的结外 T 细胞淋巴瘤,非常少见,临床表现以一些非特异性症状为主,如腹痛,腹泻,发热和消瘦,缺乏特异性临床表现,EATL 患者常存在 *TCR* 基因重排(γ 较 β 多见),并且 *TCR* 基因重排在伴有肠病病史的 EATL 患者中更易检测到。经典型 EATL 瘤细胞免疫表型多为 CD3⁺、CD5⁻、CD7⁺、CD4⁻、

CD8 多数$^-$、CD56$^-$、CD03$^+$、TCR β 多数$^+$、TIA-1$^+$、颗粒酶 B$^+$、穿孔素$^+$、CD45RO$^+$、CD30 多数$^+$。

四、单形性嗜上皮性肠 T 细胞淋巴瘤

瘤细胞免疫表型多为 CD3$^+$、CD5$^-$、CD7$^+$、CD4$^-$、CD8$^+$、CD56$^+$、CD103$^+$、TCR β$^+$、TIA-1$^+$、颗粒酶 B$^+$、穿孔素$^+$、CD45RO$^+$。

第六节　疾病预后与治疗

一、预后

HSTL 恶性程度高,预后极差,其 5 年总生存率仅为 7%。其预后同性别、是否达到完全缓解、免疫功能以及是否存在 *TCRδ* 基因重排相关。国际上亦有少数关于该疾病发展为淋巴瘤白血病的报道,转归后预后更差,生存期更短。

二、治疗现状与进展

目前尚无有效治疗方法,预后差,脾切除仅能消除脾破裂的风险,改善外周血细胞减少,但并不能改变疾病的自然病程。现有的治疗手段主要包括以 CHOP 或 CHOP 样方案为基础的化疗、造血干细胞移植、嘌呤类似物、靶向药物等,但尚缺乏确切有效的证据。

1. 常规化疗　CHOP 方案、CHOP 样方案、以铂类为基础的方案、Hyper-CVAD、ICE(异环磷酰胺、卡铂、依托泊苷)、IVAC(异环磷酰胺、依托泊苷、大剂量阿糖胞苷)、ESHAP(依托泊苷、甲泼尼龙、阿糖胞苷、顺铂)等,可能使疾病获得短暂缓解,其中 Voss 报道非 CHOP 类方案 ICE、IVAC 治疗后序贯自体或异体干细胞移植巩固治疗能够改善生存率。

2. 造血干细胞移植　造血干细胞移植的疗效仍不确切,但可能使患者获得长期生存。国际血液和骨髓移植研究中心登记和随访了自 1999 年至 2011 年接受造血干细胞移植的 HSTL 患者。初始数据显示自体造血干细胞移植后存活率是 88%,异基因造血干细胞移植则是 68%,存活率差异无统计学意义。但研究中心对所有 T 细胞淋巴瘤患者最近的数据分析表明异基因造血干细胞移植后疾病复发的风险明显降低,然而治疗相关死亡率增加。

3. 嘌呤核苷类似物　嘌呤核苷类似物是一种通过阻断 DNA 合成而发挥作用的免疫抑制剂和抗肿瘤药物。喷司他丁是一种嘌呤类似物和强有效的腺苷脱氨酸抑制剂,对 γδT 细胞淋巴瘤具有选择性杀伤作用。据意大利研究者报道,喷司他丁与常规治疗比较其优势在于适度的骨髓毒性,中位生存期略有增加,但完全缓解率并无改善。

4. 单克隆抗体　阿伦单抗是一种 CD52 单克隆抗体,由于在 PTCL 中 CD52 高表达,因此该药物被用于治疗难治性 PTCL。Mittal 等用阿伦单抗联合氟达拉滨治疗 1 例常规化疗失败的 HSTL 患者,获得了 3 个月的缓解。在 HSTL 中的 T 细胞归巢和过度表达起重要作用的黏附分子 CD44 可能是另一个潜在的治疗靶点,值得进一步深入研究。

5. 叶酸拮抗剂　叶酸拮抗剂普拉曲沙已经批准用于难治性 PTCL。Gumbs 等报道 1 例 HSTL 患者对环磷酰胺、喷司他丁、吉西他滨、脂质体多柔比星均反应差,行脾切除术后予以普拉曲沙治疗,获得完全缓解,后行异基因造血干细胞移植。

6. 其他药物及新的研究方向　克拉屈滨用于治疗 HSTL 也被报道,但除了散发的成功治疗的病例报告,没有临床获益报告。另外,一些单克隆抗体如贝伐单抗、蛋白酶体抑制剂硼替佐米、酪氨酸激酶抑制剂、免疫调节剂来那度胺,组蛋白脱乙酰胺抑制剂如伏立诺他和罗米地辛和细胞抑制剂如依托泊苷、苯达莫司丁等已经用于晚期或复发的 PTCL 病例,但其对 HSTL 的疗效仍有待研究。

第七节　总结与展望

肝脾 T 细胞淋巴瘤临床罕见,其病因、发病机制、诊断及临床治疗仍有待研究,其独特的生物学特性及复杂的肿瘤微环境使 HSTL 的研究仍存在诸多挑战。迄今为止,常规经典的化疗方案的疗效都不尽如人意,目前为止还没有统一的治疗规范。大剂量化疗后序贯造血干细胞移植可能是较有效的治疗方法。阿伦单抗及普拉曲沙亦可能对疾病的缓解有帮助,但仍需大量的药物与临床试验进一步证实其治疗效果。此外,肿瘤微环境与肿瘤生长之间密切相关,积极研究肿瘤微环境可能为新的靶向药物及其他治疗策略提供思路。

(崔尧丽　邱立华　张会来)

参考文献

1. VOSE J. International peripheral T-cell and natural killer/T-cell lymphoma study:pathology findings and clinical outcomes [J]. J Clin Oncol,2008,26(25):4124-4130.

2. FARCET J P. Hepatosplenic T-cell lymphoma:sinusal/sinusoidal localization of malignant cells expressing the T-cell receptor gamma delta [J]. Blood,1990,75(11):2213-2219.

3. JAFFE E S. World Health Organization classification of tumors. Pathology and genetics of tumours of haematopoietic and lymphoid tissues [M]. Lyon:Team Rush IARC Press,2001.

4. PRZYBYLSKI G K. Hepatosplenic and subcutaneous panniculitis-like γ/δ T cell lymphoma are derived from different Vδ subsets of γ/δ T lymphocytes [J]. J Mol Diagn,2000,2(1):11-19.

5. SIMONIAN P L. Regulatory role of γδ T cells in the recruitment of CD4+ and CD8+ T cells to

lung and subsequent pulmonary fibrosis [J]. J Immunol, 2006, 177 (7): 4436-4443.

6. WEIDMANN E. Hepatosplenic T cell lymphoma. A review on 45 cases since the first report describing the disease as a distinct lymphoma entity in 1990 [J]. Leukemia, 2000, 14 (6): 991-997.

7. ROELANDT P R. Hepatosplenic gammadelta T-cell lymphoma after liver transplantation: report of the first 2 cases and review of the literature [J]. Liver Transpl, 2009, 15 (7): 686-692.

8. TEY S K. Post-transplant hepatosplenic T-cell lymphoma successfully treated with HyperCVAD regimen [J]. Am J Hematol, 2008, 83 (4): 3303.

9. OZAKI S. Hepatosplenic γδT-cell lymphoma associated with hepatitis B virus infection [J]. J Med Invest, 1998, 44 (3-4): 215-217.

10. DEEPAK P. T-cell non-Hodgkin,s lymphomas reported to the FDA AERS with tumor necrosis factor-alpha (TNF-α) inhibitors: results of REFURBISH study [J]. Am J Gastroenterol, 2013, 108 (1): 99-105.

11. ROTHENBERG ME. Cytotoxic γδ lymphocytes associated with an Epstein-Barr virus-induced posttransplantation lymphoproliferative disorder [J]. Clin Immunol Immunopathol, 1996, 80 (3 Pt 1): 266-272.

12. ALBAYRAK M. A rare cause of fever, hepatosplenomegaly, and thrombocytopenia: hepatosplenic gamma/delta T-cell lymphoma [J]. Pathol Oncol Res, 2011, 17 (2): 421-423.

13. VEGA F. Hepatosplenic gamma/delta T-cell lymphoma in bone marrow: a sinusoidal neoplasm with blastic cytologic features [J]. Am J Clin Pathol, 2001, 116 (3): 410-419.

14. BENJAMINI O. CD4−/CD8− variant of T-cell large granular lymphocytic leukemia or hepatosplenic T-cell lymphoma: a clinicopathologic dilemma [J]. Clin Lymphomia Myeloma Leuk, 2013, 13 (5): 610-613.

15. TRIPODO C. Gamma-delta T-cell lymphomas [J]. Nat Rev Clin Oncol, 2009, 6 (12): 707-717.

16. TRAVERT M. Molecular features of hepatosplenic T-cell lymphoma unravels potential novel therapeutic targets [J]. Blood, 2012, 119 (24): 5795-5806.

17. VOSS M H. Intensive induction chemotherapy followed by early high-dose therapy and hematopoietic stem cell transplantation results in improved outcome for patients with hepatosplenic T-cell lymphoma: a single institution experience [J]. Clin Lymphoma Myeloma Leuk, 2013, 13 (1): 8-14.

18. VISNYEI K. Hepatosplenic γδT-cell lymphoma: An Overview [J]. Clin Lymphoma Leukemia, 2013, 13 (4): 360-369.

19. CORAZZELLI G. Pentostatin (2'-deoxycoformycin) for the treatment of hepatosplenic gammadelta T-cell lymphomas [J]. Haematologica, 2005, 90 (3): ECR14.

20. ALDINUCCI D. In vitro and in vivo effects of 2'deoxycoformycin (Pentostatin) on tumour cells from human gammadelta+ T-cell malignancies [J]. Br J Haematol, 2000, 110 (1): 188-196.

21. JIANG L. Variable CD52 expression in mature T cell and NK cell malignancies: implication for alemtuzumab therapy [J]. Br J Haematol, 2009, 145 (2): 173-179.

22. CHANAN-KHAN A. Long-term survival with allogeneic stem cell transplant and donor lymphocyte infusion following salvage therapy with anti-CD52 monoclonal antibody (Campath) in a patient with α/β hepatosplenic T-cell non-Hodgkin's lymphoma [J]. Leuk Lymphoma, 2004, 45 (8): 1673-1675.

23. MITTAL S. A case of hepatosplenic gamma-delta T-cell lymphoma with a transient response to fludarabine and alemtuzumab [J]. Eur J Haematol, 2006, 76 (6): 531-534.

24. BONDER C S. Use of CD44+ Th1 and Th2 lymphocytes to roll and adhere [J]. Blood, 2006, 107 (12): 4798-4806.

25. GUMBS A A. Importance of early splenectomy in patients with hepatosplenic T-cell lymphoma and severe thrombocytopenia [J]. Ann Surg Oncol, 2009, 16 (7): 2014-2017.

26. JAEGER G. Hepatosplenic gammadelta T-cell lymphoma successfully treated with a combination of alemtuzumab and cladribine [J]. Ann Oncol, 2008, 19 (5): 1025-1026.

27. GOPCSA L. Hepatosplenic gammadelta T cell lymphoma with leukemic phase successfully treated with 2-chlorodeoxyadenosine [J]. Haematologia (Budap), 2002, 32 (4): 519-527.

28. COOKE C B. Hepatosplenic T-cell lymphoma: a distinct clinicopathologic entity of cytotoxic gamma delta T-cell origin [J]. Blood, 1996, 88 (11): 4265-4274.

29. ADVANI R H. Cardiac toxicity associated with bevacizumab (Avastin) in combination with CHOP chemotherapy for peripheral T cell lymphoma in ECOG 2404 trial [J]. Leuk Lymphoma, 2012, 53 (4): 718-720.

30. SCHMITZ N. Treatment and prognosis of mature T-cell and NK-cell lymphoma: an analysis of patients with T-cell lymphoma treated in studies of the German High-Grade Non-Hodgkin Lymphoma Study Group [J]. Blood, 2010, 116 (18): 3418-3425.

31. ISHIDA T. Antibody therapy for adult T-cell leukemia-lymphoma [J]. Int J Hematol, 2011, 94 (5): 443-452.

32. OTROCK Z K. Long-term remission in a patient with hepatosplenic gammadelta T cell lymphoma treated with bortezomib and high-dose CHOP-like chemotherapy followed by autologous peripheral stem cell transplantation [J]. Ann Hematol, 2008, 87 (12): 1023-1024.

33. ZINZANI P L. Phase Ⅱ trial of proteasome inhibitor bortezomib in patient with relapsed or refractory cutaneous T-cell lymphoma [J]. J Clin Oncol, 2007, 25 (27): 4293-4297.

第十九章

EBV 阳性 NK/T 细胞肿瘤

第一节　概述

Epstein-Barr病毒（EBV）是Epstein和Barr于1964年最先从非洲伯基特淋巴瘤组织培养中发现的疱疹病毒，属于疱疹病毒γ亚科，是双链DNA病毒。人类是EBV感染的唯一宿主，人体感染EBV后能诱导产生抗EBV抗体。机体体液免疫系统能阻止外源性病毒感染，却不能消除病毒的潜伏感染。EBV主要感染B细胞和咽部上皮细胞，也可感染NK和T细胞。EBV相关的淋巴组织增殖性疾病（LPD）是涵盖多种疾病类型的疾病谱，是EBV、宿主免疫功能状况和遗传易感性，以及多种环境因素相互作用的结果。其涉及的疾病包括B细胞、T细胞和NK细胞增殖以及良性、交界性和恶性病变等一大类非常复杂的病变。由慢性活动性EBV感染（CAEBV）诱发的淋巴组织增殖性疾病（LPD）其临床表现和预后与EBV相关淋巴瘤极为相似，已不再视为感染性疾病。根据2008年美国国立卫生研究院（National Institute of Health，NIH）EBV阳性LPD国际分类标准，EBV阳性LPD不包括由HIV感染、移植后和其他医源性等因素导致的免疫功能低下或缺陷患者发生的LPD；也不包括2001分类中已明确定义过的一些EBV相关淋巴瘤，如霍奇金淋巴瘤（HL）、鼻型结外NK/T细胞淋巴瘤、Burkitt淋巴瘤等。其将EBV阳性LPD分为EBV阳性B细胞LPD和EBV阳性T/NK细胞LPD两类。

2008版WHO淋巴与造血组织肿瘤分类将"儿童EBV阳性T细胞增殖性疾病"收入淋巴瘤的分类中，包括两个亚类："儿童系统性EBV阳性T细胞增殖性疾病"和"种痘水疱病样淋巴瘤（hydroa vacciniforme-like lymphoma，HVLL）"。2016版WHO淋巴与造血组织肿瘤分类中，将儿童EBV阳性T/NK细胞LPD分为4种类型：儿童系统性EBV阳性T细胞淋巴瘤（systemic EBV⁺ T-cell lymphoma of childhood）、系统性T/NK型CAEBV、种痘水疱病样淋巴增殖性疾病（hydroa vacciniforme-like lymphoproliferative disorder，HVLPD）、严重蚊虫叮咬过敏性病变（severe mosquito bite allergy，SMBA），与其他淋巴瘤分型一样，每一类型代表独立的疾病。2008版中"儿童系统性EBV阳性T细胞增殖性疾病"在2016版中更名为"儿童系统性EBV阳性T细胞淋巴瘤"，强调其临床的暴发性、侵袭性临床病程。2008版中"种痘水疱病样淋巴瘤（HVLL）"在2016版分类中更名为"种痘水疱病样淋巴增殖性疾病（HVLPD）"，由"淋巴瘤"更为"淋巴增殖性疾病"是为了强调其与慢性活化性EBV感染的关系，以及临床过程的多样性。本章EBV阳性NK/T细胞肿瘤主要是讲述儿童系统性EBV阳性T细胞淋巴瘤、种痘水疱病样淋巴增殖性疾病。

第二节 儿童系统性 EBV 阳性 T 细胞淋巴瘤

一、流行病学与临床表现

主要见于儿童和青少年,无性别差异,偶尔见于成人,成人病例更具侵袭性。主要临床症状是发热和全身多器官受累表现,血清 EBV 抗体滴度升高及 EBV-DNA 拷贝数增高。常在原发急性 EBV 感染后的短期内暴发,临床经过凶险,几乎都伴有噬血细胞综合征,表现为高热、皮疹、黄疸、腹泻、全血细胞减少、肝脾大和凝血功能障碍。常累及肝脏、脾脏、淋巴结和骨髓,很少累及皮肤、心脏和肺部。多在尸检时明确病理诊断。由于其预后不良,该疾病最近被重新归类为儿童期全身性 EBV 阳性 T 细胞淋巴瘤(TCL)。患者常伴有噬血细胞综合征,此时需要与 EBV 相关的噬血细胞性淋巴组织增生症(HLH)进行鉴别。少数患者可发生于严重的慢性活动性 EBV 感染(CAEBV)之后,表现为高热、肝脾大、嗜血细胞综合征、全血减少,当出现克隆性 EBV 阳性 T 细胞增生时,应被视为系统性 EBV 阳性 T 细胞淋巴瘤临床表现谱系的一部分,而不应诊断为 CAEBV,此时的肿瘤细胞为 EBER 和 CD4 阳性的 T 细胞,少数病例可以同时有 CD4 和 CD8 阳性 T 细胞。

二、病理学特征

镜下表现为多器官的 EB 病毒编码的小 RNA(EBER)、CD8、T 细胞胞内抗原-1(T-cell intracellular antigen,TIA-1)阳性的 T 细胞浸润,呈克隆性增生。EBV 感染的增殖 T 细胞表达激活的细胞毒性表型 $CD4^+$ 和/或 $CD8^+$。非典型淋巴细胞最典型的表型特征是 $CD2^+$、$CD3^+$、$CD8^+$、$CD20^-$、$CD56^-$ 和 TIA^+。肿瘤细胞可呈多克隆/寡克隆/单克隆 TCR 基因和 EBER 阳性。根据组织结构和细胞形态特点结合克隆性分析,将这类疾病分成不同级别:A1,多形性组织学特征和多克隆 T 细胞增生;A2,多形性组织学特征和单克隆 T 细胞增生;A3,单形性组织学特征以及单克隆 T 细胞增生;B,婴儿暴发性淋巴增殖性疾病/噬血细胞综合征。B 级表现为单形性细胞形态和单克隆表型,常常发生在婴儿和 1~3 岁儿童,起病急,病程短,死亡率高。多数为 T 细胞,表达 CD3 和细胞毒性分子,部分为 NK 细胞,表达 CD56。可见多少不等的细胞 EBER 阳性。

三、诊断与治疗

该病的诊断基于临床特征、病理形态学及免疫组织化学和分子生物学分析基础之上。到目前为止,尚没有标准的治疗方法,化疗如 CHOP 样方案、单克隆抗体及免疫调节剂均是可供选择的方案,但几乎所有患者都会复发。因此寻找有效的治疗策略成为当务之急。日本有一例 13 岁的患者,经过 3 个疗程 SMILE 方案化疗后接造血干细胞移植成功存活 2 年的报道,化疗后接造血干细胞移植有望成为是一种有效的治疗措施。由于妊娠时期母亲和胎儿间的双向血流交换,可以在母亲和孩子体内长期形成母子微嵌合体(fetal-maternal microchimerism),这可能诱导母子特异的免疫耐受。2010 年发表在 *Blood* 上的一篇报道应用大剂量 HLA 半相合的、来源于母亲的外周血单核细胞(>10^8/kg/输注)治疗 5 例患儿,输注次数为 1~4 次,所有 5 名患者的症状在输注后 3~10 天内有所改善;此后,3 例患者在没有进一步治疗的情况下完全缓解 6~18 个月,2 例取得部分缓解。提示高剂量的母体淋巴细胞输注可能是一种有效和安全的治疗方法。与嵌合抗原 T 细胞(chimeric antigen receptor T cells,CAR-T)治疗方案相比,虽然 EBV 特异性 CTL 输注不会导致 "细胞因子风暴" 的产生,但这种方法也有其局限性,例如产生的特异性 CTL 主要是针对Ⅲ型潜伏感染相关的恶性疾病,另外,制备的流程较为复杂,制备时间过长 (约 10 周)。相信随着 CAR-T 技术及 CRS 处理水平的提高,CAR-T 疗法有望成为一种有效的治疗方法。结合免疫检测点抑制剂(immune checkpoint inhibitor),例如抗 PD-1、抗 PD-L1 以及抗 CTLA-4 抗体药物,是否可以提高 EBV-CTL 在体内的治疗效果,也是未来值得关注的一个问题。

第三节　种痘水疱病样淋巴增殖性疾病

一、HVLPD 在 WHO 分类中的变化

HVLPD 是发生于皮肤与 EBV 感染相关的疾病,皮肤改变类似于接种牛痘疫苗后。2008 版 WHO 淋巴与造血组织肿瘤分类,将 HVLL 确认为独立的淋巴瘤类型。众多病理医师、临床医师逐渐认识到该类疾病应为独立疾病谱系,细胞可为单克隆增生,也可为多克隆增生,疾病的生物学进程可为良性、交界性和恶性,甚至可以相互进展。虽然有患者转变为系统性淋巴瘤,但许多患者长期处于淋巴细胞增生状态,不能简单地全部视为淋巴瘤。其临床可呈现为经典 HV、重度 HV 和 HV 样淋巴瘤这样一个连续的谱系。由于无法预测哪些患者保持惰性过程,哪些发展成淋巴瘤,因此 2016 版 WHO 淋巴与造血组织肿瘤分类不再直接称其为 HVLL,而使用了 HVLPD 这一术语。

二、病因与发病机制

EBV 在发病过程中起了重要作用,遗传学因素、环境因素、宿主状态等因素均参与致病。EBV 感染 T/NK 细胞导致其克隆增殖;*Gata2* 基因缺陷导致体内 GATA2 水平降低、NK 细胞减少,不利于对 EBV 的免疫监视;外周血及皮损中 EBV 阳性的 γ δT 淋巴细胞比例

的升高也可能与发病及预后有关。蚊虫叮咬可诱发或加重病情，可能与蚊虫叮咬后刺激感染 EBV 的淋巴样细胞增殖有关。在 EBV 感染背景之下，紫外线诱导的通过 IL-10 介导的免疫抑制在 HV 向 HVLL 的转化中起了重要作用。

三、流行病学与临床表现

本病多见于儿童和青少年，成年人少见，无明显性别差异。具有种族特异性，患者几乎均来自亚洲东部（中国、日本、韩国）和南北美洲（墨西哥、巴西、秘鲁、玻利维亚）。经典型 HV 的临床表现以全身光暴露部位（如面部、手脚）的皮损为特征。表现为照射后数小时出现红斑、丘疹、水疱、溃疡，逐渐结痂，皮损愈合后遗留种痘样瘢痕。病变按此顺序反复出现，春夏季加重，秋冬季减轻或缓解。亚洲患者多伴有蚊虫叮咬过敏现象。临床进程较为缓慢，反复发作的病程可长达 10~15 年，部分患者呈自限性或经治疗后达长期缓解。也有患者病情较重或经典 HV 逐渐变重，可累及身体各处皮肤，出现全身症状，包括全身不适、发热、体重减轻、肝脾增大、全身淋巴结增大、贫血等。部分患者死于病情进展、败血症、肝衰竭或发展为系统性淋巴瘤。T 细胞的克隆性、EBV 的载量、浸润细胞的密度均无法预测发生系统性改变的可能性。

四、病理学特征与实验室检查

表皮和真皮之间形成水疱，表皮基底层破坏，累及真皮浅层。真皮层内散在和灶状淋巴样细胞浸润，主要围绕在血管和皮肤附属器周围。HVLL 比经典 HV 累及深部皮肤更常见，出现异型淋巴样细胞浸润也更常见。浸润的淋巴细胞多数是 CD3$^+$ 的 T 细胞，或 CD56$^+$ 的 NK 细胞。多数患者 CD8$^+$T 细胞，少数病例 CD4$^+$T，也可以见到 γ δT 细胞及 NK 细胞。可表达细胞毒性分子，包括 GranzymeB、TIA-1 等。

血液学检查可出现血红蛋白减少、血小板减少、血细胞比容减少、乳酸脱氢酶升高等。骨髓涂片多数正常。病变处 eber 原位杂交检测阳性，HVLL 患者高于 HV 患者。偶有 EBV 产物潜伏性膜蛋白（latent membrane protein，LMP1）。部分患者外周血中可检测到 EBV-DNA 拷贝数增高。大约一半的患者可有 TCR 基因克隆性重排。

五、诊断与鉴别诊断

由于 HVLPD 是一个具有疾病演进的谱系，包含良性、交界性和恶性病变，而不仅仅是单纯的良性或恶性疾病。因此，在诊断时应根据 HV 当时的演进阶段做出判断和处理。一旦发生皮肤外的受累，如出现肝脾、淋巴结肿大，骨髓浸润，则应诊断为儿童系统性 EBV 阳性 T 细胞淋巴瘤。另外注意细胞克隆性不是判断 HVLPD 良恶性和分级的唯一指标，正确的诊断需要结合临床表现和病理形态学特征。该病需要与发生于皮肤的结外 NK/T 细胞淋巴瘤、皮下脂膜炎样 T 细胞淋巴瘤、蕈样肉芽肿、皮肤间变性大细胞淋巴瘤等进行鉴别。

六、治疗

由于 HVLPD 临床过程多样,不同患者可能处于不同的淋巴组织增生状态,并无标准治疗方案,多强调个体化治疗。对于经典型 HV,可给予支持对症治疗,如光保护、口服胡萝卜素、鱼油等;增强机体免疫功能,控制体内活动性 EBV 感染。免疫调节剂如干扰素、环孢素、沙利度胺、糖皮质激素、羟氯喹等可以缓解水肿、发热及皮损等症状,部分患者 EBV-DNA 下降。抗病毒治疗的疗效目前尚不明确,部分研究认为抗病毒药物可以改善皮损及乏力等症状。化疗仅能暂时缓解病情,不能维持长期完全缓解,整体有效率不高。早期行造血干细胞移植有较好的效果,但治疗指征和标准疗法尚未确定。由于经典型 HV 也有进展为全身淋巴瘤的可能,对于有经典型 HV 皮损的患者,即使没有出现全身症状,也应该长期随访。

该病较为少见,且缺乏长期随访资料,应积累更多病例资料进行病因、疾病恶性转化以及预后相关危险因素的研究,为临床诊断、治疗提供方向。新版 WHO 分类虽然采用 HVLPD 取代了 HVLL,但实际上也并未真正解决 HV 和 HVLL 的界定问题。这也是未来值得研究的方向。另外明确其向恶性淋巴瘤进展的分子标志也是一个值得研究的方向,这样可以提前为不同患者选择个体化的治疗方案,对高风险的患者及早进行干预。

(李春蕊　周剑峰)

参考文献

1. WANG Q, LIU H, ZHANG X, et al. High doses of mother's lymphocyte infusion to treat EBV-positive T-cell lymphoproliferative disorders in childhood [J]. Blood, 2010, 116 (26):5941-5947.

2. CHEN G, CHEN L, QIN X, et al. Systemic Epstein-Barr virus positive T-cell lymphoproliferative disease of childhood with hemophagocytic syndrome [J]. Int J Clin Exp Pathol, 2014, 7 (10): 7110-7113.

3. LIU Y, MA C, WANG G, et al. Hydroa vacciniforme-like lymphoproliferative disorder: Clinicopathologic study of 41 cases [J]. J Am Acad Dermatol, 2019, 81 (2):534-540.

4. QUINTANILLA-MARTINEZ L, RIDAURA C, NAGL F, et al. Hydroa vacciniforme-like lymphoma: a chronic EBV+ lymphoproliferative disorder with risk to develop a systemic lymphoma [J]. Blood, 2013, 122 (18):3101-3110.

第二十章

T 细胞幼淋巴细胞白血病

第一节　概述

T 细胞幼淋巴细胞白血病（T-cell prolymphocytic leukemia，T-PLL）是一种少见的成熟胸腺后淋巴细胞恶性增生性疾病，是成熟 T 细胞白血病（MTCL）的主要类型之一，占所有成熟淋巴细胞恶性肿瘤（包括 B、T 细胞）的 2%，占幼淋巴细胞白血病的 20%（B 细胞幼淋占 80%）。幼淋巴细胞白血病（PLL）最早由 Gaiton 在 1974 年报道，虽然缺乏慢性淋巴细胞白血病（CLL）典型的临床表现，但将它作为 CLL 的一种变异型。这种罕见的白血病亚型被认为与 CLL 不同，其临床表现包括肝、脾、淋巴结肿大和白细胞计数升高，外周血淋巴细胞存在特征性的形态学表现，并且临床结局不佳；30% 的患者存在皮肤病变。1986 年，Matutes 及其同事对 T-PLL 的形态学特征进行了详细的描述，并在此后报道了该病在细胞遗传学异常的特点，证实了 T-PLL 是一类胸腺后淋巴细胞增殖性疾病（LPD）中的独特类型。

第二节　病因

T-PLL 病因不明，有关 T 淋巴细胞白血病病毒 1 型（HTLV-1）与该病的相关性仍存在争议。以往报道 T-PLL 的患者血清对 HTLV-1 抗原无反应，且他们的白血病细胞中未发现整合的单克隆 HTLV-1 原病毒存在。Kojima 等报道，在 T-PLL 患者外周血或淋巴结中提取的 DNA 经 PCR 检测证实缺陷 HTLV-1 存在。另有文献报道与 HTLV-2 相关。

第三节　病理学与遗传学特征

一、细胞形态与组织病理学

（一）外周血

典型 T-PLL 细胞是中等大小的淋巴细胞，核浆比例高，胞质嗜碱性、无颗粒，往往有突起。核圆形、类圆形或不规则，可见核仁。约 25% 的 T-PLL 病例瘤细胞小，核圆形，电镜下易见核仁，光镜下难以察觉，被称为 T-PLL 的"小细胞型"。由于临床和细胞遗传学特征相似，这两种亚型可能属于同一类别。

（二）骨髓

骨髓穿刺活检显示 30%~100% 的病例有大量弥漫幼稚淋巴细胞，体积小至中等大小，较圆，与其他慢性淋巴细胞增殖性疾病较难鉴别。T-PLL 的骨髓浸润常见类型为混合浸润型（弥漫和间质浸润），与 B-CLL 的浸润相似，常伴有网状纤维化。

（三）淋巴结

以副皮质区为主呈弥漫性累及，有时可不累及淋巴滤泡，也可完全取代正常结构。肿瘤细胞体积中等，形态单一，胞质丰富，核仁明显。

（四）脾脏

表现为致密的红髓浸润，白髓萎缩，可见明显的血管侵犯和纤维小梁浸润。肿瘤细胞可通过浸润脾包膜至脾周脂肪组织。

（五）肝脏

肿瘤细胞通常仅限于汇管区，伴有程度不一的汇管扩张和肝窦扩张，可出现在汇管区血管内。

（六）皮肤

通常仅限于真皮，有时可延伸至皮下脂肪组织，无嗜表皮现象，主要围绕毛细血管和皮肤附着器周围，其浸润方式与皮肤 T 淋巴细胞淋巴瘤等不同。

二、免疫表型

表达 T 细胞抗原 CD2、CD3、CD5、CD7，CD7 通常为强阳性，几乎所有病例均表达；60% 表达 CD4（＋）/CD8（－）、25% 表达 CD4（＋）/CD8（＋）、15% 表达 CD4（－）/CD8（＋）、CD4（－）/CD8（－）罕见；TCL1 和 CD26 是其独特标志；CD52 高表达，可作为治疗的靶抗原。

三、遗传学特征

T-PLL 特征性的遗传学改变为 14 号染色体倒位 inv（14）（q11;q23）和 t（14;14）（q11;q23），可见于 70% 的患者，t（x,14）（q28;q11）可见于 20% 的患者。

第四节　临床表现与实验室检查

典型的 T-PLL 显示进展性的临床经过，大部分 T-PLL 的表现均为侵袭性发展，但也有部分患者呈惰性病程。少数患者诊断时无症状，经过长短不一的惰性阶段后，进入侵袭性阶段。T-PLL 是老年性疾病，中位发病年龄 65 岁，男性略多于女性，男：女的比值为 1∶3。典型病例主要表现为脾大（73%）、淋巴结肿大（53%）、肝大（40%）及皮肤浸润（20%），后者包括皮肤结节、斑丘疹和罕见的红皮病。患者脾大通常在左肋缘下 10cm 以上。患者外周血中淋巴细胞计数显著升高（75% 以上的患者淋巴细胞 >100×10⁹/L，以幼淋巴细胞为主超过 90%），甚至达到 900×10⁹/L。由于骨髓浸润和/或脾功能亢进，约 50% 的患者有贫血和血小板减少,但较 B-PLL 发生率低。其他的症状有胸腹膜浆液性渗出(14%)、中枢神经系统浸润。骨髓示不同程度(30%~90%)的淋巴细胞浸润。

淋巴细胞计数高的患者会出现白细胞淤积症状。日本曾报道一例出现下肢静脉血栓形成而采用白细胞分离的 T-PLL 病例。伴有血小板减少、贫血的患者可引起瘀斑和紫癜、乏力、虚弱的表现。脾脏肿大十分明显,常引起腹痛、腹胀、恶心呕吐等症状。肝大较少见,往往提示预后很差。本病的皮肤浸润表现多样,包括弥漫浸润的红斑,多分布于面部、耳朵等处。还有结节及红皮病,也有报道类似蜂窝织炎的皮损表现。皮肤活检示血管旁和皮肤附属物旁 T 淋巴细胞真皮浸润。浆液渗出表现为胸腹水,有呼吸困难、腹胀等表现。其他可有淋巴结肿大、CNS 浸润等相应表现。

有学者提出 T-PLL 是一种具有双期性的疾病,起初的惰性病程不易察觉,然后逐渐向侵袭性病程转化。Corwin(1983)、Lauria(1985)、Catovsky(1998)、Domingo(1999)等均报道了 T-PLL 具有惰性表现的病例。这类患者最初的表现仅为单一的中等程度的白细胞增多,且维持在一个稳定水平(平均白细胞 $19 \times 10^9/L$),少数有淋巴结肿大、脾大及轻度的血小板减少。有的患者因为缺乏临床症状而被诊断为 CLLI 期。在经历平均 33 个月的惰性期后,患者出现明显的一般淋巴瘤的发热、盗汗、体重减轻等所谓的 B 症状(64%)、脾大明显(71%)、肝大(14%)、皮肤侵犯(7%)、浅表淋巴结肿大(43%),并有腹腔和肺门淋巴结肿大,其表现与最初呈侵袭性表现的病例相似,且这两组患者最初的细胞形态学、免疫表型、染色体异常、进展期预后均相似。仅发现 CD45RO/CD45RA 存在异型性:CD45RO⁺/CD45RA⁻在惰性组表达减少。LDH 常升高,但高血钙不常见,后者常见于 HTLV 相关性 ATLL。

第五节　诊断与鉴别诊断

一、诊断

大多数病例形态学特征明显,其外周血涂片光镜下检查即可初步诊断,再结合临床上高淋巴细胞计数($>100 \times 10^9/L$),肝脾淋巴结肿大,以及明显的染色体异常和 TCR 重排可进一步明确诊断。通过免疫标记 T-PLL 容易与 B-PLL 区别,而且 T-PLL 重要的临床表现皮肤浸润和淋巴结肿大在 B-PLL 很少见。

有些学者建议,当 T 细胞形态特征与 B-CLL 细胞相类似,而 T-PLL、ATLL 和 Sézary 综合征(SS)的诊断标准尚不符合时,可诊断 T-CLL。同样地,成熟 T 细胞白血病(MTCL)表现惰性疾病过程时,可诊断为 T-CLL,提示生物学上不同于典型的 T-CLL。在这些病例中没有共同的遗传学或免疫学表现,也许称 MTCL-未分类比 T-CLL 更合适。此外,当典型

T-PLL 的形态学或免疫学特征不存在,可通过检测特异性的细胞遗传异常 *tcl-1* 基因和其他相关基因重排或采用免疫组织化学方法检测 *tcl-1* 表达来确诊。反之,当出现典型 T-PLL 的形态学或免疫学特征,即使 TCL-1 细胞化学染色阴性,同时未检测到 *tcl-1* 基因重排,也应强烈考虑 T-PLL 的诊断。此时推荐采用 FISH 方法测定 *tcl-1* 基因重排,另外也可检测其他的相关基因,如 *atm* 基因突变或缺失情况。

二、鉴别诊断

T-PLL 尚需与其他成熟 T 细胞疾病相鉴别,如 SS、大颗粒淋巴细胞白血病(LGL)、ATLL 等,在其他的 T 细胞淋巴瘤中,WBC 一般 <100×10⁹/L,且巨脾不多见。

(一)成人 T 细胞白血病/淋巴瘤(ATLL)

临床症状有淋巴结肿大、肝脾肿大、皮肤浸润、高血钙伴或不伴溶骨性病灶及间质性肺部浸润。ATLL 和 HTLV-1 感染相关。高血钙及 HTLV-1 感染相关性可与本病鉴别。

(二)T-大颗粒淋巴细胞白血病(T-LGL)

临床特征以反复细菌感染,粒细胞减少,轻度肝脾肿大,并常伴有自身免疫性疾病为主。结合典型的形态学表现不难与本病鉴别。

(三)Sézary 综合征(SS)

虽然有极少数的 T-PLL 患者肿瘤细胞有类似 Sézary 细胞的表现:单一的小细胞,多小叶或脑回状的细胞核;但 T-PLL 患者红皮病的临床表现较少。

第六节　治疗

T-PLL 预后较差,是高度进展性的疾病,其中位生存期约 7.5 个月。临床表现为肝大、大包块及淋巴结肿大者预后差,而性别、脾大程度、皮肤累及和淋巴细胞计数增多与预后无关。T-PLL 的罕见性意味着关于此病的治疗方法,已发表的数据极少。针对 T-PLL 有几项Ⅱ期无对照协作研究和回顾性分析,尚无特别以此类疾病为适应症的治疗方法获得批准。

一、观察和等待

对于仍处于惰性前期的患者,严密的观察监测是较为适宜的处理方法。这一时期可能会持续数年,暂无任何明确证据显示早期治疗性干预可使患者获益。然而大多数情况下,病情的进展不可避免,并且可能速度很快,因此应对患者进行严密监测。

二、一线治疗

对于 T-PLL 患者,传统化疗方案的疗效非常有限且不持久。

(一)临床试验

是 NCCN 指南对于有症状患者的首选治疗。

(二)抗 CD52 单抗(alemtuzumab,阿仑单抗)

T 幼淋巴细胞表面 CD52 强表达,促使抗 CD52 单克隆抗治疗本病的研究开始启动。至今发表的研究显示,该药在难治复发患者中的总有效率达到 75%,一线治疗组的总有效率超过 90%。虽然该药治疗有效的患者无进展生存期显著延长至 1 年以上,但终将复发,长期生存者几乎没有。最常见的不良反应为白细胞减少症和中性粒细胞减少症。

(三)包含抗 CD52 单抗的联合化疗

1. 阿仑单抗与 FMC 联合应用 给予 4 周期 FMC 方案,产生反应的患者再给予静脉阿仑单抗 30mg 每周 3 次治疗 1~3 个月,FMC 方案的 ORR 为 68%,加入阿仑单抗后 ORR 提高至 92%,中位 OS 和 PFS 分别为 17.1 个月和 11.9 个月。存在 *TCL-1* 基因突变的患者预后更差(PFS 更短,10.6 个月 vs 24.8 个月)。

2. 阿仑单抗与喷司他丁联合化疗 一项 2 期临床研究结果显示,喷司他丁与阿仑单抗联用,ORR 为 66%,并不优于单用阿仑单抗。然而对于抗体单药治疗缓慢缓解或不完全缓解的患者,加用嘌呤类似物可能有效。

(四)造血干细胞移植

T-PLL 患者复发似乎是不可避免的,并且缓解持续时间通常较短,因此对于符合条件的患者,应在第一次缓解期考虑接受治愈性疗法,即异基因造血干细胞移植。尽管近年来减低强度的预处理方案拓宽了移植的适应证,但患者的年龄和耐受性仍对移植造成障碍。Guillaume 等报道 27 例 T-PLL 患者接受异基因造血干细胞移植,14 例为 CR 状态,10 例为 OR 状态,仅有 3 例为难治性患者。中位随访时间为 33 个月,10 例患者仍处于 CR 状态,3 年 OS 为 36%,PFS 为 26%,TRM 为 31%。复发率为 47%,中位复发时间为 11.7 个月,并且所有的复发均发生于最初 2 年内。Szuszies 等报道了 3 例 T-PLL 患者,这些患者在阿仑单抗诱导治疗达到 CR 后,接受了减低剂量预处理的异基因造血干细胞移植,植入率较高,但随后在第 28 至 290 天中,供者细胞嵌合率逐渐递减。这种现象与疾病的复发无相关性。并且在进行供者淋巴细胞输注(donor lymphocyte infusion,DLI)后,仍可重新获得足够的供者细胞嵌合率。

(五)复发或难治病例

化疗和/或抗体治疗不能治愈 PLL,复发无可避免。在部分患者中,缓解持续时间很短。对于 T-PLL 患者,约半数患者接受阿仑单抗治疗能够获得二次缓解,但持续时间较短。并且复发时可能会发生 CD52 表达的丢失,从而导致阿仑单抗失效。有证据表明,表观遗传学治疗(如组蛋白去乙酰酶抑制剂)单用或联合去甲基化药物,如克拉屈滨,可能通过修饰 CD52 和其他分子标志克服耐药。其他挽救治疗包括奈拉滨和苯达莫司汀,但这些治疗很少能延长患者的缓解期。强化治疗后立即行异基因造血干细胞移植可能有效,但仅适用于少数患者。靶向失调的信号传导通路,如 JAK-STAT 的新型靶向疗法,将可能成为主要方向。

(六) 皮肤受累者

局部可用激素、氮芥、卡莫司汀、紫外线 B（PUVB）及 PUVA 等。

第七节　预后

T-PLL 为侵袭性 T 细胞恶性肿瘤,预后不良,患者平均生存期为 7.5 个月。确诊后若不进行治疗,患者很快死亡。淋巴细胞的分级及免疫表型不影响患者的预后,高表达 TCL1 和 AKT1、大肿块的出现提示预后不良。

（马　莉　苏丽萍）

参考文献

1. MATUTES E, BRITO-BABAPULLE V, SWANSBURY J, et al. Clinical and laboratory features of 78 cases of T-prolymphocytic leukemia [J]. Blood, 1991, 78 (12): 3269-3274.

2. HSI A C, ROBIRDS D H, LUO J, et al. T-cell prolymphocytic leukemia frequently shows cutaneous involvement and is associated with gains of MYC, loss of ATM, and TCL1A rearrangement [J]. Am J Surg Pathol, 2014, 38 (11): 1468-1483.

3. HERLING M, PATEL K A, TEITELL M A, et al. High TCL1 expression and intact T-cell receptor signaling define a hyperproliferative subset of T-cell prolymphocytic leukemia [J]. Blood, 2008, 111 (1): 328-337.

4. BERGMANN A K, SCHNEPPENHEIM S, SEIFERT M, et al. Recurrent mutation of JAK3 in T-cell prolymphocytic leukemia [J]. Genes Chromosomes Cancer, 2014, 53 (4): 309-316.

5. KIEL M J, VELUSAMY T, ROLLAND D, et al. Integrated genomic sequencing reveals mutational landscape of T-cell prolymphocytic leukemia [J]. Blood, 2014, 124 (9): 1460-1472.

6. LOPEZ C, BERGMANN A K, PAUL U, et al. Genes encoding members of the JAK-STAT pathway or epigenetic regulators are recurrently mutated in T-cell prolymphocytic leukaemia [J]. Br J Haematol, 2016, 173 (2): 265-273.

7. HU Z, MEDEIROS L J, FANG L, et al. Prognostic significance of cytogenetic abnormalities in T-cell prolymphocytic leukemia [J]. Am J Hematol, 2017, 92 (5): 441-447.

8. RAVANDI F, ARIBI A, O'BRIEN S, et al. Phase II study of alemtuzumab in combination with pentostatin in patients with T-cell neoplasms [J]. J Clin Oncol, 2009, 27 (32): 5425-5430.

9. JAIN P,AOKI E,KEATING M,et al. Characteristics,outcomes,prognostic factors and treatment of patients with T-cell prolymphocytic leukemia(T-PLL)[J]. Ann Oncol,2017,28(7):1554-1559.

10. GUILLAUME T,BEGUIN Y,TABRIZI R,et al. Allogeneic hematopoietic stem cell transplantation for T-prolymphocytic leukemia:a report from the French society for stem cell transplantation(SFGM-TC)[J]. Eur J Haematol,2015,94(3):265-269.

11. DAMLAJ M,SULAI N H,OLIVEIRA J L,et al. Impact of alemtuzumab therapy and route of administration in T-prolymphocytic leukemia:A single-center experience[J]. Clin Lymphoma Myeloma Leuk,2015,15(11):699-704.

12. HERBAUX C,GENET P,BOUABDALLAH K,et al. Bendamustine is effective in T-cell prolymphocytic leukaemia[J]. Br J Haematol,2015,168(6):916-919.

13. HASANALI Z S,SAROYA B S,STUART A,et al. Epigenetic therapy overcomes treatment resistance in T cell prolymphocytic leukemia[J]. STransl Med,2015,7(293):293ra102.

14. BOIDOL B,KORNAUTH C,VAN DER KOUWE E,et al. First-in-human response of BCL-2 inhibitor venetoclax in T-cell prolymphocytic leukemia[J]. Blood,2017,130(23):2499-2503.

15. ALFAYEZ M,THAKRAL B,JAIN P,et al. First report of clinical response to venetoclax combination with pentostatin in T-cell-prolymphocytic leukemia(T-PLL)[J]. Leuk Lymphoma,2020,61(2):445-449.

第二十一章

T 细胞大颗粒淋巴细胞白血病

　　T 细胞大颗粒淋巴细胞白血病（T-cell large granular lymphocytic leukemia，T-LGL）是细胞毒 T 淋巴细胞的恶性克隆性增殖性疾病，它是一组异质性的疾病，其特征是无明确病因的外周血中大颗粒淋巴细胞持续（大于 6 个月）升高，通常其绝对计数在 2~20×10⁹/L。其临床表现主要有中性粒细胞减少及相关的反复感染、贫血、脾大、自身免疫性疾病（特别是类风湿关节炎）。McKenna 等在 1977 年首次将外周血中 LGL 增多伴慢性中性粒细胞减少作为一种综合征报道。1989 年 FAB 分类将 LGL 白血病明确为慢性 T 淋巴细胞白血病中的一种独特类型。1994 年 REAL（Revised European-American Lymphoma）分类将其分为 T 细胞和 NK 细胞 2 种亚型。目前 WHO 将该病区分为 3 类：T 细胞大颗粒淋巴细胞白血病（T-LGL）、NK 细胞的慢性淋巴增生性疾病（CLPD-NK）和侵袭性 NK 细胞白血病。T-LGL 以表达 CD3⁺CD8⁺ 的 T 细胞为特征。

第一节 流行病学

正常成人的外周血中,大颗粒淋巴细胞占所有单个核细胞的 10%~15%。而其中大部分(约 85%)来源于 CD3⁻ 的 NK 细胞,仅少部分(约 15%)来源于 CD3⁺ 的 T 淋巴细胞。T-LGL 占成熟淋巴细胞白血病的 2%~3%,占全部 T 细胞及 NK 细胞性恶性肿瘤的 2%~5%。惰性 T 细胞性 LGL 是其中最为常见的类型,在西方国家中该亚型占全部 LGL 的 85%。成人 T-LGL 白血病的平均发病年龄是 55~60 岁,且无性别差异。T-LGL 患者可以伴自身免疫性疾病,如类风湿关节炎(RA)。

第二节 病因学

T-LGL 起源于胸腺后经抗原刺激的 CD8⁺ 细胞毒 T 淋巴细胞。发病的病理生理机制至今尚未完全明确。有学者认为,自身抗原或病毒抗原引起 T 细胞慢性活化参与了发病机制。在病毒感染、自身免疫性疾病、恶性肿瘤及实体器官移植后的患者体内可检测到一过性反应性大颗粒淋巴细胞增生。此时增生的大颗粒淋巴细胞表现为多克隆性,并表达 T 细胞免疫表型(CD3⁺),通常 6 个月内在原发疾病治愈后大颗粒淋巴细胞计数恢复正常。也有学者认为 T-LGL 可能代表了一类由慢性抗原刺激引起单一克隆的 CD8⁺ 细胞毒 T 细胞极度扩增的自身免疫性疾病,T-LGL 与许多自身免疫性疾病的相关性也支持这一假设。T-LGL 的另一个特征是凋亡障碍,白血病细胞常高表达 FAS/FASL,有研究者推测促生存信号通路的激活抑制了 FAS 信号,大部分患者血清游离 FASL 水平升高,这可能在中性粒细胞减少症的发病中具有重要作用。另外有多种细胞生存途径,包括 JAK2/STAT3、鞘脂信号、RAS/MEK/ERK 和 SFK/PI3K/AKT 在 LGL 患者中发生结构激活。系统的生物学方法证实白介素-15(IL-15)和血小板衍生生长因子(PDGF)作为主要生存信号开关,可能对所有已知的 T-LGL 异常产生深远影响。另外,有学者发现 *STAT3* 突变与 LGL 高度相关,STAT3 信号异常是 LGL 的发病机制之一。

第三节 临床表现

T-LGL 通常具有惰性临床表现,大部分患者疾病进展缓慢。中位生存期大于 10 年。约 1/3 患者在疾病诊断时无症状,往往在其他原因的检查中因血常规偶然发现血细胞减少而诊断。淋巴细胞计数升高,一般在 220×10⁹/L。约 2/3 的惰性 T-LGL 白血病患者在其病程中会出现血细胞减少、反复细菌性感染、自身免疫性疾病和/或脾大,20%~40% 的患者起病是中性粒细胞减少而导致的反复感染;另有相同比例的患者有 B 症状:包括发热、盗汗和体重减轻。20%~50% 的患者有轻至中度脾脏肿大,10%~20% 出现肝大。患者少有淋巴结肿大。类风湿关节炎、存在自身抗体、循环免疫复合物、高丙种球蛋白血症也较常见。血细胞减少或其他伴发疾病往往是致死原因。

T-LGL 的临床特征之一是发病或确诊时常常伴发其他疾病,常见的有自身免疫性疾病、血液系统疾病及恶性肿瘤性疾病。约 1/3 的 T-LGL 患者合并类风湿关节炎或自身免疫性血小板减少症、自身免疫性溶血性贫血等。T-LGL 也是成人纯红细胞性再生障碍性贫血的最常见原因。此外,T-LGL 也可合并再生障碍性贫血、骨髓增生异常综合征、阵发性睡眠性血红蛋白尿。T-LGL 也与许多 B 淋巴细胞增殖性疾病相关。

第四节　诊断与鉴别诊断

一、诊断

需要综合临床表现、细胞形态学、流式细胞检测的外周血淋巴细胞免疫表型和分子生物学方法检测的 *TCR* 重排结果。主要的诊断标准有:①外周血 T-LGL 持续增多,淋巴细胞总数常在（2~20）×10^9/L,但 25%~30% 的 T-LGLL 患者外周血 T-LGL<0.5×10^9/L。②具备特征性的免疫表型:CD3$^+$CD8$^+$CD57$^+$CD16$^+$TCRαβ$^+$CD4$^-$CD56$^-$,少数患者为变异亚型,如 CD3$^+$CD4$^+$CD8$^-$CD57$^+$TCRαβ$^+$ 或 CD3$^+$CD4$^+$CD8$^+$CD57$^+$TCRαβ$^+$ 或 CD3$^+$CD4$^-$CD8$^-$CD57$^+$TCRγδ$^+$。③用 PCR 或 Southern Blot 检测到 *TCR* 基因重排,或用流式细胞术检测到 TCRVβ 区的限制性。④临床表现有外周血细胞减少,脾大,纯红 AA 及类风湿关节炎等。前 3 条标准对于诊断 T-LGL 是必须的。对没有临床症状且外周血中 LGL<0.5×10^9/L 者,建议骨髓检查,若骨髓中有克隆性 LGL,则支持 LGL 诊断。虽外周血 LGL<0.5×10^9/L,若有症状亦可诊断 LGL。

二、侵袭性亚型的诊断

此亚型诊断基于以下标准:外周血 LGL 增多（>0.5×10^9/L）,一般多 >10×10^9/L;其免疫表型多为 CD3$^+$CD8$^+$CD56$^+$;*TCR* 重排为单克隆性;进展迅速的 B 症状、肝脾淋巴结肿大和外周血细胞减少。

三、鉴别诊断

诊断 T-LGL 时需要与以下疾病相鉴别。

（一）反应性 LGL 增多

见于病毒感染、自身免疫性疾病、B-NHL、骨髓移植后、人类免疫缺陷病毒感染等情况。LGL 为多克隆性或寡克隆性增生，去除病因后可恢复正常。分子遗传学检查 *TCR* 基因重排阴性。组织病理学上，淋巴细胞成簇分布或位于血窦内且免疫表型为 CD8、TIA-1、颗粒酶 B 阳性则支持为 T-LGL，反应性 LGL 无此特点。

（二）侵袭性 NK 细胞白血病

病情进展迅速，预后差，瘤细胞免疫表型为 $CD3^-$、$CD56^+$；常有 EB 病毒感染的证据。*TCR* 基因重排阴性。

（三）T 幼淋巴细胞白血病

常有高白细胞血症，白细胞常大于 $100×10^9$/L。外周血幼稚淋巴细胞增多（>55%），免疫表型多为 $CD4^+$/$CD8^-$ 或 $CD4^+$/$CD8^+$。

（四）肝脾 T 细胞淋巴瘤

常见骨髓侵犯且瘤细胞主要位于血窦内，细胞胞体较 LGL 大且形态更为不成熟，免疫表型多为 $CD8^-$、$CD56^+$、颗粒酶 B^-。

（五）成人 T 细胞白血病/淋巴瘤

起病一般较急，常伴有快速进展的皮肤损害和高钙血症。人类 T 细胞白血病病毒 1 型检测阳性。免疫表型多为 $CD4^+$/$CD8^-$。

（六）急性 T 淋巴细胞白血病

常见淋巴结肿大及纵隔肿块，瘤细胞形态更为幼稚，多表达前体细胞标记末端核苷酸转移酶、CD99、CD34、CD1a，常为 $CD4^+$/$CD8^+$。

（七）儿童系统性 EB 病毒阳性 T 淋巴细胞增殖性疾病

见于儿童及年轻人，病情凶险，预后差，死于多脏器衰竭、败血症等。生存期多为数天至数周，有 EB 病毒感染的证据。骨髓中组织细胞增生及吞噬红细胞的现象易见。瘤细胞通常为小淋巴细胞，但也可具有多形性，胞体中等至偏大，核形态不规则。

第五节　治疗

T-LGL 患者通常无症状，约一半患者不需要治疗，只需要定期随访。当出现以下情况时需要进行治疗：①ANC<$0.5×10^9$/L；②血红蛋白 <100g/L 或需要输入红细胞；③血小板 <$50×10^9$/L；④相关自身免疫疾病伴需要治疗的 T-LGL；⑤肺动脉高压；⑥严重的 B 症状；⑦症状性脾大。治疗的目的是改善血细胞减少而不是消除恶性克隆。T-LGL 包括了一部分以往诊断的 T-CLL，其治疗手段也可参考 CLL 的治疗策略，目前尚无标准疗法，免疫抑制疗法是治疗的基础，包括甲氨蝶呤（MTX）、环磷酰胺（CTX）和环孢素（CsA）等。

一、免疫抑制剂

本病治疗的主要方法是免疫抑制治疗而非化疗,据报道,甲氨蝶呤、口服环磷酰胺或环孢素 A 单药对 LGL 白血病有效。目前推荐对中性粒细胞减少和/或伴 RA 的 LGL 白血病患者,起始给予低剂量 MTX 治疗;对于伴贫血的 LGL 患者,治疗首选 MTX(10mg/m²/周)或环磷酰胺(100mg/d)口服。治疗 4 个月后通过血细胞计数评估治疗反应。当血象恢复正常(如 PLT>$150×10^9$/L, ANC>$0.5×10^9$/L, Hb>120g/L, 淋巴细胞 <$4×10^9$/L), 而且循环 LGL 在正常范围,可认为获得血液学完全缓解(CR),当 PCR 方法检测不到克隆性 T 细胞,可认为获得分子学完全缓解;部分缓解(PR)定义为血象改善但未达到 CR;治疗失败定义为治疗 4 个月未获得 CR 或 PR。如治疗 4 个月不能至少达到 PR,则更换为另一种药物或环孢素(2.5~5mg/kg,每日 2 次),这些药物在大多数患者中已被证明具有良好的整体安全性、有效性和安全性,它们之间不存在交叉耐药性。这些药物的作用机制依赖于免疫抑制/调节作用。

二、嘌呤类似物

一线免疫抑制治疗失败的患者有可能从嘌呤类似物中获益(氟达拉滨、克拉屈滨、喷司他丁)。Fortune 等报道了 9 例使用喷司他丁治疗的 T-LGLL 患者有 75% 的缓解率。连续观察 25 例患者后发现这是一种相比环孢素或甲氨蝶呤毒性更小、更有效的治疗。另有学者使用氟达拉滨治疗 6 例 T-LGL,6 例均获得了血液学完全缓解,5 例获得了分子学完全缓解,平均随访 12 个月,无疾病进展生存率和总生存率均为 100%。

三、单克隆抗体

T-LGL 细胞 CD52 高表达支持阿仑单抗的使用。但近期一项研究表明,虽然 CD52 细胞存在正常 LGL 细胞,但 LGL 细胞的 CD52 表达明显偏低,这也许可以解释某些患者的治疗失败。在一项研究中,阿仑单抗的总反应率是 50%(8 例 T-LGL 患者中 4 例有反应)。人源化的 Mik-β 单抗直接作用于 CD122,或者是 IL-2 受体和 IL-15 受体的共同亚基。虽然在白血病性 LGL 观察到 IL-15β 亚基下调,但没有观察到 LGL 计数减少。

四、其他治疗方法

(一)类固醇激素和生长因子

可能有助于快速而短暂的改善血细胞减少,但长期类固醇激素治疗应避免不良影响。脾切除可帮助减少难治性血细胞减少,尤其是那些自身免疫性溶血性贫血(AIHA)或免疫性血小板减少症（ITP）相关的患者。

（二）法尼基转移酶（替吡法尼）和蛋白酶体抑制剂（硼替佐米）

二者用于本病的治疗，目前处于探索研究中。有研究报道使用硼替佐米序贯来那度胺治疗1例既往合并骨髓瘤的难治性T-LGL患者，在来那度胺治疗30个月后，患者骨髓瘤得到部分缓解，而T-LGL得到持续性血液学完全缓解。

（三）联合化疗

对于侵袭性T-LGL（通常CD56+）和高度变异患者接受高强度的联合化疗，但至今尚无具体治疗方案推荐，某些研究推荐采用急性淋巴细胞白血病（ALL）样方案诱导治疗，并在首次缓解期内进行造血干细胞移植。

第六节　预后

本病的中位生存期时间较长（14.5年），大多数患者的病程呈慢性过程，体内淋巴细胞增生通常为惰性，而非侵袭性，4年死亡率为10%~28%。败血症是本病患者的最主要死亡原因。

（马　莉　苏丽萍）

参考文献

1. SOKOL L, LOUGHRAN T P JR. Large granular lymphocyte leukemia [J]. Oncologist, 2006, 11（3）:263-273.

2. FENG B, JORGENSEN J L, HU Y, et al. TCR-Vbeta flow cytometric analysis of peripheral blood for assessing elonality and disease burden in patients with T cell large granular lymphocyte leukaemia [J]. J Clin Pathol, 2010, 63（2）:141-146.

3. BOURGAULT-ROUXEL A S, LOUGHRAN T P JR, ZAMBELLO R, et al. Clinical spectrum of gammadeha+T cell LGL leukemia: analysis of 20 cases [J]. Leuk Res, 2008, 32（1）:45-48.

4. WONG K F, CHAN J C, LIU H S, et al. Chromosomal abnormalities in T-cell large granular lymphocyte leukemia: report of two cases and review of the literature [J]. Br J Haematol, 2002, 116（3）:598-600.

5. RYAN D K, ALEXANDER H D, MORRIS T C. Routine diagnosis of large granular lymphocytic leukemia by Southern blot and polymerase chain reaction analysis of clonal Tcell receptor gene rearrangement [J]. Mol Pathol, 1997, 50（2）:77-81.

6. ZAMBELLO R, SEMENZATO G. Natural killer receptors in patients with lympho proliferative diseases of granular lymphocytes [J]. Semin Hematol, 2003, 40（3）:201-212.

7. JAFFE E S, HARRIS N L, VARDINMN J W, et al. Hematopathology [M]. Philadelphia: Elsevier Saunders, 2010:506-512.

8. OSUJI N,BEISKE K,RANDEN U,et al. Characteristic appearances of the bone marrow in T-cell large granular lymphocyte leukemia [J]. Histopathology,2007,50(5):547-554.

9. 贺艳丽,杨晶,杜雯,等. 24 例大颗粒淋巴细胞白血病患者免疫表型和临床特征分析[J]. 内科急危重症杂志,2010,16(3):136-138.

10. O'MALLEY D P. T-cell large granular leukemia and related proliferations [J]. Am J Clin Pathol,2007,127(6):850-859.

11. LAMY T,LOUGHRAN T P JR. Methotrexate with or without steroids may be beneficial in patients with autoimmune disease;cyclophosphamide or cyclosporine may be used as a first- or second-line option in patients with anemia. How I treat LGL leukemia [J]. Blood,2011, 117(10):2764-2774.

12. KUWAHARA N,KODAKA T,ZUSHI Y,et al. T-cell large granular lymphocytic (LGL) leukemia consists of CD4+/CD8dim and CD4−/CD8+ LGL populations in association with immune thrombocytopenia,autoimmune neutropenia,and monoclonal B-cell lymphocytosis [J]. J Clin Exp Hematop,2019,59(4):202-206.

13. BARILÀ G,CALABRETTO G,TERAMO A. et al. T cell large granular lymphocyte leukemia and chronic NK lymphocytosis [J]. Best Pract Res Clin Haematol,2019,32(3):207-216.

第二十二章

NK 细胞性慢性淋巴增殖性疾病

第一节　定义

NK 细胞性慢性淋巴增殖性疾病（chronic lymphoproliferative disorders of NK cells，CLPD-NK）属于大颗粒淋巴细胞（LGL）白血病的一个亚型，是一种罕见且异质性的疾病，又称为慢性 NK 细胞性淋巴细胞增多症（chronic NK-cell lymphocytosis）、慢性 NK 大颗粒淋巴细胞性淋巴增殖性疾病（chronic NK large granular lymphocyte lymphoproliferative disorder）、NK 细胞性惰性白血病（indolent leukemia of NK cells）、NK 细胞大颗粒淋巴细胞增多症（NK-cell large granular lymphocyte lymphocytosis）、惰性大颗粒 NK 细胞淋巴增殖性疾病（indolent large granular NK-cell lymphoproliferative disorder）。CLPD-NK 表现为一个慢性临床过程，由 Tefferi 等在 1994 年首次提出，被认为是一种起源于成熟 NK 细胞的淋巴增殖性疾病，约占所有 LGL 白血病的 5%。在 2008 年和 2016 年 WHO 关于淋巴造血组织肿瘤分类中，CLPD-NK 均作为一种临时的独立类型列入成熟 T/NK 细胞淋巴瘤的范畴，其特征为外周血 NK 细胞持续性增多（通常 $\geqslant 2.0 \times 10^9/L$）超过 6 个月而无其他明确病因。

第二节　流行病学

CLPD-NK 较罕见，其发病率无确切的数据，但据估计仅占 LGL 白血病的 5% 左右，而 LGL 白血病的发病率为每年 0.72/100 万人，在北美和欧洲占到慢性淋巴增殖性疾病的 2%~5%，在亚洲占到 5%~6%。CLPD-NK 主要发生在成人，平均发病年龄为 60 岁，无性别差异。与 EB 病毒相关的侵袭性 NK 细胞白血病不同，CLPD-NK 无种族或遗传倾向。

第三节　病因

循环中 NK 细胞短暂性增多可以发生在多种情况，如自身免疫性疾病或病毒感染。尽管没有观察到 NK 细胞感染的直接证据，但据推测由于未知原因（可能是病毒）的刺激所导致的 NK 细胞活化通过选择和扩增 NK 细胞克隆在 CLPD-NK 的早期发病中发挥重要作用。有研究发现酪氨酸激酶抑制剂达沙替尼可以产生持续性单克隆性 NK 细胞增高。1/3 的病例存在 stat3 基因 SH2 区的活化性突变。一种遗传易感性可能与含有高数目活化的杀伤性免疫球蛋白样受体（KIR）基因的单倍型有关。

第四节　临床特征

CLPD-NK 临床潜隐,多数患者可无任何症状和体征,仅于查体或因其他疾病就诊时发现白细胞或淋巴细胞明显增高。部分患者于疾病过程中可出现血细胞减少,主要是中性粒细胞减少和贫血。CLPD-NK 的主要受累部位是外周血和骨髓,而淋巴结肿大、肝大、脾大和皮肤损害并不常见。CLPD-NK 有时会伴随其他一些疾病而发生,包括实体肿瘤和血液系统肿瘤、血管炎、脾大、外周神经病变。另外,还可以伴发某些自身免疫性疾病,如类风湿关节炎(RA)、纯红细胞再生障碍性贫血(PRCA)、自身免疫性溶血性贫血(AIHA)和免疫性血小板减少症(ITP)等,但较 T-LGLL 少见。

CLPD-NK 需要与累及胃肠道的 NK 细胞淋巴增殖性疾病相鉴别,后者称为 NK 细胞肠病或 NK 细胞型淋巴瘤样胃病。

第五节　实验室特征

一、形态学

血循环中 NK 细胞通常为中等大小,核为圆形,染色质致密,胞质量中等,偏嗜碱性,含有细致或粗糙的嗜苯胺蓝颗粒(图 22-1)。这些大颗粒淋巴细胞往往有明显的一致性,且

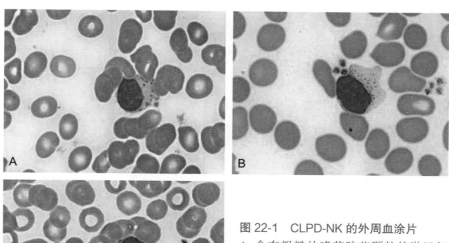

图 22-1　CLPD-NK 的外周血涂片
A. 含有粗糙的嗜苯胺蓝颗粒的淋巴细胞;B. 含有大量细颗粒的淋巴细胞;C. 不含可见颗粒的淋巴细胞

淋巴细胞活化的特征不明显。骨髓活检：其特征为窦内和间质内被含有小而稍不规则核和中等量淡染胞质的细胞所浸润，这些浸润需要通过免疫组化加以确认（图 22-2）。

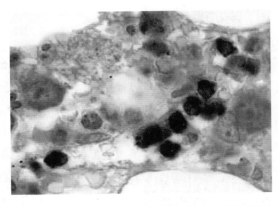

图 22-2　骨髓病理显示颗粒酶 B 染色阳性细胞的窦内骨髓浸润

二、免疫表型

CLPD-NK 表达成熟 NK 细胞的免疫表型，其表面 CD3（sCD3）阴性，而胞质 CD3ε（cCD3ε）通常阳性；CD16 阳性，而 CD56 通常弱表达；T 细胞内抗原-1（TIA-1）、颗粒酶 B 和颗粒酶 M 等细胞毒标记阳性；CD2、CD7 和 CD57 为弱表达或丢失表达，且一致性异常表达 CD8。因此，CLPD-NK 的典型免疫表型为 $CD2^+/sCD3^-/cCD3ε^+/TCRαβ^-/CD4^-/CD8^+/CD16^+/CD56^+$。NK 细胞受体（NKR）的 KIR 家族的表达往往出现异常，表现为限制性 KIR 异构体表达或 KIR 的表达完全缺失（图 22-3）。KIR 阳性病例通常表达活化的受体异构体，其他的 NKR 异常包括 CD94/NKG2A 异二聚体一致性强表达和 CD161 弱表达。

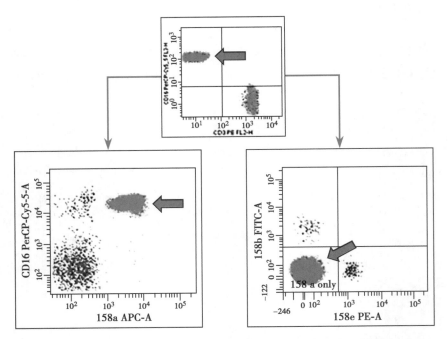

图 22-3　1 例典型 CLPD-NK 患者的外周血流式细胞术免疫表型

应用流式细胞术检测外周血细胞免疫表型，结果提示 $CD16^+/sCD3^-$ 的 NK 细胞增多（上图中红色箭头指向）。同时，这群 $CD16^+/sCD3^-$ 的 NK 细胞一致性表达杀伤细胞免疫球蛋白样受体（KIR）异构体 CD158a（下图左侧橘色箭头指向），而不表达 KIR 异构体 CD158b 和 CD158e（下图右侧橘色箭头指向），提示其 NK 细胞为限制性表达 KIR，支持 CLPD-NK 的诊断。

三、遗传学

大部分病例的染色体是正常的。30% 的患者存在 *stat3* 的 SH2 区突变,发现此突变可以排除非肿瘤性 NK 细胞增殖。如同 NK 细胞一样,不存在免疫球蛋白(*Ig*)和 T 细胞受体(*TCR*)基因重排。女性患者有可能发生 X 染色体灭活,可以作为一个克隆性标志物。限定于 NK 细胞的不成比例的 X 染色体失活是存在一个克隆性细胞群的标志。应用这些方法只能在一部分而不是全部病例中证实克隆性的存在。与侵袭性 NK 细胞白血病不同,EB 病毒在 CLPD-NK 中通常是阴性的。

第六节　诊断与鉴别诊断

2008 年 WHO 关于淋巴造血组织肿瘤分类中 CLPD-NK 的诊断标准为:①外周血 NK 细胞绝对值≥$2×10^9$/L;②持续 6 个月以上;③排除诊断明确的继发性疾病。CLPD-NK 的典型免疫表型为 sCD3 阴性,CD16 阳性,弱表达 CD56,CD2、CD7 和 CD57 的表达可减弱或消失,CD5 和 CD8 可异常表达,胞质 CD3ε 多为阳性,无 TCR 的克隆性表达。

由于缺乏有效的克隆性检测方法,迄今尚难以确认 CLPD-NK 中 NK 细胞的克隆性。因此,CLPD-NK 与反应性 NK 细胞增生的鉴别非常困难,后者可见于非霍奇金淋巴瘤、多发性骨髓瘤、白血病、骨髓增生异常综合征、原发免疫性血小板减少症等血液系统疾病以及病毒感染、实体瘤、自身免疫性疾病、皮肤病和神经系统异常等非血液系统疾病。其继发的反应性 NK 细胞增多持续时间较少超过 6 个月,且具有自限性。目前较为可靠的检测 NK 细胞克隆性方法是采用 X 染色体失活分检测女性 CLPD-NK 患者 NK 细胞克隆性,当细胞的 X 染色体呈现为单一父系或母系 X 染色体失活时,提示该细胞出现克隆性增殖,但是由于该方法操作繁琐并且检测周期长,较难在临床常规开展。近年来研究表明,KIR 在 CLPD-NK 细胞可呈限制性表达,可作为检测 NK 细胞克隆性的潜在标志,KIR 的单倍型表达(如 CD161 和 NKB1)或完全不表达提示 NK 细胞存在克隆性。

CLPD-NK 与 T 细胞大颗粒淋巴细胞白血病(T-LGLL)同属于 LGL 白血病,细胞形态及临床表现相似。尽管临床上 T-LGLL 患者反复感染、重度贫血、粒细胞减少和类风湿关节炎表现较 CLPD-NK 更为常见,但二者均属惰性疾病过程,临床潜隐,单纯临床表现几乎不能区分。T-LGLL 来源于 CD3 阳性 T 细胞克隆性增殖,存在 *TCR* 基因重排,而 CLPD-NK 来源于 CD3 阴性 NK 细胞克隆性增殖,借助免疫表型检测及 *TCR/IgH* 重排分析可方便地将两者进行区分。

CLPD-NK 与侵袭性 NK 细胞白血病(aggressive NK-cell leukemia,ANKL)同属于成熟 NK 细胞肿瘤,二者 LGL 免疫表型相似,也均无 *TCR/IgH* 重排,除 LGL 形态学有助于诊断外,EB 病毒检测也有一定参考价值,但两者鉴别主要依据临床表现。ANKL 呈侵袭性,中青年人发病多见,以肝、脾和淋巴结肿大常见,常伴有发热、消瘦等全身症状及全血细胞减少、肝功能异常、噬血细胞综合征和多器官功能衰竭,病情进展迅速,中位生存期不到 2 个月,预后极差。

第七节　治疗

多数 CLPD-NK 患者表现为惰性病程,进展缓慢,对于无症状或临床症状较轻者可不予治疗,进行临床随诊观察,大部分患者可长期存活。如同 T-LGLL,CLPD-NK 的治疗指征包括严重的中性粒细胞减少(中性粒细胞绝对值 <0.5×10⁹/L)、伴有反复感染的轻中度粒细胞减少(中性粒细胞绝对值 >0.5×10⁹/L)、症状性或输血依赖性贫血以及需要治疗的自身免疫性疾病。对于 CLPD-NK 来讲,目前尚无标准治疗,这是因为目前的所有临床试验均是回顾性而非前瞻性的,并且这些研究内容多不完整,不包含反应时间、持续治疗时间以及治疗失败的时间等。其治疗措施一般参考 T-LGLL 进行。

一、免疫抑制剂

免疫抑制治疗是 CLPD-NK 的主要治疗措施,主要包括小剂量甲氨蝶呤(MTX,每周 10mg/m² 口服)、环磷酰胺(CTX,100mg/d 口服)和环孢素 A(CsA,每天 3mg/kg 口服)等单药治疗,需至少应用 4 个月方可评价其疗效。MTX 是目前针对 LGL 白血病首选的一线选择,尤其适合粒细胞减少患者,其总体反应率为 40%,如果有效,可以持续无限期应用;对于伴有贫血,尤其是纯红细胞再生障碍性贫血(PRCA)的 CLPD-NK 患者,则应选择 CTX,其总体反应率为 60%~70%,其最长应用时间不超过 12 个月。对于 MTX/CTX 无效者,则可以选择 CsA,总反应率为 60%,可长期应用,但其无清除 LGL 白血病克隆的作用。

二、肾上腺糖皮质类激素

肾上腺糖皮质类激素作为 CLPD-NK 一线治疗的疗效并不令人满意,往往仅能改善粒细胞减少但作用不能持久,糖皮质类激素的最大一组完整系列的临床研究的总反应率仅为 9%,且均未达到临床缓解。因此,糖皮质类激素一般作为一线免疫抑制剂(MTX、CTX 或 CsA)的联合用药。

三、其他治疗

嘌呤类似物(如氟达拉滨联合地塞米松)已治疗近 40 例 LGL 白血病,其疗效显著,总反应率高达 79%；阿仑单抗（CD52 单抗）已被批准用于 CLL 和 T-幼淋细胞白血病，目前报道已用于 LGL 白血病病例近 30 例，这些病例大部分合并 PRCA，其总反应率超过 60%，疗效令人满意。另外，也有针对免疫抑制剂治疗无效或伴有侵袭性临床表现的 LGL 白血病患者应用类 CHOP 方案治疗成功的报道。

四、支持治疗

支持治疗包括细胞因子治疗和对症治疗。对于粒细胞严重减少患者以及伴有发热的中性粒细胞减少患者，可给予粒细胞集落刺激因子（G-CSF）和抗感染治疗；对于贫血患者，可给予促红细胞生成素（EPO）和红细胞输注。

第八节 预后

绝大多数患者的临床过程在很长一段时间内是惰性的，甚至少数病例可以发生自发性缓解。在一些病例中可观察到疾病进展，包括淋巴细胞增多和血细胞减少的恶化。极少数 CLPD-NK 病例可转化为侵袭性 NK 细胞疾病或结外 NK 细胞淋巴瘤，尤其合并 EBV 阳性者。出现血细胞减少、反复感染可能是疾病进展的先兆。存在细胞遗传学异常往往代表不良预后，可能与发生疾病转化相关。

（王 艳）

参考文献

1. VILLAMOR N，MORICE W G，CHAN W C，et al. Chronic lymphoproliferativedisorders of NK cells//SWERDLOW S H，CAMPO E，HARRIS N L，et al. WHO Classification of Tumours ofHaematopoietic and Lymphoid Tissues［M］. 4th ed. LARC：Lyon，2008：274-275.
2. VILLAMOR N，MORICE W G，CHAN W C，et al. Chronic lymphoproliferative disorders of NK cells//SWERDLOW S H，CAMPO E，HARRIS N L，et al. WHO Classification of Tumours of Haematopoietic and Lymphoid Tissues［M］.（Revised 4th edition）. LARC：Lyon，2017：351-352.
3. TEFFERI A，LI C Y，WITZIG T E，et al. Chronic natural killer cell lymphocytosis：a descriptive clinical study［J］. Blood，1994，84（8）：2721-2725.
4. 彭广新，赵馨，熊媛媛，等. 慢性 NK 细胞增多症患者临床及实验室特征分析十八例报告并文献复习［J］. 中华血液学杂志，2014，35（7）：609-613.
5. ALEKSHUN T J，SOKOL L. Diseases of large granular lymphocytes［J］. Cancer Control，2007，14（2）：141-150.

6. EPLING-BURNETTE P K,PAINTER J S,CHAURASIA P,et al. Dysregulated NK receptor expression in patients with lymphoproliferative disease of granular lymphocytes [J]. Blood, 2004,103（9）:3431-3439.

7. BOUDEWIJNS M,VAN DONGEN J J,LANGERAK AW. The human androgen receptor X chromosome inactivation assay for clonality diagnostics of natural killer cell proliferations [J]. J MolDiagn,2007,9（3）:337-344.

8. JEREZ A,CLEMENTE M J,MAKISHIMA H,et al. STAT3 mutations unify the pathogenesis of chronic lymphoproliferative disorders of NK cells and T-cell largegranular lymphocyte leukemia [J]. Blood,2012,120（15）:3048-3057.

9. ISHIDA F,MATSUDA K,SEKIGUCHI N,et al. STAT3 gene mutations and their association with pure red cell aplasia in large granular lymphocyte leukemia [J]. Cancer Sci,2014, 105（3）:342-346.

10. CHEE CE,WARRINGTON K J,TEFFERI A. Chronic natural killer-cell lymphocytosis successfully treated with alemtuzumab [J]. Blood,2009,114（16）:3500-3502.

11. LAMY T,LOUGHRANJR TP. How I treat LGL leukemia [J]. Blood,2011;117（10）:2764-2774.

12. STEINWAY S N,LEBLANC F,LOUGHRAN T P JR. The pathogenesis and treatment of large granular lymphocyte leukemia [J]. Blood Rev,2014;28（3）:87-94.

13. OSHIMI K. Clinical features,pathogenesis and treatment of large granular lymphocyte leukemias [J]. Intern Med,2017;56（14）:1759-1769.

14. LAMY T,MOIGNET A,LOUGHRAN TP. LGL leukemia:from pathogenesis to treatment [J]. Blood,2017;129（9）:1082-1094.

第二十三章

侵袭性 NK 细胞白血病

第一节　概述

侵袭性 NK 细胞白血病（ANKL）是一种与 EBV 感染密切相关的 NK 细胞恶性增殖性疾病，表现为多系统、多器官受累，大部分患者短期内死亡。2008 年的 WHO 分类标准将 ANKL 与结外 NK/T 细胞淋巴瘤、慢性 NK 细胞淋巴增殖性疾病（CLPD-NK）一起归入成熟 NK 细胞肿瘤，将起源于不成熟的 NK 细胞肿瘤，如髓系 NK 前体细胞白血病和前体 NK-淋巴母细胞淋巴瘤/白血病归入白血病的范畴。早期，由于人们对 ANKL 认识不足，经常导致误诊及漏诊，认为 ANKL 是一种罕见的淋巴瘤。近几年，随着对该疾病认识的深入，发现 ANKL 并不罕见。到目前为止，文献报道 ANKL 患者约有两百多例，多见于亚洲人，好发于年轻人及中年人，男女发病率无明显差异。

第二节　诊断

目前，国内外对 ANKL 尚无统一的诊断标准，其诊断主要依据患者的临床表现、细胞形态学、遗传学及免疫学特征等综合考虑。综合文献，诊断要求满足下列条件：

一、临床表现

1. 常有明显的 B 症状　发热，体温 >38.5℃，乏力、盗汗，食欲下降、体重减轻及黄疸、肝脾大等。
2. 多数患者呈侵袭性、暴发性的临床过程，短期内可出现多脏器功能衰竭，以肝功能衰竭为主，逐渐累及其他脏器。病程中常出现弥散性血管内凝血和噬血细胞综合征。
3. 恶性 NK 细胞脏器浸润症状较明显，最常累及的部位依次为：骨髓、外周血、脾脏、肝脏及淋巴结，也可累及浆膜腔、皮肤、中枢神经系统、肾脏、肺、扁桃体、纵隔及睾丸等；可表现为淋巴结肿大、胸腔积液、腹腔积液等。

二、实验室检查：

（一）生化检查

血象多为一系或多系的进行性减少；早期白细胞可表现为增高，以淋巴细胞为主，也可表现为白细胞减少；部分患者伴贫血及血小板减少。肝功能、凝血功能等短期内迅速恶化；疾病后期，几乎所有患者都会有肝功能异常和全血细胞减少。乳酸脱氢酶通常升高。

（二）形态学

外周血和/或骨髓中出现大颗粒淋巴细胞，胞质淡染、可见嗜苯胺蓝颗粒，核染色质较细,偶见核仁,但是免疫表型提示为成熟 NK 细胞。该病有别于一般白血病,外周血和骨髓中的肿瘤细胞数量比例差异较大,最低可不到 5%,部分外周血中 NK 肿瘤细胞比例高于骨髓,有时需要多部位、多次穿刺并结合外周血检测才能确诊。NK 肿瘤细胞形态与大小呈明显的异质性,形态可类似于正常的大颗粒淋巴细胞或者幼稚、不典型,甚至不见胞质颗粒。骨髓活检切片中 NK 肿瘤细胞侵犯的程度及分布方式呈多样性,可以是间质型、灶型、窦内型及弥漫型等多种侵犯方式,间质型多见。常可见到多少不等的吞噬型组织细胞。因此对于高热、病情进展迅速并伴有噬血细胞综合征的患者需要注意 ANKL 的可能性。

（三）免疫表型

1. NK 肿瘤细胞的免疫表型特点　通常为 sCD3⁻CD5⁻ 伴有 NK 细胞标志物（CD16、CD56 和 CD57）的表达,部分可出现 CD2 和 CD7 表达减弱或缺失,少数病例可获得 CD5 的表达。ANKL 表型为成熟 NK 细胞表型,如 CD94 1B⁺。典型的免疫表型是 sCD3⁻、cCD3ε⁺/⁻ 及 CD16⁻/⁺CD56⁺CD57⁻;T 细胞、B 细胞（CD19 和 CD20）和髓系（髓过氧化物酶）特异性标志抗原阴性;而 NK-CLPD 的细胞表型为 CD3⁻CD56^dimCD16⁺,表型更为成熟;结外鼻型 NK/T 细胞淋巴瘤（ENKL）典型表型为 sCD3⁻cCD3⁺/⁻CD2⁺CD56⁺,其他 NK 相关抗原通常为阴性。

2. 克隆性检测　临床工作中通常选择 CD158a/h,CD158b、CD158e、CD158k 和 CD158i 等 KIR 系列抗体用于 NK 细胞克隆性检测,但目前市面上的抗体仅能覆盖部分 CD158 抗原簇。与 T 细胞淋巴瘤类似,FCM 检测到 NK 细胞克隆性并不意味着绝对恶性,需要结合临床背景包括是否有 EBV 感染等进行综合分析。由于 NK 细胞的免疫表型对 ANKL 的诊断极其重要,因此要尽可能地获取患者的骨髓,外周血,淋巴结,肝、脾组织或浆膜腔液标本行 NK 细胞免疫表型检测。

（四）细胞遗传学及分子遗传学特征

本病无特征性的遗传学异常,多数为高度复杂异常核型,目前报道的细胞遗传学异常有 del（6）（q21q25）、11q− 等。微列阵比较基因组杂交技术研究显示,ANKL 的遗传学改变与结外 NK/T 细胞淋巴瘤比较存在明显差别,本病 7p⁻、17p⁻ 与 1q⁺ 常见,而后者 6q−常见。

（五）其他

1. 基因重排　T 细胞受体（*TCR*）和免疫球蛋白重链（*IgH*）为胚系构型。

2. EBV 感染　有 EBV 感染的证据支持该诊断,但不能作为诊断的必要条件。

3. PET-CT　行 PET-CT 检查的 ANKL 患者较少,现有的研究结果提示 PET-CT 对 ANKL 的诊断价值有限。

（六）排除其他引起大颗粒淋巴细胞增多的疾病

如 T 细胞大颗粒淋巴细胞白血病（T-LGLL）;慢性 NK 淋巴细胞增多症;结外 NK/T 细胞淋巴瘤等。

第三节　鉴别诊断

ANKL需要与多种疾病进行鉴别:其他大颗粒性淋巴细胞增殖性疾病,引起高热的其他疾病,如Kikuchi病、传染性单核细胞增生症、噬血细胞综合征等。

一、CLPD-NK

由于目前尚无法确定该病增生的NK细胞为肿瘤性还是反应性的,WHO(2008)分类标准特别指CLPD-NK是一种暂行的疾病实体。该病少见,有较大的异质性,EBV检测多为阴性,表现为持续6个月以上、无诱因的外周血成熟NK细胞增多(≥2×10⁹/L)。该病多见于成人,呈惰性临床过程,大多数患者无症状,肝、脾及淋巴结肿大少见。少数患者表现为血细胞减少、浅表血管炎、周围神经病变,急性肾小球肾炎也有报道。骨髓中常有NK细胞浸润,通常需要借助免疫组织化学才能确诊。CLPD-NK通常的免疫表型:①CD56弱阳性或阴性,sCD3阴性,胞质CD3阳性,TIA1、颗粒酶B及M阳性;②可出现抗原表达的缺失、减弱(CD2、CD7、CD57及CD161)及CD5、CD8的异常表达;③KIR的限制性表达或表达完全缺失;④NK细胞的Ki-67抗原表达多低于20%。CLPD-NK预后多良好,血细胞减少、反复感染及并发症是导致患者预后差的重要因素,极少数可转化为ANKL,有EBV感染的NK细胞的患者易于演化,此类患者之前常有慢性活动性EBV感染、对蚊虫叮咬高敏感或牛痘样水疱史,对这类患者应密切随访。

二、结外NK/T细胞淋巴瘤

结外NK/T细胞淋巴瘤与ANKL有很多相似之处,如临床流行病学特点(好发于亚洲)、免疫表型、与EBV密切相关等。结外NK/T细胞淋巴瘤男性发病高于女性,多见于亚洲人、美国本土的墨西哥人、中美洲人及南美洲人,患者中位发病年龄较ANKL者大10岁以上。根据原发部位的不同,分为鼻区来源和非鼻区来源两种临床亚型,由于二者的细胞形态和免疫表型相同,在2008年的WHO分类标准中被命名为同一类疾病,即结外NK/T细胞淋巴瘤(鼻型),但临床资料显示,两者的临床预后有着较大的差异。鼻区型指发生于鼻部、口腔和上呼吸道,表现为鼻腔、鼻咽部、鼻旁窦、扁桃体、咽下部及喉部的肿块,硬腭被破坏是典型的中线穿孔表现。但鼻型一般为局部发病,少见骨髓浸润,局限于鼻腔者放疗效果好,而ANKL对多种化疗药物反应差,预后凶险。非鼻区型指发生于任何除鼻、上呼吸道和骨髓以外,其常见的原发部位有皮肤、胃肠道、唾液腺、脾脏和生殖器,而ANKL的皮肤侵犯少见。结外NK/T细胞淋巴瘤(非鼻区型)发病初期即有多部位肿瘤累及,预后较差,其典型的免疫表型为:①CD56阳性、sCD3阴性、胞质CD3阳性、细胞毒分子(TIA1、颗粒酶B及穿孔素)阳性;CD56阳性对于判断NK细胞来源是一个非常有用但非特异性的指标,不能作为排除 NK/T 细胞淋巴瘤的证据。②CD4、CD5、CD8、CD16、CD57、TCRδ 及 βF1 通常阴性。CD43、CD45RO、HLA-DR、CD25、FAS（CD95）及其配体通常阳性,少数患者 CD7 及 CD30 阳性。结外 NK/T 细胞淋巴瘤免疫表型与 ANKL 类似,需要结合临床表现及其他实验室检查进行鉴别。

三、T 细胞大颗粒淋巴细胞白血病（T-LGLL）

好发于老年人,以外周血大颗粒淋巴细胞增多[（2~20）×10^9/L]持续 6 个月以上为主要表现。大多数病例呈惰性的临床病程,中性粒细胞减少或缺乏、成人周期性发作的中性粒细胞减少、类风湿关节炎伴有粒细胞减少、淋巴细胞增多及纯红细胞再生障碍需要考虑本病的可能。常累及外周血、骨髓、肝和脾,淋巴结累及罕见,TCR 基因克隆性重排。其常见的免疫表型为:①CD3、CD8 及 TCRαβ 阳性,少部分病例为 TCRγδ 阳性;②CD5 和/或 CD7 抗原表达缺失或减弱,80% 的病例 CD57、CD16 阳性,TIA1、颗粒酶 B 及 M 阳性。通过基因受体重排分析及免疫表型检测可以与 ANKL 鉴别。

综上,高度侵袭性的临床过程结合 TCR 胚系构型及异常的 NK 细胞免疫表型是 ANKL 的诊断要点,EBV 感染的证据及高度复杂的核型支持 ANKL 的诊断,PET-CT 检测对 ANKL 的诊断价值有限。注意排除其他大颗粒性淋巴细胞增殖性疾病及引起高热的各类疾病。

第四节　治疗

目前,ANKL 尚无统一的治疗方案。文献报道多采用联合化疗以及造血干细胞移植。多数患者对以蒽环类药物为基础的化疗方案疗效差,大部分在 2 个月内死亡。ANKL 肿瘤细胞表面高表达多药耐药基因（MDR）编码的多药转运 P 糖蛋白（P-gp）,可选择作用机制不受 P-gp/MDR 影响的抗肿瘤药物,病情缓解后行造血干细胞移植以争取延长生存期。Suzuki 等报道 22 例 ANKL 患者,其中 13 例采用包括蒽环或蒽醌类药物在内的化疗方案,3 例患者取得了完全缓解,其中有 2 例患者继而接受异基因骨髓移植或自体造血干细胞移植,生存期分别为 39 个月与 22 个月。Jaccard 等报道 2 例 ANKL 患者,均采用 CHOP 加左旋门冬酰胺酶方案,1 例患者取得了完全缓解,继而接受自体造血干细胞移植,生存 45 个月;另 1 例患者未缓解,生存 2 个月。尽管目前有报道显示造血干细胞移植有效,但由于移植治疗 ANKL 的经验比较少,其效果尚未能肯定。

本病预后差的原因可能与未找到最佳治疗方案有关,不排除化疗后肿瘤细胞释放大量细胞因子和化学因子,从而引起器官组织损伤、功能衰竭等,也可能与细胞本身生物学特性有关。通过整合全基因组、转录组和靶向测序、细胞因子阵列以及功能测定发现,48%

（14/29）的 ANKL 患者存在 JAK-STAT 传导通路的突变、*STAT3* 磷酸化及 *MYC* 表达和转录活性增强。*STAT3* 活化和 *MYC* 表达对 ANKL 细胞的增殖和存活至关重要；STAT 信号传导调节 *MYC* 转录程序，并且 STAT 信号传导和 *MYC* 转录都参与维持核苷酸合成和糖酵解的激活。其他较常见的突变基因有 *TP53*（34%），*TET2*（28%），*CREBBP*（21%）和 *MLL2*（21%）。这种新发现有望为开发 ANKL 新的治疗策略提供机会。

（李春蕊　周剑峰）

参考文献

1. 中国抗癌协会血液肿瘤专业委员会. 流式细胞学在非霍奇金淋巴瘤诊断中的应用专家共识. 中华病理学杂志, 2017, 46（04）:217-222.

2. LI C, TIAN Y, WANG J, et al. Abnormal immunophenotype provides a key diagnostic marker: a report of 29 cases of de novo aggressive natural killer cell leukemia [J]. Transl Res, 2014, 163（6）:565-577.

3. CHAN J K C, JAFFE E S, RALFKIAER E, et al. Aggressive NK-cell leukaemia//SWERDLOW S H, CAMPO E, HARRIS N L, et al. WHO Classification of Tumours of Haematopoietic and Lymphoid Tissue [M]. 4th ed. Lyon: IARCPress, 2008:276-277.

4. HUANG L, LIU D, WANG N, et al. Integrated genomic analysis identifies deregulated JAK/STAT-MYC-biosynthesis axis in aggressive NK-cell leukemia [J]. Cell Res, 2018, 28（2）: 172-186.

5. DUFVA O, KANKAINEN M, KELKKA T, et al. Aggressive natural killer-cell leukemia mutational landscape and drug profiling highlight JAK-STAT signaling as therapeutic target [J]. Nat Commun, 2018, 9（1）:1567.

第二十四章

成人 T 细胞白血病/淋巴瘤

　　成人 T 细胞白血病/淋巴瘤（adult T-cell leukemia/lymphoma，ATLL）是一种与人类 T 淋巴细胞白血病病毒 1 型（HTLV-1）感染直接相关，多发生于成人的少见的特殊类型的 T 细胞淋巴瘤，其病变主要累及外周血淋巴细胞，亦可侵及骨髓。

第一节 流行病学

ATLL 于 1976 年首先由日本学者高月清提出,其分布受 HTLV-1 分布影响,分布区域与 HTLV-1 流行区域大致重合。HTLV-1 感染在北美及欧洲罕发(≤2%),但在亚洲流行(25%),其主要流行区域为日本西南部(如九州、四国、冲绳等地)、加勒比海地区、非洲撒哈拉沙漠以南地区及南美部分国家。20 世纪 90 年代吕联煌等曾在我国福建省进行了 HTLV-1 的流行病学调查,对 3 407 名不同地区的人群进行血清 HTLV-1 抗体检测,结果发现福建省沿海地区有小范围 HTLV-1 流行区。我国其余地区则罕见 HTLV-1 感染报道,且感染病例多与日本人接触有关。

ATLL 绝大多数发生于成人,各地区所报道的发病年龄各有差异,高峰年龄 40~60 岁,日本地区患者平均发病年龄大于其余地区。有报道表明黑色种人较其他人种具有更高的发病风险。男女性别的比例各地报道不一,但总体较为接近,无明显性别差异。

HTLV-1 感染至发病之间具有较长的潜伏期(20~40 年)。在日本 HTLV-1 携带者中,ATLL 的终生累积患病风险预计为 2.5%,在儿童时感染 HTLV-1 者具有更高的罹患 ATLL 的风险。

第二节 病因与发病机制

ATLL 的发生与人类 T 淋巴细胞白血病病毒 1 型(HTLV-1)感染直接相关。HTLV-1 基因组由 9 032 个核苷酸组成,包括 *gag*、*pol* 及 *env* 3 个结构基因区;调节基因 *tax* 和 *rex* 是在 RNA 剪接参与的区域编码的。此外,HTLV-1 在基因组的 3′端还有一个 *pX* 基因区,主要编码 2 种非结构蛋白,其负股存在 *HTLV-1 bZIP Factor*(*hbz*)基因。*Tax*,*rex* 及 *hbz* 基因在 ATLL 的发病机制中占重要地位。

HTLV-1 主要感染 CD4$^+$T 细胞,其基因组 RNA 逆转录后在自身携带的整合酶协助下可以插入宿主基因组 DNA 中。研究表明 HTLV-1 感染与宿主易感性和/或共同的环境条件有关,家族成员 HTLV-1 抗体阳性率是无关正常人群的 3~4 倍。ATLL 可能的发病机制如下。

一、调节蛋白 Tax

在 HTLV-1 原病毒末端存在一种长末端重复序列(LTRs),LTRs 含有病毒的调节部分,由 U3、R 和 U5 序列所组成。Tax 主要通过 5′-LTR 序列反式激活 HTLV-1 的转录功能从而调节病毒复制。Tax 在 ATLL 发病中可能存在以下作用。

1. 激活 IL-2 启动子及 IL-2Rα 亚单位,刺激 T 细胞自主分泌生长,甚至启动 T 细胞永生化的形成,终至 ATLL 的发生。ATLL 细胞所释放出细胞因子可引起一系列的病理表现:IL-2 和 IL-2Ra 可导致 T 细胞的活化和增殖,获得自律性生长;甲状旁腺激素相关蛋白(PTHrP)可刺激破骨细胞,使患者表现为高钙血症。

2. Tax 能加速细胞增殖周期中 G1 期的进展并促进其进入 S 期,表达 Tax 的细胞增殖周期变短,细胞生长动力学增快,这与 HTLV-1 相关疾病的发生可能有关。

3. Tax 介导的 NF-κB 活性改变,在肿瘤发生中可能有一定作用。

二、*hbz* 基因

该基因在许多 ATLL 病例中是唯一表达的病毒基因,它能与细胞转录因子 CREB 相互作用并能抑制 Tax 介导的病毒转录。*Hbz* 基因在所有 ATLL 细胞中表达,表达水平与前病毒载量有关。*Hbz* 基因在体内及体外均有促进生长的活动,说明其 ATLL 发病中起到至关重要的作用。

三、调节蛋白 Rex

Rex 蛋白系 *rex* 基因编码的磷蛋白,分布在感染细胞核内,可调控 HTLV-1 的表达,与病毒复制密切有关。但其并不直接调节 RNA 的转录,主要是在转录后水平调节病毒的表达。

四、癌基因激活和抗癌基因失活

尽管 HTLV-1 并不编码癌基因,但顺式激活机制仍可存在。如 Tax 可激活 *c-fos* 基因,表明高效能反式活化蛋白 Tax 可能与启动恶性转化有关。同时,许多急性型 ATLL 患者均可检出抑癌基因 *p53* 的突变,慢性 ATLL 患者则极少出现这一突变,这一突变可能与 ATLL 发病有一定关联。

第三节　分型

根据 20 世纪 90 年代日本学者 Shimoyama 提出的分类标准,可将 ATLL 患者按照外周血正常及异型淋巴细胞数量、是否存在高钙血症、血清 LDH 上升水平、是否存在淋巴结浸润、结外器官浸润情况,分为 4 个类型,即:冒烟型、慢性型、淋巴瘤型、急性型。

分型对疾病预后及治疗具有指导意义,其中冒烟型和慢性型被认为属于惰性 ATLL,其预后要远优于侵袭性的急性或淋巴瘤型。具体分型见表 24-1。

表 24-1　ATLL 临床亚型 Shimoyama 诊断标准

	冒烟型	慢性型	淋巴瘤型	急性型
抗 HTLV-1 抗体	+	+	+	+
淋巴细胞数（×10⁹/L）	<4	≥4ᵃ	<4	*
异型淋巴细胞	≥5%	+ᵇ	≤1%	+ᵇ
T 细胞表型花细胞	偶有	偶有	无	+
LDH	≤1.5N	≤2N	*	*
血钙（mmol/L）	<2.74	<2.74	*	*
组织病理学证实的淋巴结肿大	无	*	+	*
肿瘤侵犯				
皮肤	**	*	*	*
肺	**	*	*	*
淋巴结	无	*	有	*
肝脏	无	*	*	*
脾脏	无	*	*	*
中枢神经系统	无	无	*	*
骨骼	无	无	*	*
腹水	无	无	*	*
胸水	无	无	*	*
消化道	无	无	*	*

注：N：正常上限。* 不满足其余亚型所需标准则纳入该亚型。** 如其余项目已达到标准，则此项目无特殊要求。ᵃ 伴有 T 淋巴细胞增多（≥3.5×10⁹/L）。外周血异型 T 淋巴细胞百分比小于 5% 的病例需有组织病理学证实的肿瘤侵犯证据。

第四节　临床表现

一、全身症状

可有疲劳、发热、食欲不振、消瘦、盗汗等全身症状，但 ATLL 常合并感染（细菌、真菌及卡氏肺囊虫等），故发热不一定为本病导致。

二、淋巴结肿大

几乎所有患者均有淋巴结肿大,许多患者有广泛的淋巴结病,大多数有腹膜后淋巴结肿大,但纵隔肿块很少见。

三、淋巴结外受累

除淋巴瘤型外,ATLL患者骨髓常有白血病细胞浸润,其他常见受累部位有皮肤、肝脏、脾脏、中枢神经系统、消化道等。其中皮肤损害为冒烟型的特征,可表现为散在分布的瘤块、融合的小结节、斑块、丘疹、非特异性红斑等,但各亚型均可能出现皮肤损害,发生率约为2/3,故应对患者进行全面的皮肤检查,

四、高钙血症

淋巴瘤型及急性型患者常出现高钙血症,慢性型及冒烟型患者血钙水平正常,出现高钙血症的患者可表现为乏力、表情淡漠、精神错乱、多尿、烦渴等。

第五节 实验室及辅助检查

一、血液和骨髓检查

ATLL患者一般可无贫血和血小板减少,即使有贫血及血小板减少者,程度也较轻,重度贫血和血小板减少者较少见。白细胞数常增高,尤其见于急性型和慢性型患者。淋巴细胞占10%~90%,淋巴细胞增多者亦主要见于急性和慢性型ATLL患者。淋巴细胞可少于30%,也可多于60%。外周血可见花瓣样细胞即多形核淋巴细胞是本病特征之一,约占外周血10%以上。确诊ATLL通常不需要骨髓活检或穿刺检查,但骨髓受累已被证实是ATLL预后较差的独立预后因素,因此条件许可时仍建议行骨髓检查明确是否已发生骨髓受累。

二、其他实验室检查

应关注患者血电解质水平、血钙、肌酐及血尿素氮、LDH等。大部分急性ATLL患者出现LDH水平升高,提示预后不良;淋巴瘤型及急性型患者常出现高钙血症,慢性型及冒

烟型患者一般血钙水平正常。拟行放化疗的育龄妇女应行妊娠测试,ATLL 患者感染寄生虫的可能性较高,可行粪便寄生虫检查(类原线虫属)。

三、影像学检查

（一）CT、MR

胸部、腹部和盆腔 CT 扫描在 ATLL 患者的初步检查时是必要的,可用于确认各区域淋巴结及结外器官受累情况;对所有急性或淋巴瘤亚型患者或有神经系统表现的患者,可行头颅 CT 或 MR 扫描。

（二）X 线

胸片可显示双肺是否有弥漫性浸润,骨骼 X 线平片常可见溶骨性损害。

（三）胃肠镜

侵袭性 ATLL 患者常可见胃肠道侵袭,故对于出现胃肠道症状的患者,应考虑进行上消化道内镜检查并取活检标本进行病理检查,明确白血病细胞是否已浸润胃肠道,多数侵袭性 ATLL 患者内镜下可见弥漫性黏膜异常。

四、病理学检查

应至少包括以下标志物:CD3、CD4、CD7、CD8 和 CD25。大部分 ATLL 患者的典型免疫表型涉及成熟 CD4 阳性 T 细胞,表达 CD2、CD5、CD25、CD45RO、CD29、T 细胞受体和 HLA-DR。大部分 ATLL 细胞缺乏 CD7 和 CD26 表达,对 CD3 弱阳性表达。ATLL 典型免疫表型的代表包括:$CD2^+$、$CD3^+$、$CD4^+$、$CD7^-$、$CD8^-$、$CD25^+$、$CD30^{-/+}$、$TCR\alpha\beta^+$。

五、细胞遗传学

ATLL 无单一突出的染色体易位,但有 28% 累及 14 号染色体上 q32,15% 累及 q11。7 号染色体三倍体、6q−、13q−、14q+、3p+ 也较为常见。

六、病毒学检查

病毒学检查在确诊 ATLL 中具有重要的作用,尤其是血清抗 HTLV-1 抗体是确诊 ATLL 的标准之一。用酶标免疫分析法或间接免疫荧光试验可检测抗 HTLV-1 抗体;用 RT-PCR 方法可检测肿瘤细胞 HTLV-1 病毒 RNA 表达;用 PCR 技术检测 HTLV-1 前病毒负荷,有利于早期评估 ATLL 瘤负荷。

第六节　诊断与鉴别诊断

一、诊断

（一）国内诊断标准（1984 年全国部分省市 ATLL 协作会议）

1. 具有白血病的临床表现，发病于成年人，有浅表淋巴结肿大，无纵隔或胸腺肿瘤。

2. 实验室检查：外周血白细胞常增高，多形核淋巴细胞（花细胞）占 10% 以上，属 T 细胞型，有成熟 T 细胞表面标志；血清抗 HTLV-1 抗体阳性。

（二）国外诊断标准（Schimoyama Metal，1991）

1. 组织学和/或细胞化学证明为淋巴细胞白血病伴 T 细胞表面抗原（主要为 CD2，CD3，CD4）。

2. 外周血必须有异常 T 淋巴细胞，包括典型成人 T 淋巴白血病细胞（亦称花细胞，系小而成熟的 T 细胞，细胞核有切入的凹陷或分叶核）。

3. 抗人类 T 淋巴细胞白血病病毒 1 型（HTLV-1）抗体阳性。

二、鉴别诊断

（一）T 细胞淋巴瘤

慢性型 ATLL 需与 T 细胞淋巴瘤鉴别，但 ATLL 临床过程更具有侵袭性，且二者细胞形态不同，ATLL 患者 HTLV-1 抗体为阳性，而 T 细胞淋巴瘤则为阴性。

（二）急性 T 淋巴细胞白血病

急性型 ATLL 可能误诊为急性 T 淋细胞白血病，可通过 HTLV-1 抗体相鉴别。

（三）蕈样肉芽肿/Sézary 综合征（MF/SS）

MF/SS 与 ATLL 均属于成熟的（外周）T 细胞肿瘤，二者均可表现为皮肤浸润，但 ATLL 细胞一般不浸润表皮。ATLL 细胞与典型 Sézary 的细胞形态不同，ATLL 细胞多呈分叶核改变；ATLL 常累及骨髓，且临床过程比 MF/SS 更具侵袭性。

（四）骨髓增生异常综合征（MDS）

ATLL 可累及骨髓，以骨髓增生异常为首发表现者临床上易误诊为原发性 MDS。

第七节　治疗

不同亚型的 ATLL 的治疗方案有所不同。冒烟型与慢性型 ATLL 属于惰性 ATLL，一般建议密切观察病情变化并对症治疗，至出现症状性病变再采取积极的治疗措施。对于皮肤损害,局部受损者可尝试局部应用皮质类固醇、盐酸氮芥、卡莫司汀、局部类视黄醇(如贝沙罗汀)或局部咪喹莫特,或局部放疗(RT);广泛皮肤受累的患者可尝试光疗[UVB或PUVA(补骨脂素+UVA)]和全身皮肤电子线照射(TSEBT)。急性型与淋巴瘤型则需要立即治疗,但疗效通常并不理想。

一、化疗

目前,化疗仍是治疗进展期 ATLL 的主要手段。一代化疗方案是与淋巴瘤经典方案 CHOP 方案相类似的 VEPA、VEPA-M 方案,其 CR 率为 17%~36.7%,中位生存时间 7.5 个月,4 年 OS 率仅 8%。基于此发展的二代化疗方案包括:VEPA-B、M-FEPA、VEPP-B,此类化疗方案 CR 率可达 42%,但其存在早期复发风险,且 4 年 OS 率与中位生存时间(8 个月)较一代化疗方案无明显进展。也有采用 LSG15 方案(7 个周期 VCAF、AMP 及 VECP 方案)加粒细胞生长因子(G-CSF)治疗 ATLL 患者的报道,接受此方案治疗的患者 CR 率可达 35.5%,PR 率 45.2%,中位生存时间为 10.5 个月,2 年无病生存率达 31.3%,明显高于其他化疗方案,但对于急性型,LSG15 方案的 4 年生存率仍小于 10%。近年来,胡建达等尝试使用 DA-EDOCH 方案,使用地塞米松(每天 15mg/m^2)替换泼尼松(60mg/m^2/天)治疗 ATLL,结果表明其治疗效果可能优于其他化疗方案。

二、齐多夫定 +α 干扰素

一些小型研究和病例中已报告了联用抗逆转录病毒制剂齐多夫定和 α 干扰素(IFN)对 ATLL 患者的疗效,但此治疗方案对淋巴瘤型和急性型患者无效。一般建议先行至少 2 个月的初始治疗,若有证据显示临床获益,则应继续治疗直至获得最佳缓解;若无效或出现疾病进展则应当停止治疗。

三、异基因造血干细胞移植

对于接受一线治疗方案后获得初步缓解,及一线治疗方案无效、改用二线治疗后获得缓解的急性型或淋巴瘤型 ATLL 患者,如有合适供者应考虑进行异基因造血干细胞移植治疗。研究报告显示 ATLL 患者采用异基因 HSCT(主要使用清髓性预处理)和预防性供者淋巴细胞输注通过移植物抗白血病效应,取得较好的无疾病进展生存。胡建达、杨婷等采用 DA-EDOCH 方案序贯单倍型 HSCT 联合 DLI 治疗 ATLL 患者,并对患者移植后 HTLV-1 前病毒携带情况进行跟踪检测,结果发现患者 HTLV-1 前病毒基因在移植后转为阴性,表明异基因造血干细胞移植可以起到降低 HTLV-1 病毒载量的作用,即异基因造血干细胞移植或可根除 ATLL 细胞,让患者取得长生存成为可能。但接受异基因造血干细胞移植后复发的 ATLL 患者预后仍较差,可供选择的治疗非常有限。

四、单克隆抗体

(一) CD25 抗体

ATLL 细胞表达 CD25,临床试验已证明了抗 CD25 对 ATLL 患者的疗效,19 名接受治疗的患者中 4 名达到 CR,2 名达到 PR;也有联用 CD25 抗体与钇-90 治疗 ATLL 的报道。

(二) 转铁蛋白受体抗体(A24)

A24 可在 HTLV-1 转化细胞系中诱导凋亡,但目前尚未进行临床试验。

(三) CCR4 抗体(mogamulizumab)

ATLL 细胞表达 CC 趋化因子受体 4(CCR4)。在日本,mogamulizumab 已获批准用于治疗复发或难治性 CCR4 阳性 ATLL 患者,在美国 mogamulizumab 治疗 ATLL 也已获得 FDA 突破性认证。

五、砷剂

砷剂联合 α 干扰素治疗难治与侵袭性 ATLL 患者具有一定疗效,三氧化二砷可以抑制 ATLL 细胞株 $nf\text{-}\kappa b$ 基因的活性,并通过 TAX 蛋白酶体降解途径增强 α 干扰素的促凋亡作用。

六、临床试验

关于 ATLL 尚无最佳的标准治疗方案。因此建议所有 ATLL 患者可将参与临床试验作为一种选择。

第八节　预后

ATLL 总体预后较差,日本临床肿瘤学组(JCOG)的淋巴瘤研究组对 ATLL 患者(n=818;平均年龄 57 岁)的分析中,急性型、淋巴瘤型、慢性型及冒烟型患者的预期 4 年 OS 率分别为 5%、6%、27% 和 63%。中位 OS 分别为 6 个月、10 个月、24 个月和未达到。该研究中最长随访时间为 7 年。来自国际 PTCL 项目的分析证实了急性型或淋巴瘤型 ATLL 患者的预后极差,中位 OS 约为 10 个月。根据日本一项囊括 854 例 HTLV-1 抗体阳性 ATLL 患者的调查研究显示:体能状态较差、LDH 升高、总受累病变≥4、高钙血症及年龄≥40 岁被识别为 ATLL 患者的主要不良预测因素。对于慢性型患者,体能状态较差、总受累病变数量≥4、骨髓受累、LDH 升高、血尿素氮升高和低白蛋白被识别为生存期缩短的潜在预后因素。

（李 芊 杨 婷 陈志哲）

参考文献

1. PROIETTI F A,CARNEIRO-PROIETTI A B,CATALAN-SOARES B C,et al. Global epidemiology of HTLV-1 infection and associated diseases［J］. Oncogene,2005,24（39）:6058-6068.

2. BANGHAM C R,RATNER L. How does HTLV-1 cause adult T-cell leukaemia/lymphoma（ATL）?［J］Curr Opin Virol,2015,14:93-100.

3. NASR R,MARÇAIS A,HERMINE O,et al. Overview of Targeted Therapies for Adult T-Cell Leukemia/Lymphoma［J］. Methods Mol Biol,2017,1582:197-216.

4. QAYYUM S,CHOI J K. Adult T-Cell Leukemia/Lymphoma［J］. Arch Pathol Lab Med,2014,138（2）:282-286.

5. SHIMOYAMA M. Diagnostic criteria and classification of clinical subtypes of adult T-cell leukemia-lymphoma［J］. Brit J Haematol,1991,79（3）:428-437.

第二十五章

造血干细胞移植在 T/NK 细胞淋巴瘤中的应用

成熟 T 和 NK 细胞淋巴瘤发病率占非霍奇金淋巴瘤（NHL）的 12%，其中 15%~20% 呈侵袭性生长。2016 年 WHO 分类系统把成熟 T 和 NK 细胞淋巴瘤至少分为 20 种，3 大亚类。广义上都统称为外周 T 细胞淋巴瘤，最常见的淋巴瘤亚型包括，外周 T 细胞淋巴瘤非特指型（PTCL-NOS），间变大细胞淋巴瘤（ALCL），血管免疫母细胞 T 细胞淋巴瘤（AITL）。此外有地方流行特点如人类 T 淋巴细胞病毒 1（HTLV-1）相关 T 细胞淋巴瘤/白血病，EB 病毒相关 NK/T 细胞淋巴瘤鼻型，肠病相关性 T 细胞淋巴瘤（EATL）。皮肤 T 细胞淋巴瘤（CTCL）属于 T 细胞淋巴瘤的另一临床亚型，临床呈惰性生长，包括 Sézary 综合征和蕈样肉芽肿。

侵袭性 T 细胞淋巴瘤，除了 ALCL 外，与 B 细胞淋巴瘤相比，临床预后更差。侵袭程度最高的 T 细胞淋巴瘤包括：肝脾 T 细胞淋巴瘤（HSTL），γ/δT 细胞淋巴瘤和 NK/T 细胞淋巴瘤，5 年的长期生存只有 10%~30%。发病时更高的临床分期，高 IPI 积分及对化疗药物耐药，提示预后不佳。

鉴于 T 细胞淋巴瘤预后差，发病率低，缺乏前瞻性随机临床试验结果，NCCN 目前使用可用的临床数据及循证医学资料制定治疗指南。根据 NCCN 指南，大多数 PTCL 患者治疗方案是相同的，除了预后好的 ALK⁺ 的 ALCL、对放疗敏感的结外 NK/T 细胞淋巴瘤鼻型和成人 T 细胞淋巴瘤/白血病（ATLL），患者诊断明确以后，在诱导化疗缓解后需要接受高剂量巩固化疗或自体移植。一旦复发，应该积极寻找供者，行异基因造血干细胞移植。

第一节　自体造血干细胞移植

一、在 PTCL 治疗中地位和作用

PTCL 是一组具有高度异质性的疾病，包括结内和结外表现。ALK$^+$ 的 ALCL 中位发病年龄小于 35 岁，而其他类型的患者中位发病年龄多大于 60 岁，往往男性多见。T 细胞淋巴瘤相对于 B 细胞淋巴瘤，具有更高的 IPI 积分，多有骨髓、皮肤和中枢累及。尽管缺乏随机对照临床试验，但目前仍有大量文献支持 PTCL 患者在 CR1 时行自体造血干细胞移植。NCCN 指南建议根据年龄及合并症情况，对于治疗能达到完全缓解或部分缓解的患者，可以考虑行自体外周血造血干细胞移植。但需除外 ALK$^+$ALCL、CTCL 和侵袭性 T 细胞淋巴瘤/白血病患者。

由于 PTCL 对初始治疗反应率低且容易早期复发，所以尝试在初次缓解后可行自体造血干细胞移植。法国的成人 GELA 淋巴瘤协作组在 1990 年做了两个随机临床试验，主要研究自体移植在侵袭性 T 细胞淋巴瘤中的作用。LNH-87-02 这个研究共包括 452 例高危淋巴瘤患者，17% 是 T 细胞表型，通过化疗达到完全缓解，然后随机分组到联合化疗组和大剂量化疗加自体造血干细胞移植组。结果显示自体造血干细胞移植组患者相较于化疗组的结果更好，8 年 OS 为 64%，而化疗组只有 49%。在 LNH-93 研究中，一共入组了 370 例患者，23% 的患者为 T 细胞表型，对接受标准诱导巩固化疗方案和短期诱导化疗后即行自体造血干细胞移植术的患者进行比较，结果显示，移植组患者 5 年 OS 明显优于化疗组（60% vs 46%）。需要说明的是，在这两个临床试验中，T 细胞表型的淋巴瘤患者显示了更差的预后（$P=0.009$）。2004 年，GELA 临床试验汇集了各种类型的 NHL 患者，为了证实自体造血干细胞移植对 CR1 的患者是否有效。51 例（16%）患者是 T 细胞淋巴瘤，同时包括前体 T 细胞淋巴瘤和 ALK$^+$ALCL，因此，结果并未显示自体移植的优势。此结果很难指导目前治疗，因为这个临床试验并非只针对 PTCL 的患者，还包括了淋巴母细胞淋巴瘤在内的高度侵袭性肿瘤。有研究比较了第一次缓解后行自体移植与历史文献报道单用化疗方案的结果。瑞典对 252 例研究结果显示，128 例在 CR1 时行自体移植的患者 OS 和 PFS 明显优于 124 例在 CR1 时未行自体移植的患者。一项纳入 21 个研究的 Meta 分析显示，在 PTCL 中大剂量化疗加自体移植作为一线治疗较于非移植治疗，能够明显改善患者预后。

在过去的 20 年间，大约有 24 个回顾性研究，入组了 1 211 多例 PTCL 患者，对不同疾病分期的 PTCL 患者接受自体造血干细胞移植疗效进行了评估。由于都是回顾性研究，故一些年轻的体能状况较好的患者可能会倾向于选择自体造血干细胞移植。多数研究在患者选择、前期治疗方案、预处理方案的选择上都有异质性。所有的临床试验都去除了淋巴瘤白血病的患者，且入组的多为中位年龄小于 60 岁、体能状况较好的患者。

在 2003 年，Rodriguez 等分析 GEL/TAMO 数据库中的 115 例曾行自体移植的 PTCL 患者（REAL 分型），5 年的 OS 为 56%，然而对于移植时达到 CR1 的患者，5 年的 OS 可以达到 80%。长期生存的患者，往往都是年龄小于 41 岁，移植时 CR 或对化疗敏感的患者。2011 年，M.D. Anderson 单中心报道了 126 例 PTCL 行自体移植患者，中位随访 39 个月，在移植时，33% 的患者达到 CR1，此组患者的生存更好，4 年的 OS 可以达到 87%，PFS 为 67%。结果提示首次缓解后做自体移植的患者可能生存结果最好。EBMT 在 2008 ASH 年会上报道了 424 例行自体移植 PTCL 患者，结果显示 3 年 OS 为 62%，DFS 为 50%，同样显示移植时达到 CR1 的患者生存更好。

Reimer 等前瞻性评估在 CHOP 方案达第一次完全缓解后的患者，共入组 83 例，3 年的 OS 为 48%，其中有 66% 的患者最终行自体造血干细胞移植术，这部分移植患者 3 年 OS 更优，可以达到 71%。邱录贵等回顾性研究了 25 例缓解后行自体造血干细胞移植的侵袭性外周 T 细胞淋巴瘤患者，中位随访 38 个月，3 年 PFS 和 OS 分别为（63.1±10.5）% 和（71.8±9.9）%。移植时 CR1 患者的生存明显优于 CR2 的患者。

其他多家中心的研究结果与上述类似，有 41%~72% 的 PTCL 患者能最终接受自体造血干细胞移植，其余患者可能因疾病进展或治疗效果差而无法动员出足够的干细胞或因为合并症而无法接受自体造血干细胞移植。由于每个中心的诱导方案不同，所以很难做出具体的建议。多数选择是无合并症相对年轻患者，故总体治疗相关死亡率（TRM）低于 5%。大多数研究都是选择化疗为基础的预处理方案，同时去除了中枢侵犯、PTCL 和 ATLL 有白血病表现的患者。移植时能达到 CR1 是 PTCL 中预测预后的重要指标，目前尚没有其他指标可以代替。回顾性研究显示，PTCL 可以行自体移植，5 年 OS 在 34%~70% 之间，EFS 在 30%~61% 之间。然而，如果在第一次缓解时做自体移植，5 年的 OS 和 EFS 可以分别达到 80% 和 67%。

二、在不同病理类型患者的治疗选择

淋巴瘤 REAL 分型及此后 WHO 分型出现，推动了自体移植在 PTCL 中的应用，同时能分辨出不同 T 细胞免疫表型的临床特点。现在也有许多针对特定的 T 细胞病理类型的研究。北欧淋巴瘤协作组开展了大样本量的前瞻性多中心临床研究，PTCL 患者在大剂量化疗后行自体移植。一共入组 160 例患者，中位随访 5 年，病理类型包括 PTCL-NOS（62 例）、ALK$^+$ALCL（31 例）、AITL（30 例）、EATL（21 例）、脂膜炎样 T 细胞淋巴瘤（6 例）、NK/T 淋巴瘤鼻型（5 例）、HSTL（5 例），60 岁以下患者采用了 CHOEP-14 天诱导方案（环磷酰胺，多柔比星，长春新碱，依托泊苷，泼尼松），60 岁以上患者采用 CHOP-14 方案（不含依托泊苷）。其中 131 例患者初始治疗有效，114 例患者接受了 BEAM/BEAC 为基础预处理方案的自体移植，移植后 3 个月评估，90 例患者 CR，3 例 PR。移植后 39 例患者复发，其中 28 例患者在移植后 2 年内复发，剩余患者最晚的在移植后 71 个月复发。此组患者 TRM 4%，

OS 为 51%，DFS 为 44%。根据病理亚型分析显示，ALK⁺ALCL 患者预后最好，5 年 OS 为 70%，PFS 为 61%；AITL 患者 OS 为 52%，PFS 为 49%；PTCL-NOS 患者 OS 为 47%，PFS 为 38%；EATL 患者 OS 为 48%，DFS 为 38%。女性和 ALCL 病理类型提示预后更好。IPI 指数在 AITL 中能预测 OS，在 AITL 和 PTCL-NOS 中能预测 PFS。骨髓浸润，高龄提示预后更差。

（一）ALCL

ALCL 预后好于非 ALCL 的患者，Fanin 等研究了 64 例 CD30⁺ 和 null 型的 ALCL 患者，中位年龄 33 岁，结果显示 15 例在 CR1 期行移植的患者，有 90% 以上的长期生存率。这是第一个研究结果提出了自体造血干细胞移植在一些特定病理类型的 PTCL 达 CR1 后的患者中可以达到治愈。ALK⁺ALCL 总体预后好于其他类型 T 细胞淋巴瘤，CHOP 为基础的诱导方案缓解率达到 90%，5 年 OS 可以达到 70%。ALK⁺ALCL 的患者在 CR1 时行自体造血干细胞移植可以达到很好的疗效，但并没有证实优于标准方案化疗。另外新的针对 CD30 和 ALK 的靶向药对于复发患者亦显示很好疗效，故减少了对自体移植的需求。但对于复发后对化疗敏感的 ALK⁺ALCL 患者，自体移植仍然可以作为挽救性治疗。

（二）AITL

EBMT 组织研究了 AITL 这一单独类型患者移植结果，一共入组 146 例患者，70% 患者移植时达到 CR1，2 年的 OS 和 PFS 分别为 67% 和 53%。移植时 CR1 的患者 4 年 PFS 为 56%，而非 CR1 患者 30%，复发患者只有 23%。此结果提示对于 AITL 患者建议在 CR1 时行自体造血干细胞移植。

（三）NK/T 细胞淋巴瘤

NK/T 细胞淋巴瘤主要在亚洲、南美洲和中美洲多见，有地方流行性发病特点。主要分为结外 NK/T 细胞淋巴瘤鼻型（ENKL）和侵袭性 NK 细胞白血病（ANKL），发病时中位年龄 43 岁，男性多见，此肿瘤易侵蚀破坏血管，主要在鼻腔、鼻旁窦内生长，也会累及皮肤、胃肠道、睾丸、肾脏和上呼吸道。NK/T 细胞淋巴瘤和 EB 病毒感染相关，高表达 P-糖蛋白，呈侵袭性的临床表现。NK/T 细胞肿瘤对放疗敏感，放疗应是主要的治疗手段。单纯鼻部 NK/T 细胞淋巴瘤，局部放疗剂量 >50Gy 能改善患者生存期。早期放疗后联合化疗，能改善 EFS 和 OS。对于分期比较晚期，病灶范围较广泛的患者，局部放疗很难起效，需行全身化疗，推荐使用包括左旋门冬酰胺酶、甲氨蝶呤、依托泊苷和异环磷酰胺为主的方案。治疗后一旦缓解，除了 I 期患者，均建议考虑行造血干细胞移植术。

虽然使用含有大剂量 MTX 和左旋门冬酰胺酶的方案大大改善了 NK/T 细胞淋巴瘤的预后，但化疗总体疗效仍差。Hwang 等报道了 10 例 NK/T 细胞淋巴瘤行自体移植后结果，移植时达到 CR/PR 的患者，5 年 OS 可以达到 53%，而没有 CR/PR 的患者只有 20%。中山大学附属肿瘤医院黄慧强等曾采用自体造血干细胞移植治疗化疗敏感的初治晚期和复发患者 17 例，5 年 PFS 为 56%，预计中位生存时间为 54 个月，疗效较好。

（四）CTCL 和 Sézary 综合征

除了原发性皮肤 γ/δT 细胞淋巴瘤，皮肤 T 细胞淋巴瘤临床表现均呈惰性生长，反复发作，偶有自发缓解。此类疾病有典型的生物学特性，包括皮肤表现，此消彼长，对化疗药物耐药及免疫抑制状态。免疫抑制状态及皮肤屏障破坏会导致感染发生率升高，特别是葡萄球菌和链球菌感染，感染控制后能改善疾病进程。临床表现及过程多样，但只有 5%~10% 的患者会进展为更侵袭性肿瘤，如蕈样肉芽肿（MF）和 Sézary 综合征（SS）。

多数患者在很长一段时间内，不需要系统性治疗，只需要使用针对皮肤病变的药物。选择合适药物，优化治疗组合，尽量减少药物的副作用。初始治疗有效后，如果疾病进展，可以重新启动治疗。支持治疗非常重要，包括局部使用润肤剂和软膏，止痒药，感染控制/预防。由于疾病呈惰性生长，在疾病缓解后，是选择维持治疗还是逐渐停止治疗，对预后起着非常重要的作用。但目前只有一些小规模的临床研究结果。

对于 I A、I B 和 II A 期的患者，推荐针对皮肤的局部治疗，但是对于晚期复发的患者，仍可以采用全身系统性治疗。主要治疗药物包括类固醇激素，氮芥，卡莫司汀，咪喹莫特，蓓萨罗丁等。有广泛皮肤侵犯的患者可以使用光和辐射疗法，包括光疗和全皮肤电子束治疗。局部放射治疗可用于溃疡、肿块或进展期的病灶。II B 期或更高分期的患者、嗜毛囊性蕈样肉芽肿、转化型病灶或早期病变皮肤局部治疗无效的患者，可以考虑行全身系统性治疗，包括使用 FDA 批准的药物蓓萨罗丁、denileukin diftitox、伏立诺他、罗米地辛及体外光照疗法（ECP）以及 sFDA 批准的西达苯胺。其他治疗包括干扰素、硼替佐米、阿仑单抗和单药化疗包括普拉曲沙、甲氨蝶呤、脂质体多柔比星和吉西他滨。SS 单用 ECP 或联合使用阿仑单抗和罗米地辛治疗有效。晚期 CTCL 或转化型患者，可以使用治疗侵袭性淋巴瘤的联合化疗的方法。维布妥昔单抗在 CD30⁺ 皮肤 T 细胞淋巴细胞增殖性疾病（如 MF）患者中具有很好的治疗前景。

自体造血干细胞移植可以作为 CTCL 治疗的选择。与其他低度恶性淋巴瘤移植结果相似，CTCL 自体造血干细胞移植亦容易复发。尽管资料有限，但一些小型的临床研究显示，治疗反应率高，但容易早期复发，特别在一年内。这些报告显示，大剂量化疗和 TBI 为基础的预处理方案，适用于 CTCL 的预处理，预处理相关毒性并不高。去 T 细胞移植和 CD34 分选的移植，并不能够降低移植后的复发率。对于高危的复发 CTCL 患者，自体移植并没有显示好的疗效，可能和这些疾病本身对化疗药物耐药有关。

三、在复发难治患者治疗中的应用

Vose 等最早报道了复发 T 细胞淋巴瘤和侵袭性 B 细胞淋巴瘤行自体移植结果，在这个研究中，17 例为 T 细胞表型，24 例为 B 细胞表型，结果显示两组的 OS 和 EFS 没有明显差异，2 组患者 2 年的 OS 都在 30%~35% 之间，所以认为自体造血干细胞移植亦可以作为 T 细胞淋巴瘤的治疗选择。

2003 年,Rodriguez 报道了 35 例用蒽环类药物诱导治疗后未缓解的患者,31 例患者接受了自体造血干细胞移植,其中 23 例(66%)达到 CR,5 年 OS 为 37%,DFS 为 55%,此结果提示 1/3 对初始治疗失败的 PTCL 患者,自体造血干细胞移植可以作为挽救性治疗。2011 年,M.D. Anderson 单中心报道了 126 例 PTCL 行自体移植患者,中位随访 39 个月,51% 患者复发但对化疗敏感,4 年的 OS 为 39%,PFS 为 36%。16% 患者对化疗无效,4 年的 OS 和 PFS 只有 24% 和 15%。大多数研究显示,对于难治复发且化疗不敏感的患者预后不佳,只有 15% 不到的患者可以长期生存。1/3 复发后对化疗敏感的患者,自体移植可以作为挽救性治疗。GEL/TAMO 协作组结果显示,校正后的 IPI(a-IPI)积分 2~3 分、β_2 微球蛋白增高及对化疗不敏感的患者,不能通过自体造血干细胞移植受益,需要使用新药或异基因造血干细胞移植。

四、预处理方案的研究

PTCL 患者最常用的预处理方案包括 BEAM 方案(卡莫司汀、依托泊苷、阿糖胞苷、马法兰)、BEAC(卡莫司汀、依托泊苷、阿糖胞苷、CTX)、CBV(卡莫司汀、依托泊苷、CTX)或马利兰和 CTX。也有相当一部分患者会采用全身放疗为基础的方案,联合使用 CTX 和/或依托泊苷。美国希望之城研究中心比较了 41 例采用放疗为基础的预处理方案和 26 例非放疗为基础的预处理方案,两者没有发现明显差异。斯坦福大学研究去除 T 细胞移植疗效,共入组 53 例患者,其中 86% 的患者接受了去 T 细胞的干细胞回输,但结果并没有发现有优势。目前,对于 PTCL 患者,并没有推荐的最优预处理方案。报道的移植相关死亡率在 3.7%~11%。由于目前最长随访时间 5 年,故尚没有移植后长期并发症相关报道。

第二节　异基因造血干细胞移植

异基因造血干细胞移植在 NHL 中主要作为挽救性治疗,往往认为是治愈性的,可达到长期缓解。然而,异基因造血干细胞移植后长期免疫抑制状态,移植物抗宿主病(graft-versus-host disease,GVHD),预处理相关毒性,会导致很严重的移植相关并发症。此项技术开展需要有合适供者,同时伴随移植整个过程要评估有无严重的合发症、前期治疗情况、移植后治愈及长期缓解的概率及治疗相关并发症和死亡率。PTCL 行异基因造血干细胞移植主要是利用了移植后的移植物抗肿瘤效应(graft-versus-leukemia effect,GVL)来达到长期缓解的目的。异基因造血干细胞移植主要用于复发难治 PTCL 患者,目前也有许多移植医师主张对于高度侵袭性 $\gamma/\delta T$ 细胞淋巴瘤和结外 NK/T 细胞淋巴瘤尽早行异基因造血干细胞移植。复发难治的 ALK-ALCL、AITL、PTCL-NOS 在异基因造血干细胞移植后长期生存可以达到 35%~50%。一些少见类型复发难治淋巴瘤患者(NK/T 细胞淋巴瘤、CTCL、成人 T 细胞淋巴瘤/白血病、HSTL)，异基因造血干细胞移植仍然显示了令人鼓舞的结果。总体来说，对于复发难治患者，异基因造血干细胞移植结果优于目前其他治疗。

一、复发难治 PTCL

Corradini 等最早报道使用减低剂量预处理方案（RIC）治疗 17 例复发难治 PTCL 患者，包括 ALK-ALCL、AITL、PTCL-NOS，除一例供者为非血缘全相合，其他都是亲缘全相合供者。这些患者均接受了 4~6 疗程化疗（顺铂、地塞米松和 ARA-C），然后接受 RIC 预处理方案的异基因造血干细胞移植，预处理方案采用福达拉滨、塞替派和环磷酰胺。GVHD 预防使用的是环孢素 +MTX。使用 RIC 预处理方案的目的是减低移植相关死亡率（TRM，既往报道在 30% 左右），而这组患者中位随访 28 个月，非复发死亡率（NRM）仅有 6%，3 年 OS 和 DFS 分别为 81% 和 62%。这个研究显示 RIC 预处理方案用于 PTCL 移植，可达到较好的长期生存，提示在 PTCL 移植后存在有移植物抗 T 细胞肿瘤作用。在这个研究中有 8 例患者曾行自体移植，其中 15 例是对化疗敏感的患者。2011 年，他们再次报道了 52 例 PTCL 患者行异基因造血干细胞移植，包括部分早期患者，33 例为同胞全相合，13 例非血缘全相合，6 例为半相合供者，预处理方案和前述一致，接受非血缘和半相合移植的患者加用了抗人胸腺细胞球蛋白（anti-human thymocyte immunoglobulin, ATG）。5 年的 OS 和 PFS 分别为 50% 和 40%，不同病理类型的患者生存期没有明显差异。截至文章发表时，有 50% 对化疗敏感的患者仍然生存，而化疗耐药的患者只有 8%。法国的研究报道了 49 例新诊断的 PTCL 患者，其中 42 例有 HLA 全相合供者，但是只有 29 例患者在用 CHOP 方案化疗达缓解后行异基因造血干细胞移植。移植患者 1 年和 2 年的 OS 分别为 76% 和 72%。1 年 TRM 为 8%。此外，未行移植患者的 PFS 低于 30%。

由于此类疾病发病率低，故早期报道都是一些小样本的临床研究，但最近 10 年以来，国际淋巴瘤组织对 PTCL 异基因造血干细胞移植方面做了相应研究。多数报道都限于 PTCL-NOS、AITL 和 ALCL，并不包括 CTCL、HTLV 相关 ATLL 及伴有中枢侵犯的患者。

Le Gouill 等报道法国多中心 PTCL 患者行异基因造血干细胞移植结果，共入组了 77 例患者，所有都是复发患者，25% 的患者为前期移植失败，提示这组患者都是治疗难度极高的。其中 27 例 ALCL，27 例 PTCL-NOS，11 例 AITL，12 例为侵袭性病理类型。77% 的患者在移植时是化疗敏感的，67% 的患者接受了清髓性预处理方案，TRM 33%。5 年 OS 和 DFS 分别为 57% 和 53%。这是唯一一个将生存结果和病理类型相结合的研究，AITL 患者 5 年的 OS 和 PFS 分别为 80% 和 80%，PTCL-NOS 为 63% 和 58%，ALCL 为 55% 和 48%。其他病理类型只有 33%。在移植后 20 个月，OS 和 PFS 的曲线均达到了平台。多因素分析显示，Ⅲ 和 Ⅳ 度急性 GVHD 发生和化疗耐药提示预后更差。但对于耐药的患者，5 年的 OS 也可以达到 29%，提示 PTCL 移植后存在 GVL 效应。多数报道显示，中位随访 3~5 年，OS 在 50%~70%，PFS 接近 60%，移植后 2 年是复发高峰。移植时化疗敏感的患者，OS 和 PFS 更好，提示异基因造血干细胞移植后病情达到控制，有更好的生存。美国希望之城研究中心研究结果显示移植时达到 CR/PR 的患者和进展期的患者 5 年的 OS 分别为 72.9% 和 43.2%。上海市第一人民医院杨隽等共统计了 7 例外周 T 细胞淋巴瘤行异基因造血干细胞移植的患者，移植时这 7 例患者均为常规治疗无效，疾病进展，其中同胞全相合 4 例，非血缘全相合 3 例，采用的是清髓性的预处理方案，且都加用了 4 天抗胸腺淋巴细胞球蛋白（ATG，2.5mg/d），中位随访期达到 43 个月。结果显示，所有患者在移植后均达到再次完全缓解，且长期生存，最长一例患者是自体移植后复发，后行异基因造血干细胞移植，无病生存已达到 95 个月。ATG 在体外实验也显示出很强的抗 T 淋巴细胞肿瘤的作用。

预处理强度对疾病总体影响，目前仍不清楚，但最近几年倾向于采用 RIC 的预处理方案来降低 TRM。PTCL 患者异基因造血干细胞移植后 TRM 报道将近有 30%，可能和移植时疾病状态较差及较高的疾病分期有关。一些中心采用了 RIC 预处理方案，TRM 降低到 19%~20%。美国希望之城研究中心比较了 RIC 预处理方案和清髓性预处理方案，结果显示两组 OS 和 DFS 没有明显差异。同样，亲缘全相合移植和非血缘全相合移植结果没有差异，急慢性 GVHD 的发生与复发和生存也没有明显相关性，而移植时对化疗不敏感及化疗次数过多是影响生存的重要因素。

纪念斯隆-凯特琳癌症中心在 47 例患者回输的干细胞中去除了 T 细胞，结果显示只有 25% 的患者发生了慢性 GVHD（而其他中心报道≥60%），且 45 个月时的 TRM 只有 18%。他们在移植前把 Ki-67 作为 PTCL 的生物标记，结果显示，Ki-67 表达≤25% 的患者，有更惰性的组织类型，提示更好的 OS。

美国希望之城研究中心比较了 CTCL 和 PTCL 这两组疾病行异基因移植结果，显示并没有明显差异。EBMT 注册登记处只有 AITL 行异基因移植结果，3 年 OS 为 64%，PFS 为 53%，与其他报告类似。Jacobsen 等报道，伴有结外和结内病灶两组类型相比结果没有明显差异。

对于移植后复发患者行供者淋巴细胞输注（DLI）后可以达到再次缓解，提示在 PTCL 患者中同样存在有 GVL 效应。Dodero 报道了 12 例移植后复发的患者，有 8 例患者通过 DLI 达到长期缓解，这是病例数最多的关于 PTCL 移植后复发行 DLI 的报道。此外其他学者也有类似少量病例报道，提示移植后复发行 DLI 后可以达到长期缓解。上海市第一人民医院尝试使用长效干扰素来诱发 GVL 效应，一例外周 T 细胞淋巴瘤患者，自体移植后 17 个月复发，后行亲缘全相合移植，移植后 3 个月出现供者嵌合比例下降，故予以长效干扰素诱发 GVL 效应，后再次达到完全供者嵌合，但干扰素不能停，否则会再次出现 T 细胞嵌合率的下降。目前已移植后 3 年，干扰素维持治疗中，一般情况好，有轻度慢性 GVHD 表现，恢复工作。

二、NK/T 细胞淋巴瘤

日本总结了 28 例 NK/T 细胞淋巴瘤行异基因造血干细胞移植患者结果,其中 22 例为结外 NK/T 细胞淋巴瘤,3 例原始 NK 细胞淋巴瘤,3 例侵袭性 NK 细胞白血病。22 例患者有同胞全相合供者,23 例患者采用了清髓性预处理方案。结果显示 2 年的 OS 和 PFS 分别为 40% 和 34%,明显低于 PTCL 患者(70%)。但是 NK/T 细胞淋巴瘤无论是行自体还是异基因造血干细胞移植结果都优于不做移植的患者。

三、蕈样肉芽肿(MF)和 Sézary 综合征(SS)

为了改善大剂量化疗疗效,达到更好的生存,对于一些高危的 CTCL(MF 和 SS)的患者,可以选择进行异基因造血干细胞移植术,主要是利用了异基因造血干细胞移植后的 GVL 效应。由于移植后免疫功能低下,皮肤屏障功能损伤,感染仍然是 CTCL 患者治疗最大的挑战。尽管目前都是一些早期的回顾性研究结果,但异基因造血干细胞移植后并发症的发生率仍然是可以接受的。

到目前为止,在 PUBMED 上大约有 30 篇文献报道用异基因造血干细胞移植治疗 MF 和 SS。早期的研究是单纯的 1~3 例的病例报告,患者疾病状况、造血干细胞来源及预处理方案均不同。这些研究显示,尽管有皮肤屏障破坏,免疫功能低下,没有明显并发症的 CTCL 患者仍然能接受异基因造血干细胞移植。

随着异基因造血干细胞移植技术开展,有很多中心开始使用脐血作为干细胞来源,结果显示对于难治患者同样可以达到完全缓解,RIC 的预处理方案显示了有效性及更低的毒性。TBI 为基础的预处理方案会增加皮肤毒性反应。异基因造血干细胞移植后会出现皮肤原发灶的复发,但对免疫抑制剂减停及 DLI 或针对皮肤治疗仍然有反应,很少出现血液及全面系统性复发。在 RIC 预处理方案后,免疫抑制剂迅速减停及 DLI 后均存在有明显的 GVL 效应,同时伴随有 GVHD,可以达到持续完全缓解。目前病例数很少,难以确定 RIC 预处理方案复发率是否高于清髓性预处理方案,但是目前大多数学者倾向于选择 RIC 的预处理方案。

针对 CTCL 的异基因移植疗效,目前还没有前瞻性研究结果,主要是一些回顾性研究,且局限于 MF 和 SS,且用这些结果来推断出其他类型 CTCL 患者移植疗效。CIBMTR 报道了 129 例的 MF/SS,64% 的患者采用了 RIC 预处理方案。1 年和 5 年的 OS 分别为 54% 和 32%,而 PFS 分别只有 31% 和 17%,NRM 分别为 19% 和 22%。一项来自 EBMT 数据库资料回顾性分析了 60 例患者(36 例 MF,24 例 SS),44 例患者接受了 RIC 的预处理方案,25 例患者接受了去 T 细胞移植方案。3 年的 OS 和 PFS 分别为 54% 和 34%,2 年的 NRM 22%。清髓性预处理方案和移植时一般状况与 NRM 密切相关。结果显示,RIC 预处理方案降低了 NRM 同时并没有增加复发,从而可以改善 OS,3 年累积复发率 47%,而去 T 细胞移植增加了复发风险。DLI 可以治疗移植后复发患者。一项 Meta 分析显示,39 例进展期的 MF/SS 患者,异基因造血干细胞移植 5 年的 OS(80%,$n=20$),明显优于自体移植患者(23%,$n=19$)。

四、成人 T 细胞淋巴瘤/白血病

成人 T 细胞淋巴瘤/白血病(ATLL)主要在亚洲地区报道多见,日本报道了最大病例数 ATLL 行异基因干细胞移植结果,一共入组了 386 例患者,其中亲缘全相合骨髓或外周血干细胞移植 154 例,非血缘骨髓移植 99 例,亲缘不全相合骨髓或外周血干细胞移植 43 例,脐血移植 90 例。结果显示,这组患者总的 3 年 OS 为 33%,多因素分析显示,年龄大于 50 岁、男性、治疗反应差、使用脐血干细胞相对于同胞全相合移植的患者生存更差。3 年的 TRM 37%。

五、肝脾 T 细胞淋巴瘤

肝脾 T 细胞淋巴瘤属于高度侵袭性肿瘤,临床进展迅速,很多患者难以在短期内找到合适供者行异基因干细胞移植。上海市第一人民医院曾对两例肝脾 T 细胞淋巴瘤患者行异基因干细胞移植术,这两例患者在移植前均为高危,未缓解,有持续性肿瘤热,给予清髓性预处理方案,同时加用了 4 天 ATG,在移植后均长期无病生存,一例已无病生存近 10 年。然而,目前都是一些个案报道,可以作为拯救性治疗的选择之一。

综上所述,对于一些结内常见病理类型且对化疗敏感的 PTCL 患者,异基因造血干细胞移植可以达到长期无病生存。虽然急慢性 GVHD 的发生率仍高,但是通过选用 RIC 的预处理方案,可以降低预处理相关毒性。作者的初步结果提示,在预处理中加入 ATG,可以预防 GVHD,又能够提高抗 T 细胞肿瘤作用,目前正在进行前瞻性随机对照临床研究。同时 RIC 后或移植后使用干扰素或 DLI 可以产生 GVL 效应。由于多数复发发生在移植后的 2 年内,所以有必要使用靶向药物维持治疗来清除微小残留病灶,从而改善 PTCL 患者异基因移植后的疗效。

第三节　总结与展望

目前批准的针对 PTCL 和 CLCL 的靶向治疗,改变了这类疾病治疗的前景。复发难治的 NK/T 细胞淋巴瘤,单药普拉曲沙、伏立诺他、罗米地辛或维布妥昔单抗可以用作移植前的桥接治疗。在初发或复发时,今后将关注更多疾病病理亚型,选择低毒性药物,来克服这类肿瘤固有的对化疗耐药的特性。我们同时希望,今后有一些新药可以批准用在预处理方案中或在移植后,对于移植后存在有微小残留病灶的患者可以作为维持治疗。

(杨隽　王椿)

参考文献

1. HAIOUN C,LEPAGE E,GISSELBRECHT C,et al. Survival benefit of high-dose therapy in Poor-risk aggressive non-Hodgkin's lymphoma:final analysis of the prospective LNH87-2 protocol- a Groupe d'Etude des Lymphomes de l'Adulte study[J]. J Clin Oncol,2000,18(16): 3025-3030.

2. GISSELBRECHT C,LEPAGE E,MOLINA T,et al. Shortened first-line high-dose chemotherapy for patients with poor-prognosis aggressive lymphoma[J]. J Clin Oncol,2002,20(10):2472-2479.

3. ELLIN F,LANDSTROM J,JERKEMAN M,et al. Real world data on prognostic factors and treatment in peripheral T-cell lymphomas:a study from the Swedish Lymphoma Registry[J]. Blood,2014,124(190):1570-1577.

4. YIN J,WEI J,XU J,et al. Autologous stem cell transplantation as the first-line treatment for peripheral T cell lymphoma:results of a comprehensive meta-analysis[J]. Acta Haematol, 2013,131(2):114-125.

5. YARED J,KIMBALL A. The role of high dose chemotherapy and autologous stem-cell transplantation in peripheral T-cell lymphoma:a review of the literature and new perspectives [J]. Cancer Treat Rev,2013,39(1):51-59.

6. BEITINJANEH A,SALIBA R,OKOROJI G,et al. Autologous stem cell transplantation(ASCT) as upfront or salvage therapy for noncutaneous T-cell lymphoma(TCL):The University of Texas M. D. Anderson Cancer Center(MDACC)experience. ASCO Meeting Abstracts[J]. J Clin Oncol,2011,29(15 suppl):6565.

7. RODRIGUEZ J,CONDE E,GUTIERREZ A,et al. The results of consolidation with autologous stem-cell transplantation in patients with peripheral T-cell lymphoma(PTCL)in first complete remission:the Spanish Lymphoma and Autologous Transplantation Group experience[J]. Ann Oncol,2007,18(4):652-657.

8. NADEMANEE A,PALMER J M,POPPLEWELL L,et al. High-dose therapy and autologous hematopoietic cell transplantation in peripheral T cell lymphoma(PTCL):analysis of prognostic factors[J]. Biol Blood Marrow Transplant,2011,17(10):1481-1489.

9. JANTUNEN E,WIKLUND T,JUVONEN E,et al. Autologous stem cell transplantation in adult patients with peripheral T-cell lymphoma:a nation-wide survey[J]. Bone Marrow Transplant, 2004,33(4):405-410.

10. ZAIN J,PALMER JM,DELIOUKINA M,et al. Allogeneic hematopoietic cell transplant for peripheral T-cell non-Hodgkin lymphoma results in long-term disease control[J]. Leuk Lymphoma,2011,52(8):1463-1473.

11. YANG J,CAI Y,JIANG J L,et al. Anti-thymocyte Globulin Could Improve the Outcome Of Allogeneic Hematopoietic Stem Cell Transplantation in Patients With Highly Aggressive T Cell Tumors[J]. Blood Cancer J,2015,5(7):332.

12. GOLDBERG J D,CHOU J F,HORWITZ S,et al. Long-term survival in patients with

peripheral T-cell non-Hodgkin lymphomas after allogeneic hematopoietic stem cell transplant [J]. Leuk Lymphoma, 2012, 53 (6): 1124-1129.

13. KYRIAKOU C, CANALS C, FINKE J, et al. Allogeneic stem cell transplantation is able to induce long-term remissions in angioimmunoblastic T-cell lymphoma: a retrospective study from the Lymphoma Working Party of the European Group for Blood and Marrow Transplantation [J]. J Clin Oncol, 2009, 27 (24): 3951-3958.

14. JACOBSEN E D, KIM H T, HO V T, et al. A large single-center experience with allogeneic Stem-cell transplantation for peripheral T-cell non-Hodgkin lymphoma and advanced mycosis fungoides/Sézary syndrome [J]. Ann Oncol, 2011, 22 (7): 1608-1613.

15. DODERO A, SPINA F, NARNI F, et al. Allogeneic transplantation following a reduced-intensity conditioning regimen in relapsed/refractory peripheral T-cell lymphomas: long-term remissions and response to donor lymphocyte infusions support the role of a graft-versus-lymphoma effect [J]. Leukemia, 2012, 26 (3): 520-526.

16. LECHOWICZ M, LAZARUS H, CARRERAS J, et al. Allogeneic hematopoietic cell transplantation for mycosis fungoides and Sezary syndrome [J]. Bone Marrow Transplant, 2014, 49 (11): 1360-1365.

17. DUARTE R F, CANALS C, ONIDA F, et al. Allogeneic hematopoietic cell transplantation for patients with mycosis fungoides and Sézary syndrome: a retrospective analysis of the Lymphoma Working Party of the European Group for Blood and Marrow Transplantation [J]. J Clin Oncol, 2010, 28 (29): 4492-4499.

18. WU P A, KIM Y H, LAVORI P W, et al. A meta-analysis of patients receiving allogeneic or autologous hematopoietic stem cell transplant in mycosis fungoides and Sézary syndrome [J]. Biol Blood Marrow Transplant, 2009, 15 (8): 982-990.

19. HISHIZAWA M, KANDA J, UTSUNOMIYA A, et al. Transplantaion of allogeneic hematopoietic stem cell for adult T-cell leukemia: a nationwide retrospective study [J]. Blood, 2010, 116 (8): 1369-1376.

20. MANSOUR M R, DOGAN A, MORRIS E C, et al. Allogeneic transplantation for hepatosplenic α β T-cell lymphoma [J]. Bone Marrow Transplant, 2005, 35 (9): 931-934.

第二十六章

免疫治疗在 T/NK 细胞淋巴瘤中的地位

第一节 概述

肿瘤免疫治疗,即应用人体免疫系统对抗肿瘤,在近些年取得了显著的进展。嵌合抗原受体 T 细胞(chimeric antigen receptor T cell,CAR-T)和免疫检查点抑制剂(immune checkpoint blockade,ICB)在肿瘤免疫治疗中最具代表性,于 2013 年被《科学》杂志列为当年十大科学突破之首。鉴于 CAR-T 细胞疗法在复发性或难治性 B 细胞恶性肿瘤的显著疗效,截至 2023 年 7 月全球已有 6 款 CAR-T 产品获批上市,其中 FDA 批准上市的有 4 款,中国国家药品监督管理局批准上市 2 款。除了 B 细胞恶性肿瘤,研究者们在 CAR-T 细胞治疗 T/NK 细胞恶性肿瘤方面也做了积极、有益的探索,已有一些相关的临床前研究包括移植瘤模型的结果发表。但整体而言,目前 CAR-T 疗法治疗 T/NK 细胞淋巴瘤仍处于早期的概念验证阶段,需进一步的探索研究,但前景值得期待;免疫检查点抑制剂如程序性细胞死亡蛋白 1(PD-1)或其配体(PD-L1)单克隆抗体在多种恶性肿瘤中展示了突出的效果,已有多个 PD-1 或 PD-L1 单克隆抗体获批上市。但 PD-1 或 PD-L1 单抗在 T/NK 细胞淋巴瘤中的临床研究仍相对较少,已发表的一些结果提示部分 T 细胞淋巴瘤患者可对 PD-1 单抗治疗产生反应,仍需更大样本的临床研究去验证该疗法的安全性与有效性。

第二节 CAR 在 T/NK 细胞淋巴瘤中的应用进展

CAR 是一个重组的免疫受体,由抗原结合区(通常来自于单克隆抗体的 scFv)、铰链区、跨膜区以及胞内的信号区组成。这种特殊的结构设计,使得表达 CAR 分子的效应细胞如 T 细胞具备了单克隆抗体的抗原特异性以及不依赖于主要组织相容性复合物(major histocompatibility complex,MHC)激活的能力。CAR-T 细胞不仅可以杀伤表达靶抗原的肿瘤细胞,同时也可以杀伤表达靶抗原的非肿瘤细胞,如 CAR-T 19 细胞在杀伤 B 细胞肿瘤的同时,又可以杀伤正常的 B 细胞,从而引起 B 细胞缺乏。这意味着,靶向 T 细胞淋巴瘤的 CAR-T 细胞可能会杀伤机体正常的 T 细胞,以及引起 CAR-T 细胞的自相残杀,这是 CAR-T 细胞疗法在治疗 T/NK 细胞恶性肿瘤时面临的最主要挑战。目前,针对可能存在的 CAR-T 细胞的自相残杀,几项策略正处于早期的测试阶段(表 26-1)。

表 26-1 CAR 在 T/NK 细胞恶性肿瘤中的研究进展

机构	靶点	CAR 结构	效应细胞	开发阶段	参考文献
iCell Gene Therapeutics LLC	CD3	BB-28ζ	NK-92 细胞	临床前	[7]
iCell Gene Therapeutics LLC	CD4	28-BBζ	NK-92 细胞	临床前	[8]
iCell Gene Therapeutics LLC	CD5	BB-28ζ	NK-92 细胞	临床前	[9]
Baylor College of Medicine	CD7	28ζ	T 细胞	临床前	[10]

机构	靶点	CAR 结构	效应细胞	开发阶段	参考文献
iCell Gene Therapeutics LLC	CD4	28-BBζ	CD8⁺T 细胞	临床前	[11]
Baylor College of Medicine	CD5	28ζ	T 细胞	NCT03081910	[12]

一、以 NK 细胞作为效应细胞

NK 细胞杀伤肿瘤的机制类似 T 细胞,主要通过释放杀伤介质穿孔素和颗粒酶使靶细胞凋亡、表达膜 TNF 家族分子诱导靶细胞凋亡等机制。除 T 细胞外,NK 细胞作为 CAR 的效应细胞也逐渐引起了广泛关注,目前已有多项 CAR-NK 细胞的临床研究在进行。此外,T 细胞淋巴瘤的经典标记物如 CD3、CD4、CD5 等在 NK 细胞中不表达。这些特性使得靶向这些靶点的 CAR-NK 细胞既可以杀伤 T 细胞淋巴瘤,又不自相残杀。来自 iCell Gene Therapeutics LLC 的研究者们通过体外研究以及移植瘤模型表明抗 CD3、CD4 或 CD5 的 CAR NK-92(NK 细胞的经典细胞系)细胞具有靶点特异的抗肿瘤活性,可作为治疗 T 细胞恶性肿瘤的方法进一步开发。

二、对 T 细胞进行基因编辑或以 T 细胞亚群作为效应细胞

来自贝勒医学院的研究者们应用成簇的有规律地间隔交织的短回文重复序列(clustered regularly interspaced short palindromic repeatsequences,CRISPR)基因编辑技术敲除了 T 细胞的 CD7,然后再将靶向 CD7 的 CAR 导入 T 细胞,这种 CD7 敲除的 CD7 CAR-T 细胞在体外实验以及移植瘤模型中展现了较强的抗肿瘤活性,同时他们的研究也初步表明通过敲除 T 细胞的 CD7 可以有效地降低 CD7 CAR-T 细胞间的相互杀伤;来自 iCell Gene Therapeutics LLC 的研究者们则应用靶向 CD4 的 CAR 转染 CD8⁺T 细胞,这种靶向 CD4 的 CD8⁺CAR-T 细胞在体外实验和移植瘤模型中均展现了较强的肿瘤杀伤能力。

上述几项策略在解决 CAR 效应细胞相互杀伤是有效的,但均无法避免 CAR 效应细胞对机体自身正常 T 细胞的杀伤,这一缺陷客观上限制了这些疗法的应用。来自贝勒医学院的研究者们在一项抗 CD5 CAR-T 细胞的体外实验以及移植瘤模型研究中发现,CD5 CAR-T 细胞可以有效控制表达 CD5 的 T-ALL 肿瘤细胞的生长;更有意思的是,他们发现 CD5 CAR-T 细胞对它们之间的相互杀伤表现为初始敏感、随后抵抗,因此其后续增殖以及持续扩增未受影响。这种 T 细胞对 CD5 CAR-T 细胞杀伤作用的获得性抵抗可能的原因为:①T 细胞通过内吞 CD5 迅速减少了细胞膜表面 CD5 的表达;②T 细胞通过上调 PI-9 和 Bcl-2 的表达,可以对抗 CAR-T 通过穿孔素/颗粒酶,以及 Fas/FasL 途径介导的细胞毒作用;对于肿瘤细胞,CD5 CAR-T 细胞尽管可以导致其 CD5 表达的下调;但肿瘤细胞只低水平表达 PI-9 和 Bcl-2,因此,其对 CD5 CAR-T 细胞的细胞毒作用的影响相对有限。这一特殊机

制使得 CD5 CAR-T 细胞既能保持对 CD5 阳性 T 细胞肿瘤的杀伤,又避免了对正常 T 细胞的杀伤,以及 CD5 CAR-T 细胞之间的互相杀伤。目前应用 CD5 CAR-T 治疗 T 细胞恶性肿瘤的临床研究正在进行(NCT03081910),前景值得期待。

第三节　免疫检查点抑制剂在 T/NK 细胞淋巴瘤中的研究进展

相对于其他恶性肿瘤,免疫检查点抑制剂在 T/NK 细胞淋巴瘤中的研究相对较少。现有的几项 PD-1 单克隆抗体的小样本研究初步表明 PD1 抗体治疗 NK/T 细胞淋巴瘤是安全、有效的。

在 nivolumab 治疗复发性或难治性血液系统肿瘤(混合队列)的 I b 期研究中,13 例蕈样肉芽肿病(MF)患中的 2 例患者(15%)获得了部分缓解(PR);9 例患者(69%)疾病稳定(SD)且中位无进展生存期(PFS)为 10 周;5 例外周 T 细胞淋巴瘤患者中的 2 例患者(40%)获得 PR,中位 PFS 为 14 周。

Kwong 及其亚洲淋巴瘤研究小组的同事报道了 7 例复发难治 NK/T 细胞淋巴瘤患者在接受 pembrolizumab 治疗后(2mg/kg,3 周重复),5 例患者完全缓解(CR)。这 7 例患者既往接受过 1~5 周期化疗方案,其中 2 例 Allo-SCT 复发;该研究小组也报道了 3 例 NK/T 细胞淋巴瘤患者在接受低剂量 nivolumab(2 例 80mg,1 例 360mg)后,2 例患者获得 CR,1 例患者获得 PR。

其他几项应用 PD-1 单抗(NCT03075553,NCT03228836,NCT03021057,NCT02362997)或 PD-L1 单抗(NCT03046953,NCT03161223,NCT03011814)治疗 T 细胞淋巴瘤的研究正在进行中,尚未有研究结果发表。

上述小样本研究表明部分 T 细胞淋巴瘤患者可从 PD-1 单克隆抗体的治疗中获益,其客观缓解率与 B-NHL 接近。PD-1 单克隆抗体在重新激活原本被抑制的具有抗肿瘤能力的正常 T 细胞的同时,是否会刺激 T 细胞淋巴瘤中的恶性 T 细胞的增殖,始终是应用 PD-1 单抗治疗 T 细胞淋巴瘤的一个问题。最近,Wartewig 及其同事在 T 细胞淋巴瘤小鼠模型中发现应用 PD-1 抗体后,小鼠体内的恶性 T 细胞发生了快速、致命的增殖,提示 PD-1 单抗治疗 T 细胞淋巴瘤需要更加谨慎,有可能会加剧肿瘤的进展。那么又如何解释上述 T 细胞淋巴瘤中患者经 PD-1 单抗治疗后肿瘤不仅没有恶化,部分患者治疗后还获得了客观缓解。可能的解释为:T 细胞包含多种功能和特性不同的细胞亚型,而 PD-1 抗体只能激活特定的 T 细胞亚型,而不会对所有的 T 细胞亚群产生普遍的影响。只有当 PD-1 抗体诱导特定 T 细胞亚型的增殖时,肿瘤才有可能恶化。

第四节　结论

CAR-T 细胞疗法在 T/NK 细胞淋巴瘤中的应用仍处于早期开发阶段,需要更多的临床研究去验证前述的这些研究策略的可行性及有效性。而免疫检查点抑制剂如 PD-1 单抗尽管在一些小样本的 T 细胞淋巴瘤中证明是有效的,但仍应慎重研究,以确保其使用不会引发恶性 T 细胞的增殖;此外,也需要更深入地研究 PD-1 单抗治疗 T 细胞淋巴瘤背后的详细机制。

多种肿瘤免疫治疗疗法的联合,是未来肿瘤免疫治疗的趋势之一。对于 T/NK 细胞淋巴瘤,考虑到 PD-1 单抗治疗可能加剧肿瘤进展,因此通过 CRISPR 技术敲除 CAR-T 细胞的 PD-1 不失为一种结合 CAR-T 和 PD-1 抑制剂两种肿瘤免疫治疗疗法优点的有效策略,前景值得期待。

(贾鹤晋　郭搏　刘洋　韩为东)

参考文献

1. PICO DE COANA Y,CHOUDHURY A,KIESSLING R. Checkpoint blockade for cancer therapy:revitalizing a suppressed immune system [J]. Trends Mol Medicine,2015,21(8): 482-491.

2. WANG Z,GUO Y,HAN W. Current status and perspectives of chimeric antigen receptor modified T cells for cancer treatment [J]. Protein Cell,2017,8(12):896-925.

3. Couzin-Frankel J. Breakthrough of the year 2013. Cancer immunotherapy [J]. Science,2013, 342(6165):1432-1433.

4. First-Ever CAR T-cell Therapy Approved in U.S [J]. Cancer Discov,2017,7(10):OF1.

5. FDA Approves Second CAR T-cell Therapy [J]. Cancer Discov,2017,8(1):5-6.

6. MAUDE S L,FREY N,SHAW P A,et al. Chimeric antigen receptor T cells for sustained remissions in leukemia [J]. New Engl J Med,2014,371(16):1507-1517.

7. CHEN K H,WADA M,FIROR A E,et al. Novel anti-CD3 chimeric antigen receptor targeting of aggressive T cell malignancies [J]. Oncotarget,2016,7(35):56219-56232.

8. PINZ K G,YAKABOSKI E,JARES A,et al. Targeting T-cell malignancies using anti-CD4 CAR NK-92 cells [J]. Oncotarget,2017,8(68):112783-112796.

9. CHEN K H,WADA M,PINZ K G,et al. Preclinical targeting of aggressive T-cell malignancies using anti-CD5 chimeric antigen receptor [J]. Leukemia,2017,31(10):2151.

10. GOMES-SILVA D,SRINIVASAN M,SHARMA S,et al. CD7-edited T cells expressing a CD7-specific CAR for the therapy of T-cell malignancies [J]. Blood,2017,130(3):285-296.

11. PINZ K,LIU H,GOLIGHTLY M,et al. Preclinical targeting of human T-cell malignancies using CD4-specific chimeric antigen receptor(CAR)-engineered T cells [J]. Leukemia, 2016,30(3):701-707.

12. MAMONKIN M, ROUCE R H, TASHIRO H, et al. A T-cell-directed chimeric antigen receptor for the selective treatment of T-cell malignancies [J]. Blood, 2015, 126 (8): 983-992.

13. 殷书磊, 于益芝, 曹雪涛. CAR-NK 抗肿瘤研究的现状与发展趋势 [J]. 中国肿瘤生物治疗杂志, 2016, 23 (1): 1-10.

14. STAUSS H J. Engineered T cells can fight malignant T cells [J]. Blood, 2015, 126 (8): 927-928.

15. LESOKHIN A M, ANSELL S M, ARMAND P, et al. Nivolumab in Patients With Relapsed or Refractory Hematologic Malignancy: Preliminary Results of a Phase Ib Study [J]. J Clinical Oncol, 2016, 34 (23): 2698-2704.

16. KWONG Y L, CHAN T S Y, TAN D, et al. PD1 blockade with pembrolizumab is highly effective in relapsed or refractory NK/T-cell lymphoma failing l-asparaginase [J]. Blood, 2017, 129 (17): 2437-2442.

17. WANG Y, WU L, TIAN C, et al. PD-1-PD-L1 immune-checkpoint blockade in malignant lymphomas [J]. Ann Hematol, 2018, 97 (2): 229-237.

18. YI J H, KIM S J, KIM W S. Recent advances in understanding and managing T-cell lymphoma [J]. F1000Research, 2017, 6: 2123.

19. SHI Y. Current status and progress of lymphoma management in China [J]. Int J Hematol. 2018, 107 (4): 405-412.

20. WARTEWIG T, KURGYIS Z, KEPPLER S, et al. PD-1 is a haploinsufficient suppressor of T cell lymphomagenesis. Nature, 2017, 552 (7683): 121-125.

21. LUDIN A, ZON L I. Cancer immunotherapy: The dark side of PD-1 receptor inhibition [J]. Nature, 2017, 552 (7683): 41-42.

第二十七章

放疗在 T/NK 细胞淋巴瘤中的应用

REAL 分类和 2001 年 WHO 分类中将成熟 T、NK 细胞淋巴瘤放在一起讨论，两者的免疫表型和功能有相似之处，按临床特点分为三类，包括：白血病性/播散性、结外型和结内型三类。T/NK 细胞淋巴瘤的诊断相对于 B 细胞淋巴瘤，更强调临床资料的重要性。目前一般认为外周 T 细胞淋巴瘤的预后比 B 细胞来源者差，而外周 T 细胞淋巴瘤是异质性很强的群体，对不同类型进行亚组分析，并结合其他预后因素综合判断是很有必要的，各病种差异很大，如蕈样肉芽肿呈惰性病程，间变性大细胞淋巴瘤的预后较好，但大多数研究中对少见类型的病例数都很少，很难对各个亚型的预后进行全面的比较。不同的临床研究探讨的预后因素包括：老年、行为状态差、分期晚、大肿块、B 症状、结外受侵、血 β_2 微球蛋白升高、血 LDH 升高、病理类型不是间变性大细胞淋巴瘤、骨髓受侵、IPI 高等。对于 ALK 阳性的间变性大细胞淋巴瘤（ALCL）可进行 6 周期化疗后选择联合或不联合放疗，或者 3~4 周期化疗后联合放疗；其他类型的 T 细胞淋巴瘤建议参加临床试验，或者采用 6 周期化疗联合/不联合受累野放射治疗。

根据具体情况可选择应用光子、电子、质子治疗，先进的放疗技术如断层放射治疗、IMRT、屏气或呼吸门控技术、图像引导技术或质子放疗有利于在保证靶区剂量的前提下保护危及器官，如心脏（包括冠状动脉、瓣膜）、肺、肾脏、脊髓、食管、骨、乳腺、胃、肌肉/软组织以及唾液腺等，对于预期寿命长或预后良好的患者高适形度计划意义最大。应用 4D-CT 技术控制呼吸动度，如呼吸门控技术、图像引导放疗技术，可使靶区接受高剂量均匀照射而周围组织受量很低以达到控制或根除病变的目的。图像引导技术可在患者治疗前、治疗中对肿瘤及肿瘤周围的正常组织器官进行实时监控并做出相应的调节。靶区确定需要以 CT 为基础,有必要者参考 PET、MRI 等,勾画化疗或活检前的淋巴结区域作为临床肿瘤靶区(CTV)。结外病变的原则同结内病变。对大多数器官而言,尤其是惰性疾病,需要把整个器官作为 CTV,如胃、唾液腺、腮腺等,而其他器官,如眼球、乳腺、肺、骨、局部皮肤,选择部分器官即可。类似于大多数非霍奇金淋巴瘤,未受累的淋巴结不作为治疗靶区。2017 年 NCCN 指南建议成熟 T 细胞淋巴瘤(PTCL)化疗后巩固放疗 30~36Gy;达 PR 后的补充放疗剂量为 40~50Gy;针对难治性肿瘤作为主要治疗手段时的剂量偏高,为 40~55Gy;结合干细胞移植时为 20~36Gy。而对于 NK/T 细胞淋巴瘤,作为主要治疗手段时剂量为 50~55Gy,辅助治疗时为 45~50Gy。原发皮肤大细胞淋巴瘤选择放疗剂量为 30~36Gy。总体来说,放疗的剂量和射野大小与弥漫大 B 细胞淋巴瘤(DLBCL)的大致相仿。鉴于对化疗的敏感性不如 DLBCL,推荐的剂量偏高一些。极少关于放疗在晚期 PTCL 中作用的研究。

第一节 放疗在不同 T/NK 细胞淋巴瘤中的应用

一、NK/T 细胞淋巴瘤

NK/T 细胞淋巴瘤是一类预后不良的侵袭性淋巴瘤,局限期经放疗或放化综合治疗后的 5 年 OS 为 35%~86%,对化疗相对抗拒,对放疗敏感,表 27-1 总结了最近几年首程化疗或放疗治疗鼻腔或鼻型 NK/T 细胞淋巴瘤的疗效情况。鼻腔 NK/T 淋巴瘤对含蒽环类化疗方案不敏感,近期左旋门冬酰胺酶、异环磷酰胺和甲氨蝶呤的研究结果具有一定的前景,而发病时大部分患者为局限期,放疗主要应用于局限期患者,地位非常重要。

表 27-1 鼻腔和鼻型 NK/T 细胞淋巴瘤不同治疗方案的近期疗效和生存率比较

作者	时间/年	总例数	原发鼻腔例数(比例/%)	临床分期	治疗原则	化疗或放疗近期疗效(CR/%)	5 年生存率/%
Aviles 等(墨西哥)	2000	108	108(100)	I~II	RT+CHOP	92	86(8 年)
Kim GE 等(韩国)	2001	143	74(52)	I~II	单纯 RT:104 例 CT 后 RT:39 例	69 8	35 38
Cheung 等(香港)	2002	79	79(100)	I~II	RT±CT:18 CT±RT:61	78 49(CR+PR)	29.8 40.3
Kim BS 等(韩国)	2003	59	45(76)	I~IV	CT±RT:59 例	35.6	44.2(2 年)
Chim 等(香港)	2004	67	67(100)	I~IV	RT:7 CT→RT:59	100 59	83.3(10 年) 32
Li YX 等	2006	105	105(100)	I~II	单纯 RT:31 RT+CT:34 CT+RT:37 CT:3	97 71 19 1/3	66 77 74 1/3 死亡
Ma HH 等	2010	64	64	I~II	RT:23 CCRT:41	69.6 87.8	57.9 61.5
Ke QH 等	2014	32	32(100)	I~II	CCRT	75	87.5(3 年)
Cao JZ 等	2017	90	90(100)	I~II	CT:30 RT+CT:43 CCRT:17	60 69.8 76.5	35.2 41.9 70.6
石元凯等	2017	44	44(100)	I~II	IMRT+GDP	89	

注:RT:放疗;CT:化疗。

李晔雄等的研究纳入了 105 例早期鼻腔 NK/T 细胞淋巴瘤患者,31 例单纯接受放疗,34 例接受放疗后化疗,37 例接受化疗后放疗,全组患者的 5 年 OS 和无疾病进展生存率分别为 71% 和 59%。其中 65 例首选放疗患者 CR 率为 83%,而 40 例首选化疗者 CR 率仅为 20%。作者强调了 NK/T 细胞淋巴瘤对放疗比较敏感,以及早期接受放疗的意义,而放疗联合化疗并未改善患者的总生存。中国医学科学院肿瘤医院一直使用 50~55Gy 作为鼻腔 NK/T 细胞淋巴瘤的根治剂量,取得了非常好的局部控制率。日本 Shikama 等的关于局限期鼻腔 NK/T 细胞淋巴瘤的研究结果认为:高剂量的放疗(不低于 50Gy)比低剂量放疗显著改善 I 期鼻腔 NK/T 细胞淋巴瘤的 5 年控制率(100% vs 67%,P=0.013)。Isobe 等报道了同样的结果,$\geq$50Gy 和 <50Gy 的局部失败率分别为 23% 和 67%。多项研究表明:鼻腔和鼻型 NK/T 细胞淋巴瘤以远处结外受侵为主要的治疗失败模式,多在治疗中进展或 1~2 年内复发。而韩国的两项研究结论都认为以局部失败最常见,占失败原因的 47%~50%,在伴有高危因素者更高,可能的因素包括:放疗剂量低于 45~50Gy,以及未充分借助影像学手段、照射野偏小等。主要的复发模式为野内复发,边缘复发少见,而区域淋巴结或远处淋巴结失败少见,而挽救治疗效果很差,挽救性放疗具有一定的作用。Zhang 等的回顾性分析表明对于ⅢE、ⅣE 的复发患者,放射治疗的 1 年 OS 达 62.5%,复发后的 Ann Arbor 分期及是否接受挽救治疗是影响 OS 的主要因素。对于难治或复发鼻腔 NK/T 淋巴瘤目前尚未统一治疗方案。Yong W 等回顾性分析了以 L-门冬酰胺酶为基础的化疗方案的疗效,共纳入 45 例,其中 39 例联合放疗,CR 率和 PR 率分别是 55.6% 和 26.7%,而 3 年和 5 年 OS 均是 66.9%,与年龄、分期及 PS 评分有关。结合目前指南及临床研究指南建议:无预后不良因素的局限 I E 期鼻腔 NK/T 细胞淋巴瘤建议单纯放疗,I E 期伴有预后不良因素和 Ⅱ E 期建议放疗后化疗,而Ⅲ/Ⅳ期以化疗为主,辅以原发部位的放疗。

肿瘤局限于一侧鼻腔,未侵犯邻近器官或组织结构(局限 I E 期),射野靶区应包括双侧鼻腔、双侧前组筛窦、硬腭和同侧上颌窦。肿瘤超出鼻腔时(广泛 I E 期),靶区应扩大至受累的邻近器官或结构,如果前组筛窦受侵,应包括同侧后组筛窦。如果肿瘤邻近后鼻孔或侵犯鼻咽,照射野应包括鼻咽。Ⅱ E 期在原发病灶和受侵器官/结构照射时,需同时做双颈照射。Ⅲ~Ⅳ期要求在化疗后进行放疗,照射野包括原发灶和区域淋巴引流区。常规野照射包括:L 形野、凸字形野、耳前野加筛窦野、面颈联合野和下颈切线野。目前应用三维适形放疗或调强适形放疗能更好地实施放疗,使肿瘤靶区剂量分布均匀,并更好地保护正常组织,如腮腺、脑干、晶体等重要器官。鼻腔 NK/T 细胞淋巴瘤的主要治疗失败原因为局部复发、远处结外器官受累,而颈部淋巴结复发极少见,局限于鼻腔和邻近器官的 I E 期鼻腔 NK/T 淋巴瘤不考虑做颈部淋巴结的预防照射。

二、皮下脂膜炎样 T 细胞淋巴瘤

皮下脂膜炎样 T 细胞淋巴瘤(SPTCL)是一种非常罕见的皮肤 T 细胞性淋巴瘤,主要特点是肿瘤性的细胞毒性 T 细胞浸润到皮下组织,形成类似于脂膜炎性病灶。多好发于下肢或躯干的孤立或多个的皮肤深层结节,多伴发热、畏寒和盗汗,预后较好,若发展到嗜血组织细胞综合征阶段预后会明显差。SPTCL 对放疗敏感,尤其病灶局限者,经局部放疗,可获得较长时间的肿瘤缓解,是一种重要的局控手段,也是一种姑息治疗手段。一例合并噬血细胞综合征的年轻 SPTCL 患者经高剂量化疗联合全身照射已获得了 2 年多的无病生存情况。EORTC 已发表了全皮肤电子线照射(TSEBT)的治疗指南,建议皮肤表面总剂量为 31~36Gy,将使中线轴的躯干皮肤在 4mm 深度的受量至少达 26Gy。TSEBT 的治疗体位采用 Yale 大学推荐的 6 个体位:前后位、左前斜位、右前斜位、后前位、左后斜位和右后斜位。这些体位有利于皮肤达到最大的伸展,从而改善皮肤剂量的均一性。到目前为止,TSEBT 用于皮肤淋巴瘤尚缺乏前瞻性随机对照研究。可参考 TSEBT 治疗蕈样肉芽肿(MF)的经验。Ysebaert 等回顾性分析了 141 例 MF 患者进行全身照射治疗的疗效。进行 TSEBT 治疗后 3 个月,总体反应率是 94.7%,其中 T1 期 CR 率为 87.5%,T2 期 CR 率为 84.8%,5、10、15 年 OS 分别为 90%、65%、42%。18 例患者接受再程放疗作为挽救治疗,其中 4 例 T1 及 10 例 T2 患者的 5 年无复发率是 70% 和 39%。完全缓解率根据最初皮肤受累的程度不同而差别很大。TSEBT 治疗后复发患者可再次接受 TSEBT 治疗,总剂量较初次降低,仍可达到较高的 CR 率,毒性可耐受。一项回顾性研究分析了治疗期间常见的副反应包括:红斑、脱皮、水疱、色素沉着、皮肤疼痛等。

三、外周 T 细胞淋巴瘤非特指型

外周 T 细胞淋巴瘤-非特指型(PTCL-NOS)是一组多种不常见的临床病理综合征组成的异质性疾病,侵袭性强,恶性程度高,预后较差。对常规化疗有一定敏感性,但容易复发,治疗难度大。尚无明确统一的治疗方案,NCCN 指南建议首选临床试验,对于 I、II 期、aaIPI 低危、中低危组患者给予多药联合化疗 4~6 个周期并联合放疗,对于 I、II 期、aaIPI 中高危、高危组患者给予多药联合化疗 6~8 个周期,联合或不联合局部放疗,对于复发、难治患者可考虑姑息性放疗。Savage 等报道 I~II 期 PTCL-NOS 患者在接受含蒽环类药物化疗后序贯放疗,总体反应率高达 60%,但 5 年 OS 仅为 20%~30%,而高强度化疗联合自体移植 4 年 OS 可达 40%。黄慧强等对 1997 年 1 月至 2003 年 12 月期间中山大学肿瘤防治中心收治的 106 例 PTCL-U 患者进行了回顾性研究。其中 I~II 期占 78.3%,结外侵犯多见(占 84%),IPI 评分多为 0~1 分(占 78.3%)。采用 CHOP 方案进行化疗,其中单纯化疗者占 55.7%,化疗加局部侵犯野放疗为 43.3%。研究结果表明:化疗加局部放疗总有效率为 81.0%,CR 率为 58.2%,而单纯化疗有效率 69.5%,CR 率为 44.1%,中位有效维持时间为 16 个月。1、3、5 年生存率分别为 69.9%、42.9%、22.0%。

四、间变性大细胞淋巴瘤

间变性大细胞淋巴瘤分为 ALK 阳性和 ALK 阴性两大类。ALK 阳性患者的预后明显优于 ALK 阴性患者,且化疗效果好。本病总体发病率低,尚无标准的治疗方案,可参考弥漫大 B 细胞淋巴瘤的治疗方案,CHOP 方案是临床最常用的方案。对于 ALK 阳性的间变性大细胞淋巴瘤可进行 6 周期化疗后选择联合或不联合放疗,或者 3~4 周期化疗后联合放疗。

五、皮肤淋巴瘤

皮肤淋巴瘤是一组原发于皮肤而最终会侵及淋巴结、血液和内脏器官的非霍奇金淋巴瘤,主要包括蕈样肉芽肿(mycosis fungoides,MF)和 Sézary 综合征(Sézary syndrome,SS)两种类型。MF 占皮肤淋巴瘤新发病例的 60%,而 SS 则仅占 5%,前者是一种原发皮肤的成熟 T 细胞结外非霍奇金淋巴瘤,而 SS 是皮肤淋巴瘤的一种红皮病性白血病变异型,以明显的血液受侵和淋巴结肿大为特征。在更新的 EORTC 和 WHO 分类中,MF 是一种以惰性表现为特征的肿瘤,而 SS 则以侵袭性为特征。世界多中心的回顾性研究表明目前在美国及美国之外的治疗手段差异较大,但并没有影响总体生存率,而电子束照射(EBT)是一种重要的治疗手段,包括局部和全身皮肤电子束照射,后者常规剂量是 30~36Gy/10 周,为缓解照射所致的广泛性皮肤红斑,剂量达 18~20Gy 时可休息一周。全身照射时身体一些隐蔽部位接受的实际剂量较低,包括头顶、会阴和足底皮肤等,美国 Stanford 大学建议对会阴、足底和其他相对隐蔽部位常规剂量增加 20Gy,6MeV 电子束,每次 1Gy。EBT 常见急性不良反应为皮肤红斑和脱屑。中期不良反应包括脱发,剂量≤24Gy 时为不完全性和可逆的。多数患者治疗结束后 2~4 个月内出现一过性趾甲和指甲脱落。治疗开始后 6~12 个月内可出现排汗障碍和皮肤干燥。各期的治疗策略如下:ⅠA 期(局限斑片/斑块期,T1)以局部治疗为主,包括局部化学药物涂抹、UVB、PUVA 和局部电子束照射;ⅠB/ⅡA 期(广泛性斑片/斑块期,T2)与 T1 期的治疗方法类似,以局部治疗为主,氮芥局部涂抹、光疗法或全身皮肤电子束照射;ⅡB(肿瘤期,T3)首选全身皮肤 EBT,CR 率 44%~74%;Ⅲ期(红皮病,T4)首选低剂量 PUVA 治疗;Ⅳ期(皮肤外病变)首选全身化疗 ± 联合其他局部或生物疗法,放疗也可用于淋巴结病变的姑息治疗。Kamstrup 等尝试了低剂量全身照射的疗效,结果表明反应率为 90%,完全缓解率及明显缓解率可达 70%,有待进一步探讨联合治疗的价值。

第二节　放疗并发症

放疗的长期并发症包括肺、心脏毒性、甲状腺功能低下、第二原发肿瘤和拉塞综合征、生殖功能损害等。放射性肺炎主要症状包括干咳、低热、呼吸困难,危险因素包括年龄、体能状况、性别、吸烟史、肺功能、是否患糖尿病、与放疗不同的联合方式、化疗方案、平均肺受量等。对仅有影像学表现无临床症状的放射性肺炎可不予治疗。对于有轻微咳嗽、咳痰者,对症处理即可。对于肺部继发感染者需应用抗生素治疗,选择广谱抗生素或根据药敏结果选择抗生素。早期应用糖皮质激素有效,能减轻肺实质细胞和微血管的损害程度,减轻肺组织渗出和水肿,泼尼松初期剂量 60~100mg/d,分次口服,症状改善后逐渐减量至 10~15mg/d,总疗程为 3~6 周。

　　心脏大血管照射可引起心律失常、心肌梗死、冠心病、心包炎、心肌炎、心包积液和心脏压塞等,Patel 等总结了 1 541 例早期霍奇金淋巴瘤患者的死因,其中心血管疾病占全部死因的 17%。现代放疗技术如调强适形放疗等通过严格限制全心照射剂量、治疗中部分挡隆突下心脏、前后野等量、减少照射剂量和照射体积,可明显降低心脏毒副作用。第二原发肿瘤是影响淋巴瘤长期生存的因素之一。单纯放疗是否增加白血病、恶性肿瘤的发生呢? 大部分研究表明,放疗结合化疗和单纯化疗相比,并未增加第二原发肿瘤的危险性,而当化疗结合扩大野照射如全淋巴结照射时其危险性可能增高。Franklin 的 Meta 分析认为:强化方案增加了第二原发急性髓性白细胞/骨髓发育不良综合征的发生率,建议治疗方案个体化。巩固放疗与增高的第二原发肿瘤有关,因此定义哪些患者可以不做放疗很有意义。对于早期病变,很多优化方案如减少化疗周期数、缩小照射野、降低剂量没有明显地影响疗效或第二肿瘤发生率。

　　实体肿瘤常在淋巴瘤治疗后 10 年以后发生,放疗、化疗和放化疗综合治疗后实体瘤的发生率均有增高,最常见的是肺癌和乳腺癌,其他包括肉瘤、黑色素瘤等。在 BNLI 的研究中发现,和单纯化疗或综合治疗比较,放疗所致第二原发实体瘤的危险性并未显著增高,这一结果和最近 Dores 等的大样本研究结果一致,在 32 591 例霍奇金淋巴瘤的长期随访中,单纯放疗、单纯化疗和综合治疗发生实体瘤的危险性分别为 2.3、1.7 和 3.1,与不同化疗方案有关。颈部淋巴结照射后一部分患者出现甲状腺功能低下,需要常规做激素替代治疗。放疗后 6~12 周,10%~15% 的患者发生急性一过性脊髓炎或 Lhermitte 综合征,症状表现为低头时下肢或躯干麻木感,多数在 5~6 个月内自发好转。

(曲 伟　于甬华)

参考文献

1. KIM B S, KIM T Y, KIM C W, et al. Therapeutic outcomme of extranodal NK/T cell lymphoma initially treated with chemotherapy result of chemotherapy in NK/T cell Lymphoma [J]. Acta Oncol, 2003, 42(7):779-783.
2. KIM G E, LEE S W, CHANG S K, et al. Combined chemotherapy and radiation versus radiation alone in the management of localized angiocentric lymphoma of the head and neck[J]. Radiother Oncol, 2001, 61(3):261-269.

3. CHEUNG MMC, CHAN JK, LAU WH, et al. Early stage nasal T/NK-cell lymphoma: clinical outcome, prognostic factors, and the effect of treatment modality [J]. Int J Radiat Oncol Biol Phys, 2002, 54(1): 182-190.

4. KIM B S, KIM T Y, KIM C W, et al. Therapeutic outcome of extranodal T/NK-cell lymphoma initially treated with chemotherapy. Result of chemotherapy in T/NK-cell lymphoma [J]. Acta Oncol, 2003, 42(7): 779-783.

5. LI Y X, YAO B, JIN J, et al. Radiotherapy as primary treatment for stage IE and IIE nasal natural killer/T Cell Lymphoma [J]. J Clin Oncol, 2006, 24(1): 181-189.

6. KE Q H, ZHOU S Q, DU W, et al. Concurrent IMRT and weekly cisplatin followed by GDP chemotherapy in newly diagnosed, stage IE to IIE, nasal, extranodal NK/T-Cell lymphoma [J]. Blood Cancer J, 2014, 4(12): e267.

7. CAO J Z, LAN S M, SHEN L H, et al. A comparison of treatment modalities for nasal extranodal natural killer/T-cell lymphoma in early stages: The efficacy of CHOP regimen based concurrent chemoradiotherapy [J]. Oncotarget, 2017, 8(12): 20362-20370.

8. HUANG Y, YANG J L, LIU P, et al. Intensity-modulated radiation therapy followed by GDP chemotherapy for newly diagnosed stage I/II extranodal natural killer/T cell lymphoma, nasal type [J]. Ann Hematol, 2017, 96(9): 1477-1483.

9. LI Y X, LIU Q F, WANG W H, et al. Failure Patterns and Clinical Implications in Early Stage Nasal Natural Killer/T-Cell Lymphoma Treated With Primary Radiotherapy [J]. Cancer, 2011, 117(22): 5203-5211.

10. GUENOVA E, SCHANZ S, HOETZENECKER W, et al. Systemic corticosteroids r subcutaneous panniculitis-like T-cell lymphoma [J]. Br J Dermatol, 2014, 171(4): 891-894.

11. SAKURAI E, SATOH T, AKIKO Y A, et al. Subcutaneous panniculitis-like T-cell lymphoma (SPTCL) with hemophagocytosis (HPS): successful treatment using high-dose chemotherapy (BFM-NHL & ALL-90) and autologous peripheral blood stem cell transplantation [J]. J Clin Exp Hematop, 2013, 53(2): 135-140.

12. NAVI D, RIAZ N, LEVIN Y S, et al. The Stanford University experience with conventional-dose, total skin electron-beam therapy in the treatment of generalized patch or plaque (T2) and tumor (T3) mycosis fungoides [J]. Arch Dermatol, 2011, 147(5): 561-567.

13. LLOYD S, CHEN Z, FOSS F M, et al. Acute toxicity and risk of infection during total skin electron beam therapy for mycosis fungoides [J]. J Am Acad Dermatol, 2013, 69(4): 537-543.

14. PELLATT J, SWEETENHAM J, PICKERING R M, et al. A single-centre study of treatment outcomes and survival in 120 patients with peripheral T-cell non-Hodgkin's lymphoma [J]. Ann Hematol, 2002, 81(5): 267-272.

15. SAVAGE K J, FERRERI A J, ZINZANI P L, et al. Peripheral T-cell lymphoma-not otherwise specified [J]. Crit Rev Oncol Hematol, 2011, 79(3): 321-329.

16. QUAGLINO P, MAULE M, PRINCE H M, et al. Global patterns of care in advanced stage mycosis fungoides/Sezary syndrome: a multicenter retrospective follow-up study from the

Cutaneous Lymphoma International Consortium [J]. Ann Oncol, 2017, 28 (10):2517-2525.

17. KAMSTRUP M R, LINDAHL L M, GNIADECKI R, et al. Low-dose total skin electron beam therapy as a debulking agent for cutaneous T-cell lymphoma: an open-label prospective phase Ⅱ study [J]. Br J Dermatol, 2012, 166 (2):399-404.

18. PATEL C G, MICHAELSON E, CHEN Y H, et al. Reduced Mortality Risk in the Recent Era in Early-Stage Hodgkin Lymphoma Patients Treated With Radiation Therapy With or Without Chemotherapy [J]. Int J Radiat Oncol Biol Phys, 2017, S0360-3016 (17):33954-33958.

19. FRANKLIN J, EICHENAUER D A, BECKER I, et al. Optimisation of chemotherapy and radiotherapy for untreated Hodgkin lymphoma patients with respect to secondmalignant neoplasms, overall and progression-free survival: individual participant data analysis (Review) [J]. Cochrane Database Syst Rev, 2017, 9 (9):CD008814.

20. PAK D, VINEBERG K, FENG F, et al. Lhermitte sign after chemo-IMRT of head-and-ne.ck cancer: incidence, doses, and potential mechanisms [J]. Int J Radiat Oncol Biol Phys, 2012, 83 (5):1528-1533.

第二十八章

新药在 T/NK 细胞淋巴瘤中的应用

WHO 分类系统把成熟 T 和 NK 细胞淋巴瘤至少分为 20 种,3 大亚类,15%~20% 呈侵袭性生长,广义上都统称为外周 T 细胞淋巴瘤,最常见的亚型包括:外周 T 细胞淋巴瘤非特指型(PTCL-NOS)、间变性大细胞淋巴瘤(ALCL)、血管免疫母细胞 T 细胞淋巴瘤(AITL)。此外有地方流行特点如人类 T 细胞淋巴细胞病毒 1(HTLV-1)相关 T 细胞淋巴瘤/白血病,EB 病毒相关 NK/T 细胞淋巴瘤鼻型,肠病相关性 T 细胞淋巴瘤(EATL)。皮肤 T 细胞淋巴瘤(CTCL)属于 T 细胞淋巴瘤另一临床亚型,临床呈惰性生长,包括 Sézary 综合征和蕈样肉芽肿。

PTCL 呈高度异质性且侵袭性强,容易出现耐药和疾病进展,目前尚无标准治疗方案。目前基于组织病理学特征的一线治疗方法是 CHOP 或 EPOCH 组合化疗和造血干细胞移植,然而除 ALK+ ALCL 外,上述方案对其他病理亚型的疗效均较差,5 年生存率仅为 30%,迫切需要新的有效治疗策略。

近年来,随着对 PTCL 分子生物学逐渐深入的了解及治疗相关靶点和信号传导通路的发现,新药正在不断进入临床研究,对 PTCL 临床治疗方案起着推动作用,针对 PTCL 不同亚型的个性化治疗可能成为主流。

一、组蛋白去乙酰化酶抑制剂（histonedeacetylase inhibitor, HDACi）

表观遗传修饰对 PTCL 在内的恶性肿瘤的发生发展具有重要作用。目前，与表观遗传调控相关的组蛋白去乙酰化酶抑制剂（HDACi）已经用于治疗 PTCL，并明显改善了 PTCL 患者的预后。2011 年美国食品药品监督管理局（FDA）批准罗米地辛（romidepsin）可应用于复发/难治性 PTCL 的药物。罗米地辛为一种组蛋白去乙酰化酶抑制剂，通过提高组蛋白的乙酰化作用从而增强抑癌基因转录、细胞周期调控、诱导肿瘤细胞凋亡、自噬与 DNA 修复功能。Coiffier 等进行的一项 Ⅱ 期临床试验纳入 130 例病理学检查结果证实为复发/难治性 PTCL 患者及 1 例 B 细胞淋巴瘤患者，该研究结果显示，治疗后全部患者 ORR 为 25%（33/130），其中 1 例患者获得 CR；中位随访时间为 22.3 个月，中位 PFS 与 OS 分别为 4 个月及 11.3 个月；在获得 CR/不确定的完全缓解（unconfirmed complete remission, Cru）的 PTCL 患者中，中位 PFS 期为 29.0 个月。

继罗米地辛后，其他 HDACi 的相关临床研究也均有成效，如罗非替克、伏立诺他、贝利司他（belinostat）和帕比司他（panobinostat），临床研究数据表明应用于难治/复发性 PTCL 患者的疗效良好。

我国自主研发的西达本胺（chidamide）亦于 2015 年通过国家食品药品监督管理局（CFDA）批准上市，进入临床治疗的队列中。西达本胺为一种新型 HDACi，不仅可以选择性作用于组蛋白去乙酰化酶（histone deacetylase, HDAC）1、2、3、10 来调控基因转录，而且可以诱导并增强 NK 细胞与 CTL 细胞介导的肿瘤杀伤作用及抑制肿瘤病理组织的炎症反应。此外，其亦可以通过表观遗传学途径调控诱导肿瘤干细胞分化，并逆转肿瘤细胞的上皮间充质表型转化等。西达本胺应用于复发/难治性 PTCL 患者的治疗具有很好的疗效，并且患者耐受性较好。

二、CD30 单抗维布妥昔单抗

维布妥昔单抗（brentuximab vedotin）为一种抗体-药物偶联物，可靶向作用于肿瘤细胞表面的 CD30 分子。维布妥昔单抗最初是专门批准用于复发/难治的系统性 ALCL，这些都是 CD30 阳性病例。其在 ALCL 亚型患者中的疗效已获得充分证实。临床试验结果证实，维布妥昔单抗在复发/难治性 PTCL 各亚型患者中具有一定疗效，尤其是 AITL 亚型患者。

三、PI3K-a 抑制剂

磷脂酰肌醇-3 激酶（phosphatidylinositol-3 kinase, PI3K）在细胞信号转导途径中发挥重要作用，其中 PI3K-δ、P13K-γ 亚型为 T 细胞肿瘤生长与存活所必需的，因此抑制 PI3K 信号通路为治疗 PTCL 与 CTCL 的新策略之一。Idelalisib 为一种 PI3K-δ 抑制剂，目前已获得 FDA 的批准用于治疗慢性淋巴细胞白血病/小淋巴细胞白血病与滤泡细胞淋巴瘤的治疗,诸多其他 PI3K 抑制剂正在研发中。Duvelisib 为一种口服 P13K-δ/γ 抑制剂。Horwitz 等进行的一项临床试验采用 duvelisib 治疗 PTCL 与 CTCL 患者,研究结果显示患者 ORR 为 42%(13/31),其中 PTCL 患者的 ORR 为 47%(7/15,其中 2 例获得 CR,5 例获得 PR),OS 期为 36.4 周;CTCL 患者的 ORR 为 38%(6/16,6 例均获得 PR);该研究中患者常见治疗相关副反应包括转氨酶水平增高(36%,12/33)、皮疹(21%,7/33)与中性粒细胞计数减少(15%,5/33),其中有 2 例以上患者发生 2 种以上的 3 级及以上治疗相关副反应。Duvelisib 联合其他药物方案治疗 T 细胞淋巴瘤正在进一步研究中。

四、CD52 单克隆抗体

阿伦单抗是一种人源化抗 CD52 单克隆抗体,可造成 CD52+ 细胞迅速减少。CD52 是表达在所有淋巴细胞的膜表面糖蛋白,包括 T 细胞、B 细胞和 NK 细胞,在单核细胞和精子表面也表达。起初批准用于 B 细胞性慢性淋巴细胞性白血病,也有报道用于皮肤 T 细胞淋巴瘤和 T 细胞性白血病中,阿伦单抗的有效率达到 55%~75%。阿伦单抗治疗 PTCL 取得很好疗效,但毒性较大。最近一项意大利多中心研究显示,阿伦单抗联合 CHOP 方案一线治疗 24 例,总反应率 75%,其中 17 例获得 CR。但是随访 16 个月,一年无进展生存率仅 54%,而且严重的骨髓抑制常见。尽管采取预防措施,感染也很常见。虽可获得较高的 ORR,但治疗相关副反应严重,对延长 PTCL 患者的生存期及提高其生存质量价值有限。

五、Mogamulizumab

Mogamulizumab 是 Kyowa Kirin 公司研发的单克隆抗体,于 2012 年 3 月首次获批投入治疗复发性或难治性成人 T 细胞白血病/淋巴瘤。本品于 2018 年 8 月获 FDA 批准在美国上市,用于治疗复发性或难治性的 MF 或者 SS。

Mogamulizumab(Poteligeo®)是去糖基化的人源化 IgGl kappa 单克隆抗体,应用重组 DNA 技术在中国仓鼠卵巢细胞中获得,相对分子质量约为 149,作用于 cc 趋化因子受体 4 型(CC chemokine receptor4,CCR4),CCR4 常见于侵袭性外周 T 细胞淋巴瘤(PTCL),特别是成人 T 细胞白血病/淋巴瘤和 CTCL 中。Mogamulizumab 通过与靶细胞的 CCR4 结合,产生抗体依赖的细胞介导的细胞毒性作用(antibody-dependent cell-mediatedcytotoxieity,ADCC),继而对 CTCL 细胞显示出强烈的细胞毒性。

Mogamulizumab 适用于接受过至少 1 次预先全身治疗后的复发性或难治性 MF 或 SS 的成年患者。与伏立诺他相比可有效抑制 CTCL,提高总缓解率,延长 PFS 及缓解持续时间,提升生活质量。与本品相关的不良事件大多数轻微可逆转,安全性较好。

六、叶酸类似物

FDA 于 2009 年批准普拉曲沙（pralatrexate）用于复发/难治性 PTCL 的治疗。普拉曲沙为治疗复发/难治性 PTCL 的新型叶酸靶向制剂。它不仅能完全抑制二氢叶酸还原酶，还可竞争性地抑制叶酰聚谷氨酰合成酶的聚麸胺作用，阻断胸腺嘧啶及其他依赖单碳转移的生物分子的合成，从而干扰 DNA 的合成，促进肿瘤细胞死亡。

一项名为 PROPEL 的实验研究观察了普拉曲沙治疗复发/难治性 PTCL 患者的疗效。普拉曲沙每周给药 $30mg/m^2$，持续 6 周，7 周为 1 个疗程。结果显示，109 例可评估的患者治疗有效率为 29%，其中 12 例（11%）达到 CR，20 例（18%）达到 PR，中位无进展生存期（PFS）为 3.5 个月，中位 OS 为 14.5 个月。32% 的患者出现了血小板减少，22% 的患者出现黏膜炎，22% 的患者出现白细胞减少，贫血发生率为 18%。实验证明普拉曲沙对该病有较好疗效，且副反应可耐受。相关副反应可用叶酸和维生素 B_{12} 预处理以减少其发生率和严重性。

七、硼替佐米（bortezomib，BTZ）

BTZ 是一种 26S 蛋白酶体的可逆性抑制剂，通过抑制肿瘤细胞 NF/KB 通路等机制产生杀肿瘤作用。在多发性骨髓瘤领域已成为一线用药，对于部分亚型的淋巴瘤，尤其是套细胞淋巴瘤也具有较好的疗效。有研究证实对于复发难治的皮肤 T 细胞淋巴瘤患者，BTZ 单药治疗也展现出一定疗效（ORR 为 67%，CR 率为 17%）；2009 年 NCCN 指南推荐对于不适合大剂量治疗的 PTCL 患者，硼替佐米可作为二线治疗。

八、来那度胺（Len）

Len 是一种口服免疫调节剂，已广泛应用于多发性骨髓瘤的治疗。近年来多项研究表明，来那度胺对淋巴瘤的治疗也具有一定价值。来那度胺不仅具有直接的抗肿瘤活性，还能通过介导肿瘤微环境中 B、T、自然杀伤细胞（NK 细胞）、树突状细胞等发挥免疫调节作用。对复发疾病的有效性以及靶向 AITL 特征性肿瘤微环境，Lemonnier 等推测 AITL 患者可能受益于来那度胺联合 CHOP 方案。由此，LYSA 开展了一项针对初诊老年 AITL 患者的多中心、开放、Ⅱ期试验（NCT01553786）。中位随访时间为 31.5 个月，78 例患者治疗反应可评估，2 年 PFS 率为 42.3%，OS 率为 60.1%。70% 患者发生 4 级中性粒细胞减少症和 31% 发生血小板减少症，来那度胺与 CHOP 方案联合治疗老年患者的不良反应可接受。但是，治疗反应率和预后似乎并未改善。表观遗传调节因子突变与治疗反应及预后似乎存在一定相关性，还需进一步试验确认。

九、其他

据报道苯达莫司汀治疗 60 名患者,ORR 为 50%,CR 为 28%,但所有患者 DOR 只有 3.5 个月。

免疫检查点抑制剂如能阻断程序性死亡蛋白-l(PD-1)/程序性死亡蛋白配体(PD-L1)的抗体在淋巴瘤中也有意义,因为他们逆转局部 T 细胞免疫耐受的潜在能力能增加抗肿瘤效应。但 PD1 抑制剂在复发/难治性 PTCL 患者中 ORR 为 33%,DOR 仅 3.6 个月,疗效不够理想。

替吡法尼(tipifarnib)是一种有效的、特异性的法尼基转移酶(FTase)抑制剂。Witzig 等报道了替吡法尼在 AITL 和 CXCL12⁺PTCL 患者Ⅱ期研究中的疗效、安全性和生物标志物数据。替吡法尼在 PTCL 患者中显示出初步活性,尤其是对于组织学诊断为 AITL 及 XCL12 高表达患者。最常见的治疗相关副反应(≥3 级)包括中性粒细胞减少(50%)、血小板减少症(43%)等。

此外,ALRN-6924 作为已知的第一种同时靶向 MDMX 和 MDM2 的重要 p53 抑制剂的合成药物,Shustov 等对其的研究初步提示其具有抗 PTCL 的活性,但还需大规模临床试验研究进行验证。

达雷木单抗(DARA)是一种针对 CD38 的单克隆抗体,已被批准用于治疗多发性骨髓瘤(MM)。基于 DARA 单药在个别 ENKL 患者中诱导持续缓解的研究结果,Kim 等进行了一项Ⅱ期临床研究(NCT02927925),旨在评估复发/难治性 ENKL 患者 DARA 单药治疗效果。该研究表明 DARA 16mg/kg 耐受性良好,未出现因副反应导致的治疗中断。DARA 在复发/难治性 ENKL 患者中表现出有希望的反应率(ORR 35.7%),研究的第 2 阶段目前正在进行中。

随着分子生物技术的进步,测序等基因检测方法的普及和分子生物学方法在淋巴瘤研究中广泛应用,其分子遗传学的研究结果日益增多,对 T 细胞型淋巴瘤的发病机制、病理分型、诊断与预后的认识也逐渐加深,新的治疗药物和治疗策略不断更新。

(白 敏 赵东陆 苏丽萍)

参考文献

1. COIFFIER B,PRO B,PRINCE H M,et al. Romidepsin for the treatment of relapsed/refractory peripheral T-cell lymphoma:pivotal study update demonstrates durable responses [J]. J Hematol Oncol,2014,7(1):11.

2. O'CONNOR O A,HORWITZ S,MASSZI T,et al. Belinostat inpatients with relapsed or refractory peripheral T-cell lymphoma:Results of the Pivotal Phase Ⅱ BELIEF(CLN-19) Study[J]. J Clin Oncol,2015,33(23):2492-2499.

3. TAN D,PHIPPS C,HWANG W Y,et al. Panobinostat in combination with bortezomib in patients with relapsed or refractory peripheral T-cell lymphoma:an open-label,multicentre phase 2 trial［J］. Lancet Haematol,2015,2（8）:e326-333.

4. Ning Z Q,Li Z B,Newman M J,et al. Chidamide（CS055/HBI-8000）:a new histone deacetylase inhibitor of the benzamide class with antitumor activity and the ability to enhance immune cell-mediated tumor cell cytotoxicity［J］. Cancer Chemother Pharmacol,2012,69（4）: 901-909.

5. GONG K,XIE J,YI H,et al. CS055（Chidamide/HBI-8000）,a novel histone deacetylase inhibitor,induces G1 arrest,ROS-dependent apoptosis and differentiation in human leukaemia cells［J］. Biochem J,2012,443（3）:735-746.

6. YAO Y,ZHOU J,WANG L,et al. Increased PRAME-specific CTL killing of acute myeloid leukemia cells by either a novel histone deacetylase inhibitor chidamide alone or combined treatment with decitabine［J］. PLoS One,2013,8（8）:e70522.

7. HORWITZ S M,ADVANI R H,BARTLETT N L,et al. Objective responses in relapsed T-cell lymphomas with single-agent brentuximab vedotin［J］. Blood,2014,123（20）:3095-3100.

8. BROWN J R,BYRD J C,COUTRE S E,et al. Idelalisib,an inhibitor of phosphatidylinositol 3-kinase p110 δ,for relapsed/refractory chronic lymphocytic leukemia［J］. Blood,2014,123 （22）:3390-3397.

9. HORWITZ S M,KOCH R,PORCU P,et al. Activity of the PI3K-δ,γ inhibitor duvelisib in a phase 1 trial and preclinical models of T-cell lymphoma［J］. Blood,2018,131（8）:888-898.

10. CORRADINI P,VITOLO U,RAMBALDI A,et al. Intensified chemo-immunotherapy with or without stem cell transplantation in newly diagnosed patients with peripheral T-cell lymphoma ［J］. Leukemia,2014,28（9）:1885-1891.

11. BAGOT M. New Targeted Treatments for Cutaneous T-cell Lymphomas［J］. Indian J Dermatol,2017,62（2）:142-145.

12. KIM Y H,BAGOT M,PINTER-BROWN L,et al. Mogamulizumab versus vorinostat in previously treated cutaneous T-cell lymphoma（MAVORIC）:an international,open-label, randomised,controlled phase 3 trial［J］. Lancet Oncol,2018,19（9）:1192-1204.

13. O'CONNOR O A,PRO B,PINTER-BROWN L,et al. Pralatrexate in patients with relapsed or refractory peripheral T-cell lymphoma:results from the pivotal PROPEL study［J］. J Clin Oncol,2011,29（9）:1182-1189.

14. MOULD D R,SWEENEY K,DUFFULL S B,et al. A population pharmacokinetic and pharmacodynamic evaluation of pralatrexate in patients with relapsed or refractory non-Hodgkin's or Hodgkin's lymphoma［J］. Clin Pharmacol Ther,2009,86（2）:190-196.

附录1　T/NK 细胞淋巴瘤常用化疗方案

CHOP 方案　每 3 周重复

环磷酰胺	$750mg/m^2$	静注	d1
多柔比星	$50mg/m^2$	静注	d1
长春新碱	$1.4mg/m^2$（最大剂量 2mg）	静注	d1
泼尼松	$100mg/d$	口服	d1~5

CHOEP 方案　每 3 周重复

多柔比星	$50mg/m^2$	静注	d1
环磷酰胺	$750mg/m^2$	静注	d1
长春新碱	$1.4mg/m^2$（最大剂量 2mg）	静注	d1
依托泊苷	$100mg/m^2$	静注	d1~3
泼尼松	$100mg/d$	口服	d1~5

维布妥昔单抗+CHP 方案　每 3 周重复

维布妥昔单抗	$1.8mg/kg$	静注	d1
环磷酰胺	$750mg/m^2$	静注	d1
多柔比星	$50mg/m^2$	静注	d1
泼尼松	$100mg/d$	口服	d1~5

CHOP followed by IVE 与中剂量 MTX 交替（适用于 EATL）

［d0-CHOP，d21-IVE，d42-MTX，d49-IVE（PBSCT harvest），d70-MTX，d77-IVE（PBSCT harvest），d98-MTX，最终行 ASCT］

CHOP 方案

环磷酰胺	$750mg/m^2$	静注	d1
多柔比星	$50mg/m^2$	静注	d1
长春新碱	$1.5mg/m^2$（最大剂量 2mg）	静注	d1
泼尼松	$40mg/m^2$	口服	d1~5

IVE 方案

异环磷酰胺	$3000mg/m^2$	静注	d1~3
表柔比星	$50mg/m^2$	静注	d1
依托泊苷	$200mg/m^2$	静注	d1~3

中剂量 MTX

甲氨蝶呤	$1500mg/m^2$	静注	d1

Dose-adjusted EPOCH 方案　每 3 周重复

环磷酰胺	750mg/m² 连续 2 小时输注	静注	d5
依托泊苷	50mg/m² 连续 24 小时输注	静注	d1~4
多柔比星	10mg/m² 连续 24 小时输注	静注	d1~4
长春新碱	0.4mg/m² 连续 24 小时输注	静注	d1~4
泼尼松	60mg/m²	口服	d1~5
G-CSF	直至 ANC 大于 5×10^9/L 并且过了骨髓抑制最低点	皮下	d6

Dose-adjusted EPOCH 方案剂量调整原则：如第 1 周期 ANC≥0.5×10^9/L，下一周期剂量升高 20%（依托泊苷、多柔比星、环磷酰胺）；如 ANC<0.5×10^9/L，剂量不变。如 PLT<25×10^9/L，则 CTX 减量 20%。

CDOP 方案　每 3 周重复

环磷酰胺	750mg/m²	静注	d1
多柔比星脂质体	30mg/m²（最大 90mg）	静注	d1
长春新碱	1.4mg/m²（最大剂量 2mg）	静注	d1
泼尼松	100mg/d	口服	d1~5

HyperCVAD　A 方案

环磷酰胺	300mg/m²/q12h	静注	d1~3
多柔比星	50mg/m²	静注	d4
长春新碱	1.4mg/m²	静注	d4、11
地塞米松	40mg/d	静注	d1-4、d11~14

HyperCVAD　B 方案

甲氨蝶呤	1g/m²	静注	d1
阿糖胞苷	3g/m²/q12h	静注	d2~3

ESHAP 方案　每 3 周重复

依托泊苷	60mg/m²	静注	d1-4
甲泼尼龙	500mg/d	静注	d1~4
阿糖胞苷	2g/m² 持续 2~3 小时	静注	d5
顺铂	25mg/m² 持续 24 小时	静注	d1~4

GemOx 方案　每 2~3 周重复

吉西他滨	1 000mg/m²	静注	d1
奥沙利铂	100mg/m²	静注	d1

P-GemOx 方案　每 3 周重复

吉西他滨	800mg/m²	静注	d1、8
奥沙利铂	130mg/m²	静注	d1
培门冬酶	2 500U/m²	肌注	d1

ICE 方案　每 3 周重复

异环磷酰胺	5g/m²	静注	d2
美司那	5g/m²	静注	d2
卡铂	按照 AUC=5 计算,最大剂量 <800mg	静注	d2
依托泊苷	100mg/m²	静注	d1~3

CVP 方案　每 3 周重复

环磷酰胺	750mg/m²	静注	d1
长春新碱	1.4mg/m²(最大剂量 2mg)	静注	d1
泼尼松	40mg/m²	口服	d1~5

AspaMetDex 方案　每 3 周期重复

左旋门冬酰胺酶	6 000U/m²	静注	d2、4、6、8
甲氨蝶呤	3g/m²(70 岁以上 2g/m²)	静注	d1
地塞米松	40mg/d(70 岁以上 20mg/d)	静注	d1~4

GDP 方案　每 3 周重复

吉西他滨	1 000mg/m²	静注	d1、8
顺铂	75mg/m²	静注	d1
地塞米松	40mg	静注	d1~4

GND 方案　每 3 周重复

吉西他滨	1 000mg/m²	静注	d1、d8
诺维本	25mg/m²	静注	d1
多柔比星	20mg/m²	静注	d1

GVD 方案　每 2 周重复

吉西他滨	800mg/m²	静注	d1
长春瑞滨	15mg/m²	静注	d1
多柔比星	20mg/m²	静注	d1

LOP 方案　每 3 周重复

培门冬梅	2 500IU/m²	肌注	d1
长春新碱	1.4mg/m²(最大剂量 2mg)	静注	d1
泼尼松	100mg	口服	d1~5

DHAP 方案　每 3 周重复

顺铂	100mg/m²	静注	d1(持续 24 小时)
阿糖胞苷	2g/m²/q12h(70 岁以上患者减量至 1g/m²/q12h)	静注	d2(持续 3 小时)
地塞米松	40mg	口服或静注	d1~4

VIPD 方案　每 3 周重复

依托泊苷	100mg/m²（大于 90 分钟）	静注	d1~3
异环磷酰胺	1 200mg/m²（大于 60 分钟）	静注	d1~3
美司那	240mg/m²（大于 15 分钟）	静注	d1~3
顺铂	33mg/m²（大于 60 分钟）	静注	d1~3
地塞米松	40mg	静注	d1~4

DeVIC 方案　每 3 周重复

地塞米松	40mg	静注	d1~3
依托泊苷	67mg/m²（大于 2 小时），第 2 周期始 100mg/m²	静注	d1~3
异环磷酰胺	1 000mg/m²（大于 3 小时），第 2 周期始 1 500mg/m²	静注	d1~3
卡铂	200mg/m²（大于 30 分钟），第 2 周期始 300mg/m²	静注	d1

SMILE 方案　每 4 周重复

地塞米松	40mg	静注	d2~4
甲氨蝶呤	2g/m²（持续 6 小时），第 3 周期增加至 3g/m² 30 小时后开始亚叶酸钙解救 15mg×4 次	静注	d1
异环磷酰胺	1 500mg/m²	静注	d2~4
美司那	300mg/m²×3 次（于 0、4、8 小时）	静注	d2~4
左旋门冬酰胺酶	6 000U/m²，如发生 1~2 度过敏反应或高敏体质，L-ASP 剂量减半	静注	d8、10、12、14、16、18、20
依托泊苷	100mg/m²，第 2 周期增加至 150mg/m²，第 4 周期增加至 200mg/m²	静注	d2~4
G-CSF	WBC<2×10⁹/L 开始 G-CSF 注射，>5×10⁹/L 停药	皮下	

Modified-SMILE 方案　每 4 周重复

地塞米松	40mg	静注	d2~4
甲氨蝶呤	2 000mg/m²	静注	d1
异环磷酰胺	1 500mg/m²	静注	d2~4
美司那	300mg/m²×3 次（于 0、4、8 小时）	静注	d2~4
依托泊苷	100mg/m²	静注	d2~4
培门冬酶	2 000~2 500U/m²	静注	d8

吉西他滨　每 4 周重复

吉西他滨	1 200mg/m²	静注	d1、8、15

硼替佐米　每 3 周重复

硼替佐米	1.3mg/m²	皮下	d1、4、8、11

来那度胺　每 4 周重复

来那度胺	25mg/d	口服	d1~21

西达苯胺			
西达苯胺	30mg/d	口服	每周 2 次
贝林司他　每 3 周重复			
贝林司他	$1\ 000mg/m^2$	静注	d1~5
普拉曲沙　每 7 周重复			
普拉曲沙	每周 $30mg/m^2$	静注	1~6 周
罗米地新　每 4 周重复			
罗米地新	$14mg/m^2$	静注	d1、8、15
环孢素 A			
环孢素 A	3~5mg/kg,6~8 周后逐渐增加剂量,每 1~3 周增加 50mg	口服	1 天 2 次
维布妥昔单抗　每 3 周重复			
维布妥昔单抗	1.8mg/kg	静注	d1
苯达莫司汀　每 4 周重复			
苯达莫司汀	$120mg/m^2$	静注	d1、2
阿伦单抗　最多 12 周			
阿伦单抗	3mg 起始,如可耐受逐渐加量至 30mg/次	静注	3 次/周

附录 2 名词缩写英中文对照

A

aCGH	array comparative genomic hybridization	微阵列比较基因组杂交
AIHA	autoimmune hemolytic anemia	自身免疫性溶血性贫血
AITL	angioimmunoblastic T-cell lymphoma	血管免疫母细胞 T 细胞淋巴瘤
ALCL	anaplastic large cell lymphoma	间变性大细胞淋巴瘤
ALK	anaplastic lymphoma kinase	间变性淋巴瘤激酶
allo-HSCT	allogeneic hematopoietic stem cell transplantation	异基因造血干细胞移植
AML	acute myelocytic leukemia	急性髓系白血病
ANKL	aggressive natural killer cell leukemia	侵袭性 NK 细胞白血病
APC	antigen presenting cell	抗原提呈细胞
ATG	anti-human thymocyte immunoglobulin	抗人胸腺细胞球蛋白
ATLL	adult T-cell leukemia/lymphoma	成人 T 细胞白血病/淋巴瘤
AS-PCR	allele specific PCR	位点特异性 PCR
auto-HSCT	autologous hematopoietic stem cell transplantation	自体造血干细胞移植

B

BCNU	carmustine	卡莫司汀
BIA-ALCL	breast implant-associated anaplastic large cell lymphoma	乳房植入物相关间变性大细胞淋巴瘤
BL	Burkitt lymphoma	伯基特淋巴瘤
BV	brentuximab vedotin	维布妥昔单抗

C

CAEBV	chronic active Epstein-Barr virus infection	慢性活动性 EBV 感染
CAR-T	chimeric antigen receptor T cells	嵌合抗原 T 细胞
CHL	classical Hodgkin's lymphoma	经典霍奇金淋巴瘤
CLL	chronic lymphocytic leukemia	慢性淋巴细胞白血病
CLP	common lymphoid progenitor cell	共同淋巴前体细胞
CLPD-NK	chronic lymphoproliferative disorders of NK cells	NK 细胞慢性淋巴增殖性疾病
CNV	copy number variations	基因拷贝数改变

CR	complete remission	完全缓解
CRISPR	clustered regularly interspaced short palindromic repeatsequences	成簇的有规律地间隔交织的短回文重复序列
CTCL	cutaneous T-cell lymphoma	皮肤 T 细胞淋巴瘤
CTL	cytotoxic T cell	细胞毒性 T 细胞
CTV	clinical target volume	临床肿瘤靶区
CTX	cyclophosphamide	环磷酰胺
CsA	cyclosporin A	环孢素 A

D

DFS	disease-free survival	无病生存
DLBCL	diffuse large B cell lymphoma	弥漫大 B 细胞淋巴瘤
DLI	donor lymphocyte infusion	供者淋巴细胞输注
DOR	duration of response	缓解持续时间

E

EATL	enteropathy- associated T cell lymphoma	肠病相关 T 细胞淋巴瘤
EBT	electron beam therapy	电子束照射治疗
EBV	Epstein-Barr virus	EB 病毒
ECP	extracorporeal photopheresis	体外光分离置换法
EFS	event-free survival	无事件生存
ELP	early lymphoid progenitor cell	早期淋巴前体细胞
EMA	epithelial membrane antigen	上皮膜抗原
ENKL	extranodal NK/T-cell lymphoma	结外 NK/T 淋巴细胞淋巴瘤
EORTC	European Organisation for Research and Treatment of Cancer	欧洲癌症治疗研究组织
EPO	erythropoietin	促红细胞生成素
ETTCL	enteropathy-type T-cell lymphoma	肠病型 T 细胞淋巴瘤

F

FDC	follicular dendritic cells	滤泡树突细胞
FISH	fluorescence in situ hybridization	荧光原位杂交
FL	follicular lymphoma	滤泡性淋巴瘤
FTCL	follicular T-cell lymphoma	滤泡性 T 细胞淋巴瘤

G

G-CSF	granulocyte colony stimulating factor	粒细胞集落刺激因子
GEP	gene express profile	基因表达谱

| GVHD | graft-versus-host disease | 移植物抗宿主病 |
| GVL | graft-versus-leukemia effect | 移植物抗白血病效应 |

H

HCL	hairy cell leukemia	毛细胞白血病
HCV	hepatitis C virus	丙型肝炎病毒
HDACi	histone deacetylase inhibitor	组蛋白去乙酰化酶抑制剂
HDT/ASCR	high dose therapy with autologous stem cell rescue	大剂量化疗联合自体造血干细胞解救
HHV-8	human herpesvirus-8	人疱疹病毒 8 型
HIV	human immunodeficiency virus	人类免疫缺陷病毒
HL	Hodgkin's lymphoma	霍奇金淋巴瘤
Hp	Helicobacter pylori	幽门螺杆菌
HPS	hemophagocytic syndrome	噬血细胞综合征
HSC	hemopoietic stem cell	造血干细胞
HSGD-TCL	hepatosplenic $\gamma\delta T$ cell lymphoma	肝脾 $\gamma\delta T$ 细胞淋巴瘤
HSTL	hepatosplenic T cell lymphoma	肝脾 T 细胞淋巴瘤
HTLV-1	human T-cell lymphotropic virus type 1	人类 T 淋巴细胞病毒 1 型
HVLL	hydroa vacciniforme-like lymphoma	种痘水疱病样淋巴瘤
HVLPD	hydroa vacciniforme-like lymphoproliferative disorder	种痘水疱病样淋巴增殖性疾病

I

ICB	immune checkpoint blockade	免疫检查点抑制剂
IHP	International Harmonization Project	国际淋巴瘤协调项目工作组
IM	infectious mononucleosis	传染性单核细胞增多症
iNK	immature NK cell	未成熟 NK 细胞
IPI	international Prognostic Index	国际预后指数
ISCL	International Society for Cutaneous Lymphoma	国际皮肤淋巴瘤协会
ITP	immune thrombocytopenia	免疫性血小板减少症

K

| KIR | killer cell immunoglobulin-like receptor | 杀伤免疫球蛋白样受体 |
| KSHV | Kaposi's sarcoma associated herpesvirus | 卡波西肉瘤相关疱疹病毒 |

L

| LDH | lactate dehydrogenase | 乳酸脱氢酶 |

LGL	large granular lymphocyte	大颗粒淋巴细胞
LPD	lymphoproliferative disease	淋巴增殖性疾病
LPL	lymphoplasmacytic lymphoma	淋巴浆细胞淋巴瘤
LMP	latent membrane protein	潜伏性膜蛋白
LTRs	long terminal repeats	长末端重复序列
LyP	lymphomatoid papulosis	淋巴瘤样丘疹病

M

MALT	mucosal-associated lymphoid tissue	黏膜相关淋巴组织
MCL	mantle cell lymphoma	套细胞淋巴瘤
MCD	multicentric Castleman's disease	多中心 Castleman 病
MDD	minimal disseminated disease	微小播散性疾病
MDR	multidrug resistance	多药耐药
MDS	myelodysplastic syndromes	骨髓增生异常综合征
MEITL	monomorphic epitheliotropic intestinal T-cell lymphomas	单形性嗜上皮性肠道 T 细胞淋巴瘤
MF	mycosis fungoides	蕈样肉芽肿
MFCG	Mycosis Fungoides Cooperative Group	蕈样肉芽肿协作组
MHC	major histocompatibility complex	主要组织相容性复合物
mNK	mature NK cell	成熟 NK 细胞
MPN	myeloproliferative neoplasm	骨髓增殖性肿瘤
MPP	multipotent progenitor cell	多能前体细胞
MRD	minimal residual disease	微小残留病
MRI	magnetic resonance imaging	磁共振成像
MSP	methylmion specific PCR	甲基化特异性 PCR
MTX	methotrexate	甲氨蝶呤
MZL	marginal zone lymphoma	边缘区淋巴瘤

N

NCCN	National Comprehensive Cancer Network	美国国立综合癌症网络
NF-κB	nuclear factor-kappa B	核因子-κB
NHL	non-Hodgkin's lymphoma	非霍奇金淋巴瘤
NPM	nucleophosmin	核仁磷酸蛋白
NK	natural killer	自然杀伤
NKP	NK precursor	NK 前体细胞

O

| ORR | overall response rate | 总体缓解率 |
| OS | overall survival | 总生存 |

P

pcALCL	primary cutaneous anaplastic large-cell lymphoma	原发性皮肤间变性大细胞淋巴瘤
PCGD-TCL	primary cutaneous γ δT cell lymphoma	原发性皮肤 γ δT 细胞淋巴瘤
PCR	polymerase chain reaction	聚合酶链式反应
PD	progressive disease	疾病进展
PDGF	platelet derived growth factor	血小板衍生生长因子
PEL	primary exudative lymphoma	原发性积液淋巴瘤
PET/CT	positron emission tomography/computed tomography	正电子发射断层显像/X 线计算机断层扫描
PFS	progression-free survival	无进展生存
PHA	phytohaemagglutinin	植物血凝素
PLC	pityriasis lichenoides chronica	慢性苔藓样糠疹
PLEVA	pityriasis lichenoides et varioliformis acuta	急性苔藓痘疮样糠疹
PLL	prolymphocytic leukemia	幼淋巴细胞白血病
PR	partial response	部分缓解
PRCA	pure red-cell anemia	纯红细胞再生障碍性贫血
PTCL	peripheral T-cell lymphoma	外周 T 细胞淋巴瘤
PTCL-NOS	peripheral T cell lymphoma, not otherwise specified	非特指型外周 T 细胞淋巴瘤
PTHrP	parathyroid hormone-related protein	甲状旁腺激素相关蛋白
PUVA	psoralen and ultraviolet A phototherapy	补骨脂素联合紫外线 A 照射

R

RA	rheumatoid arthritis	类风湿关节炎
RAG	recombination activation gene	重排激活基因
REAL	Revised European-American Lymphoma	欧美淋巴组织肿瘤修订版
RECIST	Response Evaluation Criteria In Solid Tumors	实体瘤疗效评价标准
RQ-PCR	real time quantitative PCR	实时荧光定量 PCR

S

SD	stable disease	疾病稳定状态
SDT	skin-directed therapy	针对皮肤进行治疗
SLVL	splenic lymphoma with villous Lymphocytes	伴有绒毛淋巴细胞的脾淋巴瘤
SMBA	severe mosquito bite allergy	严重蚊虫叮咬过敏性病变

SMZL	splenic marginal zone lymphoma	脾边缘区淋巴瘤
SPTCL	subcutaneous panniculitis-like T cell lymphoma	皮下脂膜炎样 T 细胞淋巴瘤
SS	Sézary syndrome	Sézary 综合征
SUVmax	maximum standardized uptake value	最大标准摄取值

T

T-LGLL	T-cell large granular lymphocytic leukemia	T 细胞大颗粒淋巴细胞白血病
T-PLL	T-cell prolymphocytic leukemia	T 细胞幼淋巴细胞白血病
TCR	T cell receptor	T 细胞受体
TdT	terminal deoxynucleotidyl transferase	末端脱氧核苷酸转移酶
TGF	transforming growth factor	转化生长因子
THRLBCL	T cell and histiocyte rich large B cell lymphoma	富于 T 细胞/组织细胞的大 B 细胞淋巴瘤
TIA-1	T-cell intracellular antigen-1	T 细胞胞内抗原-1
TNF	tumor necrosis factor	肿瘤坏死因子
TNFRSF8	tumor necrosis factor receptor superfamily 8	肿瘤坏死因子受体超家族 8
TSEBT	total skin electron beam therapy	全身皮肤电子束治疗